供高等学历继续教育护理学专业用

中医护理学

陆静波　沈永红　主编

上海大学出版社

·上海·

图书在版编目（CIP）数据

中医护理学 / 陆静波，沈永红主编. —上海：上
海大学出版社，2024.5
ISBN 978 - 7 - 5671 - 4967 - 0

Ⅰ.①中… Ⅱ.①陆… ②沈… Ⅲ.①中医学—护理
学 Ⅳ.①R248

中国国家版本馆 CIP 数据核字（2024）第 077383 号

责任编辑　陈　露
封面设计　缪炎栩
技术编辑　金　鑫　钱宇坤

中医护理学

陆静波　沈永红　主编
上海大学出版社出版发行
（上海市上大路 99 号　邮政编码 200444）
（https://www.shupress.cn　发行热线 021 - 66135112）
出版人　戴骏豪

＊

南京展望文化发展有限公司排版
上海光扬印务有限公司印刷　　各地新华书店经销
开本 889mm×1194mm　1/16　印张 15.75　字数 392 千
2024 年 5 月第 1 版　2024 年 5 月第 1 次印刷
ISBN 978 - 7 - 5671 - 4967 - 0/R·51　定价　60.00 元

《中医护理学》编委会

编 写 说 明

　　中医护理学是中医院校护理专业的核心课程之一,是一门实践性较强的课程,是开展中医临床护理工作的基础,也是中医护理基础理论连接临床实践的桥梁。

　　《中医护理学》的编写遵循教材规律,以护理学专业类教学质量国家标准为指导,把握教学内容和课程体系的改革方向,教材内容和编写体系体现思想政治教育和生命教育相融合,注重素质教育和创新能力与实践能力的培养,为学生知识、能力、素质协调发展创造条件。

　　本教材结合在职护士学历教育的特点,进一步渗透课程思政理念,在教材整体框架的基础上,完善体例结构、优化内容、创新编写形式、精练文字而成,并有知识链接和案例导入,一共8章,涵盖了中医护理学的主要内容。供高等学历继续教育护理学专业用。

　　本教材在突出中医学、针灸推拿学、中西医临床医学、中药学、护理学等专业特色的基础上,将中医护理学发展的新知识点和行业操作标准等引入教材。鉴于中医护理学具有很强的实践性和操作性的特点,编写中加入了课程互动内容、知识链接与案例的导入,以形象、生动地表达教学内容,并将知识传授和技能训练相结合,突出中医护理专业特点,便于学生理解掌握知识点。在注重中医护理的基本理论、基本知识和基本技能的基础上,注重强化中医思维,结构上力求体现科学的中医护理临床思路。每章由两部分组成,第一部分学习目标,列出本章需要掌握的内容和重点难点,以方便教师教学和学生有目的地学习相关内容;第二部分为具体教学内容,并渗透中医人文精神,提升学生的评判性思维和临床实践能力,体现中医护理专业的思想性、科学性、启发性、先进性和适用性。

　　本教材由来自上海中医药大学继续教育学院、护理学院及附属医院从事中医护理教学和临床一线的教师与护理专家共同编写,具有一定代表性。各章执笔者分别为:第一章由陆静波、荣丽媛编写,第二章第一至四节由荣丽媛编写,第二章第五至八节、

1

第三章由金咏梅编写,第四章由廖晓琴编写,第五章第一至四节由瞿佳嫣编写,第五章第五至六节、第六章由沈永红、姚蓉编写,第七章由管颖编写,第八章由孟彩萍、徐玉萍编写。各章编写人员完成初稿后,经副主编、主编与主审审阅、修改,再经编委会集体讨论定稿,最后由主编全面整理、统筹而成。

本教材在编写过程中,得到了编者所在单位领导的支持和无私帮助;书中部分医疗、护理内容及插图参考了国内诸多版本的《外科学》和《外科护理学》等教材,在此一并深表谢意!

为保证教材内容的"新、精、准",主编、副主编和编写者尽最大努力,反复斟酌、修改,但限于时间和水平,如有不妥之处,恳请各位同道提出宝贵意见,以便重印再版时修订改正。

《中医护理学》编委会

2023 年 12 月

目 录

第一章
中医护理学概论

学习目标

知识目标:

1. 掌握中医护理学的概念及基本特点。

2. 熟悉中医护理学发展中的主要学术著作。

3. 了解中医护理学理论体系的形成与发展概况。

能力目标:

1. 能够熟悉中医护理与现代护理相互关系。

2. 能够在临床实践中运用中西医结合的思维,指导人们树立正确的健康观。

素质目标:

通过本章的学习,加深学生对中医护理发展史的了解,增强其对中医传统文化的传承与弘扬能力。

案例导入

东汉名医华佗,某日接诊两位头痛发热患者,经仔细诊断,分别开具不同药方。两位患者表示不解,相同症状为何药方不同? 于是向华佗请教,华佗解释道:"你们一人因饮食过甚,食积体内而病,需将积滞卸下,因此使用泻下药;一人因外感寒凉,风寒在表,需解表发汗,使用解表发散药使风寒之邪随汗而出,方可好转。"两人听后十分信服,回家后将药熬服,果然很快痊愈。

讨论:

1. 名医华佗对中医护理学的发展有何影响?

2. 华佗的诊治过程体现出中医护理学的什么特点?

3. 临床工作中如何融合中医护理实践?

第一节 中医护理学的发展简史

中医护理学作为祖国医学的重要组成部分,拥有悠久历史,是先民长期抗病害斗争的经验和劳动总结。古代医家诊疗集医、药、护于一身,具有医中有护、医护合一的特点。众多中医文献古籍中记载有将护、调护、调理、调摄等具有中医护理实践的内容,诸多丰富的护理理论与技术也散在于历代医药学著作中。经后人不断地整理、挖掘,中医护理学的内容逐渐系统化、规范化,且通过不断的创新拓展,得到了进一步的补充及完善,并逐渐走向成熟,进而成为一门独立的应用学科。

一、古代中医护理学的形成与发展

中医护理学的发展与形成大致分为以下 7 个阶段。

（一）中医护理学的萌芽（远古—公元前 21 世纪）

早在远古时代,我们的祖先为了生存繁衍,在生产斗争过程中,开始了最原始的医药活动并积累了原始的医药护理知识。人类祖先在适应自然界气候变化的同时,还要经历与野兽搏斗或部落战争,因而常有外伤在身,他们学会了用树叶、草茎、泥土涂裹包扎体表伤口,因而形成了最早的外科包扎止血。在殷商的甲骨文中有"疾首""疾腹""蛊"的记载,并采用简单的药物及按摩疗法。人们使用树叶或兽皮缝制衣物,使用火来抵御寒邪等均是早期的起居护理;用火烤热石片熨敷疼痛部位、点燃枝叶等进行局部熏烤,逐渐演变成熨法和灸法。"伏羲制九针"中记载了初期的砭石与针刺法,采用石针治病,"圆石镇痛""尖头点刺或放血";"神农尝百草"的传说中神农"尝百草之滋味,水泉之甘苦,令民知所避就。当此之时,一日而遇七十毒"。体现了人们通过不断寻找尝试各类食物,逐渐积累了基本药理认识等。以上均是中医护理的早期雏形。

（二）中医护理学的起源（夏—春秋时期）

该阶段为我国奴隶社会发展时期,随着人类生产力及科学文化的不断进步,医药卫生方面也得到大力发展,逐渐摆脱宗教束缚,发展为独立学科。医学开始出现了专业分科、专职医生及医学制度等。该时期的医学典籍中已开始出现护理内容。《周礼·天官》中记载,当时的宫廷医师以下设有士、府、史、徒等职,其中"徒"兼有护理患者之责。且人们对于预防疾病、维持健康十分关注:《诗经》中记有"洒扫穹室""洒扫庭内",《礼记》中指出"鸡初鸣,咸盥漱"等均表明人们懂得注重环境及自我卫生;《周礼·天官》提及"以五味、五谷、五药养其病""春多酸、夏多苦、秋多辛、冬多咸,调以滑甘",详细地记录了饮食护理;同时该书记载的"喜、怒、哀、乐、爱、恶、欲之情,过则有伤"提示了早期的情志护理;在疫病防治方面,《周礼》还指出"四时皆有疠疾,春时有痟首疾,夏时有痒疥疾,秋时有疟寒疾,冬时有嗽气疾",《山海经》中也记载了当时的防疫经验。在季节变化、调候防病方面,《左传》中提到了藏水。该时期的人们在保健卫生方面已积累了一些经验。

（三）中医护理学的形成（战国—东汉时期）

春秋战国时期，不同学术流派崛起，出现了"诸子蜂起，百家争鸣"的现象，该时期的思想空前活跃，推动了中医学理论的发展，《黄帝内经》《难经》等医学著作相继问世，初步构成了中医学理论体系。其中，有关中医护理的知识散在于各家著作中，为中医护理学的形成奠定了基础。

1.《黄帝内经》　《黄帝内经》（以下简称"《内经》"）始于战国而成形于西汉，是我国现存最早、最完整的一部医学古籍，奠定了中医护理学的理论基础。《内经》包括了《素问》《灵枢》两部分，共 18 卷、162 篇。其基本内容包括整体观、阴阳五行、脏腑经络等理论，以及人体解剖生理、疾病诊断与防治等；覆盖了中医护理学的众多方面，包括四时饮食起居、疾病护理、用药护理、心理养护、部分中医技术等。在生活起居方面，提出天—合学说指导生活护理。《素问·上古天真论》中提到日常饮食起居需"法于阴阳，和于术数，食饮有节，起居有常，不妄作劳""顺四时而避寒暑"。《素问·生气通天论》阐述了机体在一日之中的生理变化为"故阳气者，一日而主外，平旦人气生，日中而阳气隆，日西而阳气已虚，气门乃闭"。在饮食护理方面，提出了"胃阳弱而百病生，脾阴足而外邪息"，指出了食物功效，"毒药攻邪，五谷为养，五果为助，五畜为益，五菜为充，气味合而服之，以补益精气"。阐述饮食宜忌，《灵枢·五味》指出"肝病禁辛，心病禁咸，脾病禁酸，肺病禁苦，肾病禁甘"。对情志方面也予以高度重视，《素问·汤液醪醴论》提出了情志影响疾病的发展及预后，"精神不进，意志不治，故病不可愈"。《素问·阴阳应象大论》阐述了五脏对五志，"喜伤心""怒伤肝""思伤脾""恐伤肾""忧伤肺"，并提出了以情制情的护理方法，如"悲胜怒""恐胜喜""喜胜悲""怒胜思""思胜恐"。《内经》提出的脏腑学说可指导临床病情观察，《素问·玉机真藏论》详细描述了脏腑相互之间的关系，如患者头晕目眩、手足发麻多为心血不足，肝阳无制，即"肝受气于心"；巩膜黄染则多为肝胆异常。在中医护理技术操作方面，《内经》的经络学说同样有指导作用。《内经》中记载了针灸、导引、推拿、热熨、熏洗等护理方法，随着现代科技的发展，这些中医护理技术内容与形式得到不断地创新扩充，应用于各类病症的防治活动。

2.《伤寒杂病论》　《伤寒杂病论》由东汉末年张仲景所著，在《内经》理论指导下，总结了东汉以前众多医家的临床经验。该书由《伤寒论》和《金匮要略》两部分组成。前者以六经论伤寒，后者以脏腑言杂病。该书正式确立了病、证、理、法、方、药，以及调养、调护的体系，开创了辨证论治及辨证施护的先河。该书丰富了古人在生活起居、饮食、临证、用药、情志护理，以及中医护理技术等方面的内容。首次记录灌肠法，阐明津枯肠燥、大便秘结者，可用蜜煎导而通之，或用猪胆汁灌肠促进宿粪排出。《金匮要略·杂疗方》中详细记载了目前世界上最早开展的心肺复苏技术。该书还记录了熏蒸、坐浴、热熨、艾灸、舌含、搐鼻等中医护理技术，如治狐惑病采用熏洗法、烟熏法；治百合病采用洗身法等。在用药护理方面，书中记载了大量方药的用药方法，从煎药、服药、用药观察、注意事项及饮食禁忌等方面进行详细的阐述。张仲景提出的汗、吐、下、和、温、清、补、消的用药八法，是中医护理学中辨证施护的重要内容。书中也强调了饮食调护，注意饮食禁忌原则。《金匮要略》有两篇专门讨论禽兽鱼虫、果实菜谷的禁忌问题，表明饮食也需辨证。

3.《神农本草经》　《神农本草经》是我国现存最早的药物学专著，全书载药 365 种，详细记录了各类药物的用药护理。该书共 3 卷，根据药物功效分为上、中、下三品。书中概括论述了四气（寒、热、温、凉）五味（酸、苦、甘、辛、咸）七情（单行、相须、相使、相畏、相恶、相反、相杀）等药物学理论，并提出"治寒宜热药，治热宜寒药"的治疗原则，是后世中药理论体系形成与发展的基础。该书记载了最早的世界药物学案例,包括黄连治痢、常山截疟、麻黄治喘、海藻治瘿瘤、水银治疥疮等。同时该书也明确指出用药时要密切观测及记录药物的增减效应、毒副作用等临床变化,为护理人员的给药及用药观察提供了有力的指导。

4. 华佗 华佗为我国东汉时期的名医,他基于古代功法导引,模仿虎、鹿、猿、熊、鸟等 5 种动物的活动形态,自创了"五禽戏",并一直流传至今,对养生康复的发展起到了重要作用。同时,华佗发明了世界闻名的麻醉术,首创剖腹术,并指导弟子及家属完成了大量围术期护理工作,创立了世界上最早的外科护理。

(四)中医护理学的发展(魏晋隋唐时期)

该阶段是中医护理理论及中医专科护理全面发展时期,出现了众多名医名著,进一步充实了中医护理学理论体系,并推动其发展。

晋代王叔和的《脉经》是我国最早的脉学著作。书中系统总结和整理了中医脉学理论,确立了"寸口诊脉法",明确了"三部九候"及脏腑分配原则。隋代巢元方编撰的《诸病源候论》,是我国第一部病因病机证候学专著。书中详细描述了 1 729 种病候的病因、病机、症状、诊断,记录了各科疾病的中医护理方法。书中(详细)记录了妇科妊娠期的饮食起居注意事项与情志调护;在外科方面,提出外科肠吻合术后患者的饮食注意事项。葛洪的《肘后备急方》、陶弘景的《本草经集注》、雷敩的《雷公炮炙论》等方药著作的相继问世,进一步规范了药物的合理使用。

唐代孙思邈所著的《备急千金要方》和《千金翼方》是广采民间医疗经验、综合基础理论和临床各科的医学巨著,内容主要记载处方和各种治病手段。《备急千金要方》中首次阐述医德规范要求,开创中国医德规范的先河,首次记载了葱管导尿术,比 1860 年法国人发明的橡皮管导尿术早了1 200 多年;书中还记录药物灌肠和直肠吹入法,以及骨关节脱位时采用蜡疗、热疗等护理。同时该书总结了唐代以前婴幼儿保健与防病的经验,还对妇人受孕、养胎、分娩乃至产褥期的护理做了详细的叙述。在养生保健方面,提倡"预防为主",提出"莫忧思、莫大怒、莫悲愁、莫大惧"原则。

唐代王焘编撰的《外台秘要》则对临证护理的病情观察提出重要的见解。该书提到了世界上最早的实验观察法:对黄疸病治疗的效果评判时,将白帛每夜浸在患者的小便里染色,按日期顺序进行记录,通过对比每日白帛黄色的深浅,判断患者病情的转归情况;书中还对传染病(伤寒、肺结核、疟疾、天花、霍乱等)的病情观察方面记录详尽,为传染病护理的发展做出重要贡献。

(五)中医护理学的充实(宋金元时期)

该时期为中医学发展的鼎盛时期,中医临床逐渐向专科发展,内、外、妇、儿等各科医学论著频频问世,中医理论体系得到极大丰富。中医护理学也在各专科方向得到快速发展。

宋代的陈无择在《三因极一病证方论》中提出"三因学说",指出内因七情、外因六淫、不内外因等致病因素,为中医病因学的发展奠定基础。北宋政府广泛集结编撰的《圣济总录》《太平圣惠方》等收集了多个专科的护理经验。张锐的《鸡峰普济方》对水肿进行系统分类,根据水肿部位及特征进行区分,并给予不同的疗法。陈自明的《妇人大全良方》分篇论述了妊娠随月数服药及将息法、将护孕妇论、产前将护法、产后将护法、食忌及孕妇药忌等,推动了妇产科护理的发展。钱乙在《小儿药证直诀》中提出婴儿某些疾病可以用浴体法将养,即每天给婴儿洗澡。陈文忠的《小儿病源方论》提出养子真诀"背要暖,腹要暖,足膝要暖,头要凉""忍三分寒,吃七分饱"等。董汲著作《脚气治法总要》是一部现存较全面的脚气病专书,书中将脚气病的病因、发病情况、治法等详细描述,并订出

64 首方。金元时期蒙古族忽思慧的《饮膳正要》记载了养生避忌、妊娠食忌、乳母食忌、饮酒避忌等饮食护理内容，是营养学和食疗治法的代表著作。

金元时期，众多各具特色的医学流派涌现，其中最具代表性的是为以刘完素为代表的寒凉派、以张从正为代表的攻下派、以李东垣为代表的补土派、以朱丹溪为代表的养阴派，被称为"金元四大家"。他们各自结合当时的社会形势、人体状况及发病特点，总结了各家特色的治疗理论及方法。刘完素主张"火热论"，认为"外感六淫皆为火化""五志过极，皆为热甚"，用药时常用寒凉药物，被后世称为"寒凉派"；张从正提出"攻邪论"，认为"治病当以驱邪为要务"，善用汗、吐、泻三法，被称为"攻下派"；李杲（东垣）认为"内伤脾胃，百病而生"，提出"内伤脾胃学说"，治病时善用温补脾胃的方法，被称为"补土派"；朱丹溪创立"相火论"，认为"阳常有余，阴常不足"，善用养阴方法治病，被称为"养阴派"。他们学术理论的提出，从不同的角度丰富了中医学理论，也大量充实了中医护理学的内容。

（六）中医护理学的成熟（明清时期）

明清时期，中医理论和经验经由不断的创新、综合、汇通和完善，逐渐形成专科化体系。该时期编撰了大量的医学著作，同时随着西方思想的涌入，又出现了许多新的发明见解，进一步深化了中医学理论，中医护理学也进入成熟时期。

明代张景岳著作《景岳全书》丰富并发展了阴阳学说、藏象学说。赵献可编著《医贯》，提出"命门学说"。李中梓提出的"肾为先天之本，脾为后天之本"理论发展了脏腑学说。李时珍对本草学进行全面的整理总结，著成《本草纲目》，是我国在世界上影响最大的一部医药学专著。明清时期形成的温病学，标志着中医传染病学及护理的发展。清代叶天士的《温热论》创立了温病卫气营血辨证学说，总结了察舌、验齿、辨斑疹等观察方法，为中医临证护理的病情观察补充了新的内容。熊立品的《治疫全书》阐述了传染病的预防隔离措施，为现代预防医学奠定了基础。吴鞠通的《温病条辨·中焦》则对热病的口腔护理方法有详细记载，且针对病情制定了详细的菜单。明清时期广泛应用人痘接种术预防天花，该法为人工免疫法的先驱。

二、近代中医护理学的发展

1840 年鸦片战争后，随着西方科技及文化的不断流传及渗透，出现了中西方文化大碰撞的现象。此时的中医学理论发展也呈现新旧并存的特点，一方面在不断地整理继承前人的学术成果，如吴尚先的《理瀹骈文》中概述了数 10 种中医护理外治法；另一方面，出现了中西医汇通和中医学理论科学化的思潮，如以唐宗海、朱沛文、恽铁樵、张锡纯为代表的中西汇通学派。张锡纯著作《医学衷中参西录》中将中西药物大胆并用，为后世中西医结合治疗与护理提供了思路。

清末时期，清廷政府开办了近代最早的医学院——"京师同文馆"，且有有识之士在上海积极创办了数家中医院。由各国教会合办的北京协和医学院（1917 年）和齐鲁大学医学院（1911 年）所附设的护士学校，在全国颇有影响。随着医院需求的增加，护士学校逐渐增多，护理队伍逐渐形成壮大。

三、现代中医护理学的发展

中华人民共和国成立以后，国家高度重视中医药的传承与创新，制定了一系列促进中医药事业发展的政策,系统地构建起中医药医疗、教育、科研机构,各地迅速建起中医医院或中医门诊部,且逐渐开始了医护分工,护士开始有了专门编制。20世纪50年代末期开始,伴随着各省中医学院及中医药研究院的建立,中医护理教育体系开始逐渐建立。1958年,由南京中医学院附属医院编著的第1本中医护理专著《中医护病学》问世。1959年起,北京、南京、上海等地开始举办中医护理的培训班和创办中等中医护士学校,初步培养了一支中医护理专业队伍,积极推动了中医护理学的快速发展。

中国共产党第十一届中央委员会第三次全体会议后进入改革开放的新时期,中医护理也迎来了全面发展的机遇,在中医护理管理、临床、教育、科研等各方面得到快速发展。

（一）中医护理管理

为了加强国家对护理工作的领导,国家卫生部医政司设立了护理处,管理全国护理工作,制定相关政策法规。各省、自治区、直辖市卫生厅（局）在医政处下设专职护理管理干部,负责协调辖区内护理工作。

1992年10月,全国第一批"三级甲等"中医医院挂牌,中医护理的工作全面走向规范化及科学化。随后经历的管理年检查、IOS9000/JCI认证、等级医院复评审、中医医院医疗质量持续改进等,使中医护理不断地发展成熟,中医护理管理体系逐渐完善,管理成效不断进步。1993年3月,卫生部颁发了我国第一个关于护士执业和注册的部长令及《中华人民共和国护士管理办法》。1995年6月,首次在全国范围内举办护士执业考试。我国的护理管理工作开始逐步走向法制化轨道。

2009年,国家中医药管理局在全国开展了"以患者为中心,以发挥中医药特色优势为主题"的中医医院管理年活动。活动中对护理人员配置、护士系统学习中医药知识和技能培训、临床护理工作中如何发挥中医护理特色等方面做了一定的要求。此次项目进一步促进了中医医院的中医药特色优势发展,推动了中医护理的发展。

2013年,国家中医药管理局召开第一次全国中医护理工作会议,国家中医药管理局局长王国强在会议上总结了中医护理工作的进展与成效,分析了中医护理发展面临的困难及问题,并认为发挥好中医药特色优势护理是中医医院的重要任务之一。2014年,"中医护士"首次被国家职业分类大典收录,结束了多年来中医护士无"户口"的局面。以上种种措施均推动了中医护理事业的蓬勃发展。

（二）中医护理临床

1985年,卫生部中医司下发的《中医护理常规和技术操作规程》,对中医护理的工作提出了具体的规范和要求,并实行书写中医护理病历及中医护理的查房制度。2010年,国家中医药管理局颁布的《中医医院中医护理工作指南（试行）》和出版的《中医护理常规技术操作规程》,进一步规范了中医护理的临床实践。2011年,中医护理纳入了国家中医药管理局的"十二五"重点专科建设培育项目,2013年纳入了国家临床重点专科（中医学专业）建设项目,并由我国财政部拨款进行专项建设,国家对中医护理的认可及发展支持逐步增加。2015年,国家中医药管理局组织并确定了部分优势病种的中医护理方案,并逐步向临床推广,为中医护理的临床实践与发展提供了指导。在《全国护理事业发展规划（2016—2020年）》中提出了各中医单位或部门积极开展辨证施护和中医特色专科护理,创新中医护理模式,提升中医护理水平的要求,这一举措有效促进了中医护理临床实践的专科化发展。

（三）中医护理教育

20 世纪 80 年代开始,北京、南京等多家中医院校开设了高级护理专科教育。2000 年后,全国有 23 所中医院校开办中医护理本科教育,截至 2017 年,17 所院校招收硕士研究生,南京中医药大学获批中医院校中第一个护理博士点。同时,各地纷纷举办中医护理专业证书班、中医护理自考班、中医护理专科护士培训班等,为在职护士提供了多种学习途径,中医护理教育体系逐渐完善。

（四）中医护理科研

随着中医教育体系的不断发展,培养出众多兼具临床经验、科研水平及管理能力的中医护理骨干,中医护理科研水平逐步上升。1984 年 6 月,南京召开了中华护理学会中医、中西医结合护理学术会议,并成立了中华护理学会中医、中西医结合护理学术委员会,标志着中医护理学正式成为一门独立的学科。1989 年国际护理学术交流会议上,中医护理论文受到国际护理学术界的普遍好评。1990 年后,一些高等护理教育机构和医院陆续设立了护理研究中心,中医护理研究质量逐步提高,学术研究也遍布临床专科护理、护理管理、护理教育、社区护理、心理护理等各个方面。2013 年,世界中医药学会联合会护理专业委员会成立,为中医护理走向国际提供了更大的平台。近年来,护理人员不断挖掘、整理、总结和发展中医护理理论,开展中医护理传承和创新研究,承担省级和国家级的研究项目,获得省部级以上的科研成果日益增多,学术水平不断得到提升,科研反哺临床和教育日益加强,为繁荣中医护理学术、推动中医护理事业的发展做出了贡献。

思政元素

　　孙思邈是我国古代著名医学家,是他发明了导尿术。一日,一位尿闭患者就医,他双手捂着肚子,呻吟不止,十分痛苦地向他哀求:"医生救救我吧,我的肚子胀得特别难受,尿脬都要胀破了。"孙思邈发现这位患者腹部如鼓一样高高隆起,状况异常难过,他想:患者大概是排尿的口子闭塞,尿液无法流出,尿脬盛不下那么多尿,吃药恐怕来不及。若能施法在尿道中插入一根管子,也许可缓解紧急状况。孙思邈决定一试,但患者尿道狭窄,如何找到又细又软、能插入尿道的管子呢?正苦思时,他忽瞥到邻家小童拿着一根葱管吹着玩。孙思邈灵光一现,想道:葱管细软而中空,不妨一试。于是,他找来一根细葱管,切下尖头,小心翼翼插入患者的尿道,插入后鼓足两腮,用劲一吹,果然,患者的尿液从葱管里缓缓流了出来。等尿液几乎排尽后,他将葱管拔出。患者这时也舒适许多,直起身来,连连向孙思邈道谢。孙思邈善于思考,从细微处观察,勇于创新的精神,推动着中医护理内容的不断丰富与发展,值得我们学习。

第二节　中医护理学的基本特点

中医护理学的基本特点包括整体观念、恒动观念、辨证施护和防治结合。

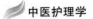

一、整体观念

中医学的整体观念是关于人体自身的统一性、人与自然和社会环境的统一性的认识,强调在观察分析和研究处理问题时,要注重事物本身的统一性、完整性和联系性。整体观念始终贯通于养生、防病、诊断及治疗的过程,体现了中医学的生命观及方法论。

（一）人体自身的统一性

中医学认为,人体是一个有机的整体,构成人体的各个部分之间,在结构上不可分割,功能上互相协调、为用,在病理上也相互影响。人体以五脏为核心,与六腑互为表里,通过经络与体表、形体、官窍相联系,形成有机统一的整体。具体表现为人体的五脏、六腑、五体、五官、九窍通过经络系统相联络,共同完成身体的各项生理活动,相互之间既存在互根互用,又存在对立制约,同时通过精、气、血、津、液等基本物质完成机体的功能活动;形神统一是人体自身统一性的另一种表现,形神相互依存,形是神的载体,神是形的生命体系,两者统一才能保证生命形式的存在。形与神在生理上相互为用,病理上必然相互影响,因此在病理学中,即应注重局部病理变化与整体病理反应的统一性,在诊疗过程中,应从整体出发,全面了解协调病情,从而达到扶正祛邪、消除病患的目的。

（二）人与自然环境的统一性

整体观强调人体内外环境的整体和谐、协调与统一。自然环境与社会环境的改变会对人的心理、生理及病理产生影响。

人与自然环境有着共同的物质基础,自然界的变化都可以直接或间接影响着人体的功能活动,即"天人相应观"。人是自然界的产物,禀天地之气而生存,自然界为人类生存提供必要条件。《素问·六节脏相论》曰:"天食人以五气,地食人以五味",体现了人与自然界的息息相关。人体的生理功能随着四季气候变化而不断调节、人体的阴阳气血随着昼夜晨昏阴阳消长而动态变化、不同的地理环境及气候在一定程度上影响人体的生理活动和脏腑功能,这些均为人与自然环境的统一协调。在环境正常变化的范围内,人体可以做出相应的生理性适应,但若变化过大超出人体所能适应的限度,或者人体适应能力下降时,就可能发展为疾病。例如,季节性的多发病或时令性的多发病都有着明显的季节倾向,如"春善病鼽衄,仲夏善胸胁,长夏善病洞泄寒中,秋善病风疟,冬善病闭厥"。

（三）人与社会环境的统一性

社会性是人的特征之一,各种社会因素会通过与人的信息交换影响着人体各种生理、心理活动和病理变化,造成个人身心功能和体质的差异。社会角色、地位的差异、社会环境的变动,在影响人们身心活动的同时,对疾病谱的构成也产生一定的影响。一般来说,良好的社会环境,融洽的人际关系,可使人精神振奋,心情愉快,气血调和,阴阳平衡;若社会环境不佳,人际关系恶劣,家庭纠纷、亲人离别等不良事件就会使人压抑、紧张、焦虑,气血不和,阴阳失衡。另外,社会环境、经济状况及社会地位的骤变也会导致人的精神情志的紊乱,从而影响人体脏腑功能而致某些疾病的发生。随着社会进步及环境变迁,人的脏腑功能也受到一定的影响,如"抑郁症""慢性疲劳综合征""多囊卵巢综合征"等均与社会因素有密切关系。人体需进行有效的自我调节,才能与之适应,因此中医提倡"精神内守",主张修身养性。

二、恒动观念

"恒动"一词可与《易经》中的"易"概念一致,为"运动、变化",事物的运动、变化和发展永恒且永不停顿,是自然界的根本规律。中医学理论认为,物质的存在形式及固有属性是"动而不息",一切物质都处于永恒且无休止的运动之中。自然界的各种现象包括生命活动、健康、疾病等都是物质运动的外在表现,因此,运动是绝对的、永恒的,并非一成不变、静止的观点,称之为恒动观念。

恒动观始终贯穿于中医学的精气学说、阴阳学说、五行学说等基本理论学说。在精气学说中,气作为构成万物的精微物质,时时刻刻处于动态变化中,从而推动人体的各类生理活动。"升降出入"是气的基本运动形式,气的亏损不足或气运动变化的异常均会影响人体的生理功能发生病理变化。在阴阳学说中,阴阳二气交感方能化生万物,而阴阳双方始终处于消涨平衡的动态变化中,阴阳平衡时人体处于健康状态,而阴阳双方消涨失衡则是人体产生病理变化的重要原因。在五行学说中,世间万物按照金、木、水、火、土五种物质的特性分类,五行之间的生克制化表明事物之间的普遍联系。在中医学中,人体分为五个脏腑系统,五行的生克制化描述人体动态平衡的生理机制,而五行的乘侮关系则解释人体的病理变化。

中医理论强调以恒动观念认识人的生理、疾病过程及病理变化。从病因作用于机体,到疾病的发生、发展及转归,整个疾病的病理过程始终处于变化之中。如表寒证未及时治疗,久之可入里化热,转为里热证;实证日久不愈可转为虚证;旧病未愈又患新疾,新疾又常常引发旧病等。另外,疾病的病理变化多有阶段性,发病的初、中、末期表现均有一定规律和特点。如风温,初在肺卫,中在气分,末期多致肺胃阴伤。因而在临床辨证时需以动态变化的观点来对待疾病发展,即病理的恒动观。

中医理论还强调疾病防治中的恒动观。疾病的过程始终处于动态变化中,究其缘由,为阴阳失衡、偏盛偏衰的结果。因而治病求本,应以扶正祛邪、调整阴阳的动态平衡为基本原则。中医学主张的未病先防、既病防变、病后防复思想,指导诊疗时应用运动的观点处理健康和疾病的矛盾,通过调节人体的阴阳的盛衰偏向,促使机体处于生理活动的动态平衡。因此,医务人员在临床的诊疗和护理过程中,应重视病情观察,针对患者不断出现的新情况、新变化,随时调整处置方法,通过药证相合,取得良好疗效。

三、辨证施护

辨证施护是中医护理工作的基本法则,是中医学对疾病的一种特殊研究和护理方法,包括辨证与施护两个方面。在中医学概念中,"证"与"症"不同。"症"指症状,如疼痛、发热等;而"证"指疾病发展过程中某一阶段的病理概括,是对疾病的发展和演变过程中特定阶段本质的反映,会以一组相关的症状和体征为依据,可不同程度地提示病因、病位、病性、病势等,如风寒袭肺证,常有咳嗽、咳白痰、苔薄白、脉浮等表现。辨证是施护的前提和依据,是在中医基础理论的指导下,通过四诊收集临床资料进行分析,以辨识疾病的病因、病位、性质和病机及邪正关系,最终判定为某种性质的证。辨证就是在全面分析临床资料的基础上,综合患者的个体、自然社会环境等因素,最终做出诊断。施护是根据辨证的结果来确定相应的护理方法,在施护的过程中,也可检验辨证的结果是否准确。

在同一疾病中可由于不同证候采用不同护理手段,称为"同病异护",如麻疹初期疹未透出,诊治时需发表透疹;中期时肺热明显,需清解肺热;后期余热未尽,肺胃阴伤,需养阴清热。而同一证候的不同疾病也可采用相同的护理方式,即"异病同护",如久泻脱肛属中气下陷,产后调理不当致子宫下垂,也属中气下陷,两者在诊疗时均以升提中气为治法。这种针对疾病发展过程中不同的本质与状态,采用不同方法进行护理治疗的思想,正是辨证施护的精髓。辨证施护的内容丰富,包括辨证施术(中医护理适宜技术)、辨证施药、辨证施膳、辨证施教、辨证施养等,广泛应用于各类疾病的预防、诊疗、康复等方面。

四、防护结合

防护即预防与护理。预防,指采取一定的措施,防止疾病的发生和发展。在《黄帝内经》中有丰富的中医预防学说,即"治未病"的思想,是中医学中的核心理念之一。《素问·四气调神大论》指出:"是故圣人不治已病治未病,不治已乱治未乱,此之谓也。"中医的预防医学思想,强调在疾病发作之前把握时机,以防为主予以治疗,从而达到"治未病"目的。该思想具有现实指导意义。防护结合包括未病先防和既病防变、病愈防复三方面。

(一)未病先防

疾病是人体内的正邪斗争致阴阳失衡的结果,正气不足是疾病发生的内在因素,邪气侵袭是发病的重要条件。因此,养生保健、扶助正气、防止病邪侵入是预防疾病发生的关键。

1. 养生保健,扶助正气

(1)顺应四时:中医"四时养生"是预防疾病的基本原则之一。《素问·阴阳应象大论》曰:"春夏养阳,秋冬养阴。"这是根据自然界和人体阴阳消长、气机升降、五脏盛衰的不同时间、特点、状态而制定的四时调摄原则。人体起居顺应季节特点,保持日常行为、情志活动和季节同步,有利于养生防病,这充分体现了中医中"天人相应"的整体观。

(2)起居有常:作息起居,应根据不同季节进行适当调整,并保持充足的睡眠。孙思邈说:"善摄生者,卧起有四时之早晚,兴居有至和之常制。"四时起居依据季节变化、个人具体情况而定,作息符合生理需要,并养成按时作息的习惯,则人体的生理功能可处于稳定平衡的良好状态中。因而起居有常是强身健体、延年益寿的重要原则。若起居作息毫无规律,恣意妄行,久之则机体适应能力减退,抵抗力下降,各类疾病发病率升高等。因此,生活中需保持起居规律,促进机体抵御外邪的能力的提升,进而促进疾病的预防、治疗与康复。

(3)调摄情志:人的情志活动对健康的维护和疾病的康复极为重要。喜、怒、忧、思、悲、恐、惊等情绪的适度表达是人体对外界事物的正常生理反应,不会引起疾病。若超出常度,可引起气机紊乱,伤及内脏。故《灵枢·口问》强调:"悲哀愁忧则心动,心动则五脏六腑皆摇"。调摄精神应尽量减少不良的精神刺激和过度的情绪变动,才能保持人体的身心健康。现今,心理学在国际上崛起,提出了生物-心理-社会医学模式,说明精神心理因素的调摄在疾病预防和治疗中的作用,已为国际医学界所重视。

(4)饮食有节:饮食供给了机体的营养物质,从而维持人体的生长、发育、完成各种生理功能,保证了生命的延续。古代有"药食同源"之说,《备急千金要方·食治》指出:"食能排邪而安脏腑,悦神爽志,以资血气。若能用食平疴、释情遣疾者,可谓良工。"饮食要有节制,注意定时定量,饥饱适中,合理调配,不可偏食。既要养成良好的饮食习惯,又要注重饮食质与量的合理安排及饮食卫生。辨证施食,相因制宜,根据个体不同的年龄、体质、习惯、个性等方面的差异,分别给予安排,可以补益身体,预防或调治疾病,促进机体健康。

（5）锻炼健身:锻炼身体是增强体质、预防疾病发生的重要措施。《素问·宣明五气》提出:"久视伤血,久卧伤气,久坐伤肉,久立伤骨,久行伤筋,是谓五劳所伤。"长期的过度劳累或安逸均会对相应脏腑器官产生损伤从而致病,因此适度的健身运动可达到促进气血运行、舒筋活络、防病强身的目的。古代医家创造出五禽戏、太极拳、八段锦、易筋经等多种健身养生的方法,老少皆宜,不仅可增强体质、预防疾病,对某些慢性疾病还有一定的治疗作用。

2. 防止病邪毒气侵入

（1）避外邪:《内经》指出"虚邪贼风,避之有时"。虚邪贼风是指自然界中异常的气候变化、对人体有害的外来致病因素等。日常起居要顺应四时,谨慎避免外邪侵袭,如春天防风、夏天防暑、秋天防燥、冬天防寒,均是预防季节性疾病发生的重要措施。

（2）避疫毒:巢元方在《诸病源候论》中指出:"人感乖戾之气而生病,则病气转相染易,乃至灭门。"在气候反常或遇传染病流行时,避免接触致病因素成为重要的预防措施,可应用隔离法、消毒法、做好居住环境卫生等措施做好隔离。

（3）药物防病:应用药物预防疾病也是中医防病的一项重要措施。在《素问·刺法论》中提到服用小金丹方可预防流行性疾病。其他方法有佩戴香囊、药枕、药浴,端午节饮雄黄酒、挂艾叶等防病,用板蓝根、大青叶预防流行性感冒、腮腺炎,用茵陈、贯众预防肝炎等,这些方法均行之有效,方便易行。

（二）既病防变

既病防变,指疾病既已发生,需力求尽早诊断及治疗,在疾病的萌芽时期治愈,从而防止疾病的发展与传变。中医对外邪入侵机体的传变规律有深入认知,强调疾病需尽早诊疗。《素问·阴阳应象大论》说:"邪风之至,疾如风雨。故善治者治皮毛,其次治肌肤,其次治筋脉,其次治六腑,其次治五脏。治五脏者,半死半生也。"而在《难经·七十七难》中提到"所谓上工治未病者,见肝之病,则知肝当传之于脾,故先实其脾气,无令得受肝之邪。"表明对内在疾患的诊治,中医重视预防疾病传变,治肝的同时注重脾胃的调治。以上均体现了中医"既病防变"的思想。

（三）病愈防复

病愈防复指疾病刚刚愈合后,人体内生理、脏腑功能尚未完全恢复,阴阳平衡状态尚未完全巩固,此时需十分注重身体调摄,可考虑使用药物巩固、生活规律、饮食合理、劳逸结合、避免外邪、七情有度等方法,防止疾病的加重或复发。

第三节　学习中医护理学的意义

随着社会发展的不断进步,人类社会的疾病谱已发生明显改变,慢性病及老龄化导致的健康需求成为新时代医学发展面临的焦点与难点。中医护理在慢病管理、养老护理、社区护理等方面蕴藏的优势与特色，内含解决这些问题的巨大潜力。且中医药学作为中华民族创造的伟大瑰宝，其倡导的"天人合一"的整体观、"辨证论治"的诊疗观、"未病先治"的预防观及"标本兼治"的中和观，均与现代"大健康"理念不谋而合。"十四五"时期，国家卫生健康委提出的《全国护理事业发展规划（2021—2025年）》中，明确提出中医护理专业护士为目前紧缺护理专业护士，为推动中医护理的进一步发展，强化中医护理人才培养，切实提高目前临床的中医护理服务能力，是当下护理事业发展的重要任务之一。

中医护理学在理论、方法、养生保健、操作应用等方面均有其独特的优势，具体如下。

在理论方面，中医认为人体的生命活动是机体在内外环境的共同作用下，由多种因素相互作用而维持的一种动态的、相对平衡的过程。造成疾病的根本原因是机体的平衡失调，因此诊疗时，需考虑自然环境、社会环境、心理因素等影响平衡的多种因素。这种动态平衡的整体健康观、生命观与现代科学一体化的新趋势不谋而合。

在方法方面，中医药对疾病的治疗包括药物与非药物治疗的多种手段，还可同时运用内治及外治的方法进行综合的整体治疗。在中药用药护理方面，中医根据八纲辨证以确定服药的温度，"寒者热之""热者寒之"，从而提高药力的发挥。在非药物治疗方面，中医包括针灸、推拿、刮痧、艾灸、拔罐等多种适宜技术，用于多种疾病的治疗与康复，这些技术均具有简、便、易、廉的特点，同时适应范围广且见效快，易于被广大群众接受。

在养生保健方面，中医药学通过数千年的实践和经验积累，总结出以"天人合一、形神统一、动静结合"为主的养生保健和延年益寿的理论。同时根据体质分类开展辨体施护，根据体质的不同进行针对性的健康指导及特色护理。目前众多医院开设有中医护理特色门诊，如健康咨询与调养门诊、情志护理门诊、中医慢病管理门诊等，为患者提供各方面的中医药特色护理服务，同时促进了中医护理专科人才的培养，加速中医护理事业的蓬勃发展。

在操作应用方面，中医护理有简便易行、通俗易懂的特点。八段锦、太极拳等中医养生功法简单易学，适用人群广泛；穴位按摩、刮痧、拔罐等中医适宜技术便于操作；以"四气五味"理论对患者进行饮食指导及调养，推行香袋、食疗方等易被患者理解及接受。目前国家中医药管理局已陆续推出52个专科优势病种的中医护理方案，在全国推广实施。众多临床工作者已实践内、外、妇、儿多个专科方向的中西医结合临床护理工作，制定了中西医结合护理常规，提出并总结了13个领域共89个中西医结合护理诊断，以供临床护理参考。近年来，随着中医护理方案、中医临床路径等的临床推广及应用，有效推动了中医护理在临床中的规范化实施与管理，显著提高了优质护理质量。

传承和发展中医药文化，弘扬中医学术，充分发挥中医药在健康事业发展中的作用，推动中医药学沿着正确、健康的方向发展，加快中医药国际化和现代化的进程，对人类健康事业具有重要的意义。当前，中医药发展迎来天时、地利、人和的大好时机，《"健康中国2030"规划纲要》将"共享共建，全民健康"定为战略主题，同时国务院印发实施的《中医药发展战略规划纲要（2016—2030年）》中，将中医药发展放在了经济社会发展的重要位置，因此发挥中医药特色优势及作用，构建中医特色诊疗、护理模式及方案迫在眉睫。当代护理发展应围绕社会需求，更好地发挥中医护理在预防、慢病、保健、康复中的特色优势，这不仅是健康事业发展的迫切要求，也是发展中医药学术及传承中国传统优秀文化的需要。

知 识 链 接

林沛湘治病求本

20世纪70年代,广西中医学院会诊一个病例。患者是一位老干部,发烧40多天不退。用过各种抗生素,服过不少中药,体温始终不降,于是请全院的名医会诊。就在大家聚精会神讨论病情各抒己见的时候,林沛湘老中医注意到一个细节:患者从暖瓶中倒了一杯水,马上就喝下去了。当时天气很热,喝些水是正常的。林沛湘悄悄地用手触摸了一下杯子,发现还烫手。热天喝这样烫的水,说明体内大寒,仅通过这一点,林沛湘就明白了病情,于是,力排众议,以少阴病阴寒内盛、格阳于外论治,处以四逆汤加味,药用附子、干姜、肉桂等药,一剂则体温大降,几剂后体温恢复正常。

 复习思考题

1. 中医护理学的基本概念是什么?
2. 中医护理学的基本特点包括哪些?
3. 如何理解中医护理学中的整体观念?
4. 古代医家对中医学的传承史给我们何种启示?
5. 如何在当代社会中传承与发扬中医护理学?

第二章
中医基本理论

 学习目标

知识目标：

1. 掌握阴阳、五行学说的概念和基本内容，阐述精、气、血、津液的概念、生成及生理功能。

2. 熟悉五脏六腑的生理功能及脏腑之间的关系，精、气、血、津液与脏腑之间的关系，常见病因的致病特点及病机变化的一般规律。

3. 了解阴阳五行学说在中医护理学中的应用，概述八纲辨证和脏腑辨证的具体内容。

能力目标：

1. 能够运用推演的方法解释五行与人体及自然界的归类方法。

2. 能够用实例说明四诊在临床的运用。

3. 能够运用八纲辨证、脏腑辨证等方法解释临床证候。

素质目标：

中医护理学是以中医基本理论为指导的应用学科，通过本章学习增强学生对中医药文化的思想认同、理论认同、情感认同。

案例导入

患者，男，21岁。因2天前在操场打篮球，汗出当风，随后感到头身疼痛，恶寒发热，无汗，伴有咳嗽。今起病情加重遂来医院就诊。查体：T 39.5℃，P 90次/分，R 19次/分，BP 116/74 mmHg，神清，精神差，面红，咳嗽稍喘，咳黄色黏稠痰，咽痛口干，胸痛，双肺呼吸音稍粗，小便短赤，舌红苔黄，脉滑数。

讨论：

1. 根据患者的临床表现，用阴阳学说理论分析患者的病变属性。

2. 比较患者病变前后有何变化？

3. 根据五行学说理论分析患者病变部位。

第一节　阴 阳 学 说

阴阳,是我国古代唯物主义哲学的重要范畴,具有对立统一的辩证观点,即阴阳矛盾观。阴阳学说萌生于商周时期的《易经》,成熟于战国至秦汉之际。引入阴阳学说的《内经》阐述人体的生理功能、病理变化及自然界的关系,将阴阳观点与医学相结合,形成了中医阴阳学说。

一、阴阳学说的基本概念与特性

（一）阴阳的概念

阴阳是对自然界相互关联的某些事物或现象对立双方属性的概括,它既可代表两个相互对立的事物,也可代表同一事物内部存在的相互对立的两个方面。《类经·阴阳类》中便提到"阴阳者,一分为二也"。

阴阳最初指日光的向背,向日者为阳,背日者为阴,后引申为气候的寒暖,方位的上下、左右、内外,运动状态的动静等。自然界的一切事物与现象均有正反两面,使用阴阳可阐述两种对立和相互消长的物质势力或事物的两个方面,同时阴阳的对立和消长是事物的固有属性,即"阴阳者,有名而无形"（《灵枢·阴阳系日月》）。

事物的阴阳属性根据其性质、位置、状态等按一定原则所规定。凡是向上的、向外的、温热的、无形的、明亮的、运动的、功能的、兴奋的等,均属于阳;凡是与阳相对的另一面,如向下的、向内的、寒冷的、有形的、黑暗的、静止的、物质的、抑制的等,均属于阴。引申到医学领域,凡是具有推动、温热、兴奋等作用的功能和物质属于阳;凡是具有凝聚、滋润、抑制等作用的功能和物质均属于阴。但阴阳属性并非绝对而是相对的,这种相对性体现在一定条件下,阴阳的相互转化以及阴阳无限可分的特点。

（二）阴阳的特性

阴阳的特性包括普遍性、相关性、相对性、可分性、绝对性。

1. 阴阳的普遍性　阴阳的属性与关系普遍存在于自然界事物和现象中,而非局限于特定的事物和现象。阴阳是天地万物运动变化的根本规律,广泛说明宇宙万物的运动变化,从天体到人体生命、从宇宙自然到社会人文,凡属于相互关联、相互对立的事物和现象,或同一事物相互对立统一的两个方面,均可用阴阳来分析概括。例如,内与外、热与冷、动与静、男与女等。

2. 阴阳的相关性　相互关联的事物或现象才可分阴阳,阴阳所分析的事物和现象,应为同一范畴、同一层次或同一交点范围内。例如,方位区分时,上为阳,下为阴;性别区分时,男为阳,女为阴。若区分的事物不具有相互关联性,不属于统一体的对立双方,则不构成一对矛盾,不能用阴阳说明。

3. 阴阳的相对性　对于具体事物的阴阳属性是相对的,并非绝对。事物或现象的阴阳属性在一定条件下,可发生相互转化。若随着时间的推移或所运用范围的不同,事物的性质或对立面发生了改变,则阴阳属性也会随之改变。例如,十月份的气候较七月份的炎夏,属阴;但较十二月份的严冬,则属阳。比较条件(时间)发生了改变,认知属性也出现相应的转变。

4. 阴阳的可分性　指事物或现象的阴阳属性具有无限可分的特点。无论事物或现象的属性是阴还是阳,随着认知属性的范围或条件的变更,各自又可再分阴阳。例如,昼为阳,夜为阴,而上午为阳中之阳,下午则为阳中之阴;前半夜为阴中之阴,后半夜则为阴中之阳。阴阳之中复有阴阳,永无止境,这与"一分为二"的哲学思想不谋而合。

5. 阴阳的绝对性　主要指事物或现象的属阳或属阴的不可变性,即不可反称性。例如,水与火,水属阴,火属阳,其阴阳属性,一般固定不变,不可反称。就水与火这一阴阳范畴而言,水温度再高,仍为阴;火不论多弱,仍为阳。其他如天与地、日与月、上与下、升与降、动与静、寒与热等,其阴阳属性皆具有不可变性和不可反称性,故说事物或现象的阴阳属性在某种意义上又是绝对的。

二、阴阳学说的基本内容

阴阳学说的基本内容主要包括阴阳的对立制约、互根互用、消长平衡、相互转化四方面。

（一）阴阳对立制约

阴阳对立制约是指属性相反的阴阳双方在一个统一体内的相互对抗、相互制约、相互排斥。对立是指属性相反的两种事物和现象,或同一事物内部的两个方面。对立是根本,有对立才有相互之间的克制和约束。例如,上与下、动与静、升与降。制约是指对立双方不是静止的,而是在不断发生着相互之间的斗争和运动变化,并因此使双方联系在一起,保证事物的统一和协调。例如,水可灭火,火可沸水;温热可驱寒,冰冷可降温等。阴阳的相反导致阴阳相互对立制约,阴阳的制约使事物之间达到动态平衡,即《素问·生气通天论》中说的:"阴平阳秘,精神乃治。"若这种动态平衡遭到破坏,则可导致疾病发生。

（二）阴阳互根互用

阴阳互根互用,又称阴阳"相成",指事物或现象中相互对立的阴阳两个方面,具有相互依存、相互为用的关系。

1. 阴阳互根　指相互对立的阴阳双方,彼此以对方的存在为自己存在的前提,具有相互依存的关系。例如,寒热为阴阳双方,若无热,则无所谓的寒,无寒,也无所谓的热。阴阳的这种相互依存关系,称为阴阳互根。

2. 阴阳互用　指一个共同体中的阴阳具有相互资生、相互促进的协调关系,阴阳双方不断地资生和助长对方。《素问·阴阳应象大论》曰:"阴在内,阳之守也,阳在外,阴之使也。"若双方失去了互为存在的条件,有阴无阳为"孤阴",有阳无阴为"独阳"。孤阴不生,独阳不长,当生生不息的机制遭到破坏,严重时可致死亡,即《素问·生气通天论》中提到的"阴阳离决,精气乃绝"。

阴阳互根互用是事物得以发展变化的内在条件,若阴阳缺乏双方的依存、资助,则阴阳二气的斗争运动不可能维系和发展;同时也是阴阳相互转化的内在根据,正因为阴阳相互联结在一起,因而在一定条件下,才可以向各自相反的方面转化。

（三）阴阳消长平衡

阴阳的消长平衡,指阴阳的对立、依存在此消彼长的运动变化中始终保持着相对的平衡状态,非一成不变。"消"即减少、损耗,"长"即增长、增加,消长指事物的盛衰变化。阴阳消长平衡分为四种类型:此长彼消、此消彼长、此长彼亦长、此消彼亦消。以四季气候变化为例,从冬到夏,气候由寒转热,即为"阴消阳长"的过程;而从夏到冬则为"阳消阴长"的过程。在这一消一长、一盛一衰的过程中维持了一年四季气候的动态平衡。

消长是绝对的,平衡是相对的。阴阳消长变化维持在一定范围内,使阴阳处在相对的动态平衡中,实质上是阴阳双方和谐有序的状态,称为"阴阳平衡""阴平阳秘",在人体则表现在生命活动的正常状态;如果阴阳消长变化超过一定范围,阴阳平衡遭到破坏,称为"阴阳失调""阴阳失衡",在人体则标志为生命活动失常而进入疾病状态。

(四)阴阳相互转化

阴阳相互转化是指事物的总体属性,在一定条件下可以相互转化,阴可以转化为阳,阳可以转化为阴。阴阳的转化,一般发生在事物的"物极"阶段,若"阴阳消长"是量变的过程,则阴阳转化则是量变基础上的质变。阴旧的转化,虽然也可发生突变,但多有一个由量变到质变的发展过程。阴阳的转化,须具备一定的条件,即中医学中的"重"或"极"。《素问·阴阳应象大论》说:"重阴必阳,重阳必阴""寒极生热,热极生寒",即为"物极必反"之意。阴阳转化是阴阳消长超过一定限度的必然结果。高热患者,开始表现为面红、咳嗽、气粗等,若邪热极盛,耗伤正气,则可出现四肢厥冷、面色苍白、脉微欲绝等一派虚寒证的表现;慢性疾病患者由实转虚,即是渐变的实例。

三、阴阳学说在中医护理学中的应用

阴阳学说奠定了中医学理论体系的基础,并贯穿于中医护理学的各个领域,指导中医临床护理实践。

(一)说明人体的组织结构

人体的组织结构,从四肢到脏腑,从经络到气血,皆可用阴阳学说加以说明。《素问·宝命全形论》说:"人生有形,不离阴阳。"就人体结构(表2-1)来说:上属阳,下属阴;体表属阳,体内属阴;背部为阳,腹部为阴。就脏腑(表2-2)来分,六腑属阳,五脏属阴。根据阴阳的无限可分性,五脏之中又分阴阳,居于上部的心、肺属阳;居于下部的肝、脾、肾属阴。而以心为例,心可再分心阴、心阳,即每个脏又可再分阴阳。就经络(表2-3)而言,十二经脉有手足三阴经和手足三阳经。阳经,属腑,循行于肢体的外侧面;阴经,属脏,循行于肢体的内侧面。督脉行于背,又有总督阳经的功能,故称为"阳脉之海";任脉行于腹,具有充养阴经的作用,故称之为"阴脉之海"。

表2-1　人体结构阴阳表

阳	阴
上半身	下半身
体表	体内
背	腹
四肢外侧	四肢内侧

表 2－2 脏腑功能特点阴阳表

属　性	脏　腑	五　脏	心　肺	肝脾肾
阴	五脏(化生和贮藏精气、藏而不泄)	肝、脾、肾	肺	脾、肾
阳	六腑(传化物而不藏,泄而不藏)	心、肺	心	肝

表 2－3 经络气血分阴阳表

属　性	经　络	经络循行	气　血
阳	络	四肢外侧者	气、卫气
阴	经	四肢内侧者	血、营气

总之,人体组织结构上下、内外、表里、前后各部分间,及内脏之间无不包含阴阳的对立统一。

（二）概括生理功能

人体的正常生命活动是阴阳两个方面保持对立统一协调关系的结果。以人体的功能与物质关系而言,人体的物质基础为阴(阴精),生理功能活动为阳(阳气),二者互相依存。生理活动需以物质为前提,而生理活动的结果又可不断促进物质的新陈代谢。例如,在气和血的关系中,气和血分属为阳和阴。气可生血、行血和统摄血液,而血可载气和生成气的物质基础。人体功能与物质的关系即是阴阳相互依存、相互消长的关系。生理功能与物质基础之间的相互对立制约与互根互用,使机体具有内环境相对稳定性和对外界环境的适应性,维持正常生理功能和人体健康。

（三）阐释病理变化

疾病发生、发展、变化的本质是阴阳失衡。一旦阴阳的平衡协调关系受到破坏出现失衡,便会发生疾病。因此,阴阳失调是疾病发生的基础。阴阳失调的疾病病理变化包括阴阳的偏胜、偏衰、互损、格拒、亡失,其中最常见的为阴阳的偏胜与偏衰。

1. 阴阳偏盛　指阴或阳任意一方发生高于正常水平的病变。阴或阳的任何一方亢盛,则会造成另一方的相对不足。阳偏胜指阳邪致病,引起体内阳气的绝对亢盛。阳邪性质为热,故称"阳胜则热",表现为亢奋有余的实热性病证。阳邪与阴气之间存在对立制约关系,阳盛则必然损阴,故说"阳胜则阴病",可出现实热兼阴亏的病证。若病情进一步发展,可出现阴虚证。阴偏盛指阴邪致病而引起体内阴气的绝对亢盛。阴邪性质为寒,称为"阴胜则寒",表现为阴寒有余的实寒性病证。阴邪与阳气之间同样存在对立制约关系,阴邪亢盛必损阳气,故说"阴胜则阳病",可出现实寒兼阳虚的病证。若病情进一步发展,可出现阳虚证。

2. 阴阳偏衰　指阴或阳任意一方低于正常水平,则导致另一方的相对亢盛。阳偏衰指体内阳气虚损,出现温煦、推动作用明显衰减的病理状态。阳虚则制约阴的能力衰退,不能有效温化阴寒,导致阴气相对偏盛而出现寒象,即"阳虚则寒",表现为热量不足的虚寒性病证。阴偏衰指体内阴气亏少,出现凉润、宁静作用明显不足的病理状态。阴亏则制约阳的能力减弱,不能有效地抑制阳热,导致阳气相对偏亢而出现热象,即"阴虚则热",表现为虚性亢奋的虚热性病证。

3. 阴阳互损　指阴阳互根的原理,机体中阴阳任何一方发生一定程度的虚损,必会导致另一方的不足。若阳虚至一定程度,不可化生阴液,而同时出现了阴虚的现象,称"阳损及阴"。同理,若阴虚至一定程度时,不能化生阳气,而同时出现了阳虚的现象,称"阴损及阳"。"阳损及阴"或"阴损及阳"最终均会导致"阴阳两虚"。阴阳两虚是阴阳对立处在低于正常水平的一种平衡状态,属病理状态而非生理状态。

由上可知,疾病的病理变化均可用阴阳失调来进行解释说明。

（四）指导疾病诊断

阴阳学说用于中医诊断疾病的过程时,可通过四诊,即望、闻、问、切收集到的病情资料来诊察疾病和辨别证候。《素问·阴阳应象大论》曰:"善诊者,察色按脉,先别阴阳。"

阴阳学说可用于分析望、闻、问、切四诊收集的病情资料,通过辨析阴阳属性,可为后续辨证打下基础。例如,望诊中色泽鲜明为阳,色泽晦暗属阴;色黄、赤为阳,青、白、黑属阴。闻诊中声音高亢有力为阳,声低气微为阴;呼吸气粗为阳,呼吸气微为阴。问诊中口渴喜冷饮者属阳,口渴喜热饮者属阴。切诊中脉浮为阳,脉沉为阴;脉数为阳,脉迟为阴等。

阴阳学说还可用于临床辨证,通过辨清阴阳,明确疾病的本质,为进一步治疗提供依据。例如,八纲辨证中,阴阳为总纲。其中表证、热证、实证属阳;里证、寒证、虚证属阴。疾病虽然复杂多变,但就其证候而言,都可用阳证和阴证概括。

任何疾病,即使临床表现错综复杂,但属性均可概括为阴阳,分清阴阳,才能抓住疾病本质,执简驭繁。

（五）指导疾病防护

由于阴阳失调是疾病的基本病机,因而调整阴阳,补其不足,泄其有余,恢复阴阳的协调平衡,就是治疗疾病的基本原则。

1. 指导养生保健　中医学认为,人与自然息息相通,环境的消长必将影响人体的阴阳变化。如果人体内部的阴阳变化能与自然界的阴阳变化协调一致,则可祛病延年。因此,以调整人体阴阳为目的,养生防病主张关注春、夏、秋、冬"四时阴阳",顺应四时,在春夏季节要保养阳气,秋冬季节需顾护阴精,以维持体内外环境的统一,增强预防疾病的能力。相反,如果不能顺应四时,把握阴阳,便会导致疾病的发生。

2. 确立护治原则　阴阳的偏盛偏衰是疾病发生发展的根本原因,调整阴阳旨在"泻其有余""补其不足",恢复阴阳协调平衡。具体表现在以下几个方面。

（1）阴阳偏盛者,泻其有余:阳盛则热,属于实热证,用寒凉的药物可治其热,即谓"热者寒之";阴盛则寒,属实寒证,可用温热药物来治其寒,即所谓"寒者热之"。

（2）阴阳偏衰者,补其不足:当阴虚不能制阳而致阳亢,属于虚热证,采用滋养阴液的方法治疗,抑制阳亢火盛,即"阳病治阴";当阳虚不能制阴而致阴盛,属于虚寒证,采用扶阳益火的方法治疗,以消退阴盛,即"阴病治阳"。

（3）阴中求阳与阳中求阴:在"阴阳互根互用"的理论指导下,对阳虚为主的虚证,在补阳的基础上兼以补阴,可以更好地发挥补阳作用;对阴虚为主的虚证,在补阴的基础上兼以补阳,可以更好地发挥补阴作用。中医护理最根本的原则是"法于阴阳",即遵循自然界的阴阳变化规律调养人体阴阳。例如,对于阳虚阴盛体质者,夏季用温热药物培护阳气,则冬季不易发病,谓之"冬病夏护";对阴虚阳亢体质者,冬季宜用凉润之品预养阴精,则夏季不易发病,谓之"夏病冬养"。

3. 指导饮食及用药　阴阳学说可用于概括食物及药物的性能,主要包括食物及药物的气(性)、味和升降浮沉,进而指导临床饮食和用药。"性"指的是食物和药物有寒、凉、温、热四性,也称为"四气"。"味"是指食物和药物具有酸、苦、甘、辛、咸五味。升降浮沉指的是药物在体内发挥作用的趋势,升是上升、向上;降是下降、向下;浮是向外、向表;沉是向内、向里。例如,寒凉、滋润的药物属阴,温热、燥烈的药物属阳;五味中酸、苦、咸属阴,辛、甘属阳;具有泻下、内收、重镇特点的沉降药物属阴,具有上升发散特点的升浮药物属阳。

疾病的治疗和护理就是要根据病证的阴阳属性确定治疗原则,并依据药物的阴阳属性进行选择,来调整机体阴阳偏胜偏衰的状况,才能收到良好的疗效。

第二节 五 行 学 说

五行学说是一种用来解释宇宙间各种事物和现象发展变化的古代哲学思想。五行学说认为物质的世界由木、火、土、金、水五种基本要素组成,自然界各种事物和现象的发展变化,都是这五种物质不断运动和相互作用的结果。中医学把五行学说应用于医学领域,以系统结构观点来观察人体,阐述人体局部与局部、局部与整体之间的有机联系,以及人体与外界环境的统一,加强了中医学整体观念的论证,使中医学所采用的整体方法进一步系统化,对中医学特有的理论体系的形成,起了巨大的推动作用,成为中医学理论体系的哲学基础之一和重要组成部分。

一、五行学说的基本概念与特性

（一）五行的概念

五行,即木、火、土、金、水五种物质及其运动变化。其中"五"指木、火、土、金、水五种构成世界的基本物质;"行"是指这五种物质的运动变化及其相互联系。五行学说是中医基础理论的重要组成部分,五行不仅仅是指五类事物及其属性,更重要的是它运用于中医学领域,旨在说明人体结构的各个部分,以及人体与外界环境是一个有机整体,属医学科学中的哲学概念。

（二）五行的特性

五行的特性,是古人在长期生活和生产实践中,对木、火、土、金、水五种物质的朴素认识基础之上,进行抽象而逐渐形成的理论概念。《尚书·洪范》中"水曰润下,火曰炎上,木曰曲直,金曰从革,土爰稼穑"是对五行特性的高度概括。

1. 木的特性 "木曰曲直"。"曲",屈也;"直",伸也。"曲直"指树木具有生长、柔和、能曲又能直的特性,代表生发力量的性能,进而引申为凡是具有生长、升发、条达、舒畅等特性的事物和现象都归属于木。

2. 火的特性 "火曰炎上"。"炎",指燃烧、热烈;"上",指向上、上升。"炎上"指火具有温热、上升、升腾的特性,因而引申为凡是具有温热、升腾、茂盛性能的事物或现象都归属于火。

3. 土的特性 "土爰稼穑"。春种曰稼,"稼"即种植谷物;秋收曰穑,"穑"即收获谷物。土具有载物、生化的特性,故称土载四行,为万物之母,引申为凡是具有生化、承载、受纳等特性的事物和现象都归属于土。

4. 金的特性　"金曰从革"。"从",顺从、服从;"革",革除、改革、变革。金具有肃杀、收敛、潜降、清洁的特性,引申为凡具有这类特性的事物和现象都归属于金。

5. 水的特性　"水曰润下"。"润",即滋润、濡润;"下",即向下。"润下",是指水具有滋润、就下、闭藏的特性,因此引申为凡具有寒凉、滋润、下行、闭藏特性的事物和现象都归属于水。

二、五行学说的基本内容

（一）五行学说的归类推演

五行学说是以五行的特性来归类事物的五行属性,将人体脏腑、组织、生理、病理现象及自然界事物和现象,按照不同性质、作用与形态,根据五行特性进行类比归类,形成五行系统,以阐述人体脏腑组织之间的复杂联系及与外界环境之间的相互关系(表2-4)。

表 2-4　自然界与人体的五行归类表

自 然 界							五行	人 体								
五音	五味	五色	五化	五气	五方	五季		五脏	五腑	五官	五体	五华	五志	五液	五脉	五声
角	酸	青	生	风	东	春	木	肝	胆	目	筋	爪	怒	泪	弦	呼
徵	苦	赤	长	暑	南	夏	火	心	小肠	舌	脉	面	喜	汗	洪	笑
宫	甘	黄	化	湿	中	长夏	土	脾	胃	口	肉	唇	思	涎	缓	歌
商	辛	白	收	燥	西	秋	金	肺	大肠	鼻	皮	毛	悲	涕	浮	哭
羽	咸	黑	藏	寒	北	冬	水	肾	膀胱	耳	骨	发	恐	唾	沉	呻

从上表可以看出古人在对事物进行五行归类时主要有两种方法:

1. 取象比类法　又称直接归类法,"取象",即是从事物现象中找出能反映本质的属性;"比类",即是以五行特性为基准,与五行特性比较,以确定其五行属性的一种方法。例如,以方位配五行,日出东方,与木的升发特性类似,故东方归属于木;南方炎热,与火炎上特性类似,故南方归属于火;日落于西,与金的肃降特性类似,故西方归属于金;北方寒冷,与水的寒凉特性类似,故北方归属于水。

2. 推演络绎法　又称间接归类法,是根据已知事物的五行属性,推断与此事物相关的其他事物的五行属性。例如,已知肝属于木,因为肝合胆、主筋、开窍于目、其华在爪,所以可推演出胆、筋、目、爪的五行属性也都属于木。

此外,五行学说还认为属于同一五行属性的事物,都存在着相关的联系。如《素问·阴阳应象大论》所说:"东方生风,风生木,木生酸,酸生肝,肝生筋",即说方位的东,自然界的风、木,以及酸味的物质都与肝相关。因而认为五行学说是用以说明人与自然环境对应统一的基础。

（二）五行的生克乘侮

1. 五行生克　是指五行的相生和相克(图2-1)。

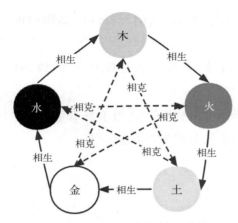

图 2-1　五行生克规律示意图

（1）五行相生：指木、火、土、金、水之间存在着有序的资生、助长的关系。相生次序是：木生火、火生土、土生金、金生水、水生木。在五行相生关系中，任何一行都有"生我"和"我生"两方面的关系。相生关系又可称为母子关系，"生我"者为"母"，"我生"者为"子"。以火为例，由于木生火，故"生我"者为木；火生土，故"我生"者为土。这样，木为火之"母"，而土为火之"子"。

（2）五行相克：指木、火、土、金、水之间存在着有序的克制、制约的关系。相克次序是：木克土、土克水、水克火、火克金、金克木。在五行相克关系中，任何一行都有"克我"和"我克"两方面的关系。相克关系又称为"所胜"与"所不胜"的关系，以"木"为例，克我者为"金"，我克者为"土"，那么土就是木之"所胜"，金就是木之"所不胜"，其他四行以此类推。

（3）五行制化：五行学说就是借用相生和相克关系，来说明事物之间相互资生和制约的联系，这种调节作用，可以防止其太过或不及，从而维持事物的正常协调和平衡，这种相生相克关系的调节作用，被称为"制化"。如果五行只有相生没有相克，则不能维持正常的平衡，如果仅有相克而没有相生，则万物无从生化。五行的关系实际上就是相互生化，相互制约，也就是制中有化，化中有制，亦制亦化。故《类经图翼》说："造化之机，不可无生，亦不可无制。无生则发育无由，无制则亢而为害。"

2. 五行乘侮　指五行的相乘和相侮（图 2-2），是五行中正常的生克制化关系遭到破坏后出现的异常的相克现象。

（1）五行相乘：指五行中的某一行对其所胜一行的过度克制，超过了正常制约范围而出现的异常相克现象，又称"倍克"。五行相乘，实为五行之间过度的"相克"，为病理现象，故相乘的次序与相克相同，即木乘土、土乘水、水乘火、火乘金、金乘木。依次循环。引起相乘的原因主要有两个：太过所致的相乘，即五行中的某一行过于亢盛，对其所胜的一行进行超过正常限度的克制，引起其所胜一行的虚弱。如"木旺乘土"，木行过于亢盛，对土行克制太过，导致土行虚弱与不足。临床

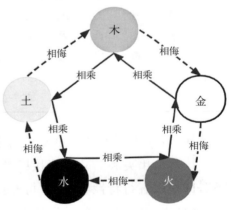

图 2-2　五行乘侮规律示意图

上所见剧烈的情志变化引起脾胃功能失调，一般属此种情况。不及所致的相乘，指五行中的某一行过于虚弱，难以抵御其所不胜一行的正常限度的克制，使其本身更显虚弱。如"土虚木乘"，土行虚弱，木行处正常水平，对土行实行正常限度的克制，但土行难以承受，导致土行更加虚弱。临床上所见的慢性胃病因情绪变化的发作，多属此种情况。

（2）五行相侮：指五行之中的某一行对其所不胜一行的反向克制，又称"反克"。五行相侮，实为五行之间的反向克制，故相侮的次序与相克相反，即木侮金、金侮火、火侮水、水侮土、土侮木。依次循环。形成相侮的原因主要也有两个方面：太过相侮与不及相侮。太过相侮指所胜行过于亢盛，不仅不受其所胜行的制约，反而反向克制其所不胜行，因而出现相侮。如木行过于亢盛，不但不受其所不胜金行的制约，反而反过来欺侮金行，一般称为"木亢侮金"或"木火刑金"。临床上常见的

"左升太过，六降不及"的肝火犯肺证，便是属于此种情况。不及相侮指所不胜行虚弱不足，而其所胜行则相对偏亢，故所不胜行必然受到其所胜行的反向克制而出现相侮。如金行虚弱不足，而木行相对偏亢，金行不但不能制约木行，反而被木行反向克制，一般称为"金虚木侮"。临床所见的慢性肺病（如肺痨）常因情绪剧烈变化而加重或发作，即属此种情况。

三、五行学说在中医护理学中的应用

五行学说是中医学理论体系的基础，用五行生克制化分析研究机体脏腑、经络之间，以及各生理功能之间的相互关系；用五行乘侮来阐释病理情况下机体脏腑、经络之间，以及各生理功能之间的相互影响，进而指导临床诊断、治疗和护理实践。

（一）说明组织结构

中医学在五行学说的基础上，根据脏腑组织的性能、特点，将人体的组织结构分属于五行，以五脏（肝、心、脾、肺、肾）为中心，以六腑（实际上是五腑：胃、小肠、大肠、膀胱、胆）为配合，支配五体（筋、脉、肉、皮毛、骨），开窍于五官（目、舌、口、鼻、耳），外荣于体表组织（爪、面、唇、毛、发）等，形成了以五脏为中心的脏腑组织的结构系统，从而为藏象学说奠定了理论基础。

（二）概括生理功能

五行学说概括人体生理功能，主要体现在概括五脏各自的生理功能、阐述五脏之间的相互关系两个方面。

1. 概括五脏各自生理功能　是指五行学说可以根据五行的特性来概括五脏各自的生理功能。例如，木性可曲可直，条顺畅达，有生发的特性，故肝喜条达而恶抑郁，有疏泄的功能；火性温热，其性炎上，心属火，故心阳有温煦之功；土性敦厚，有生化万物的特性，脾属土，脾有消化水谷，运送精微，营养五脏、六腑、四肢百骸之功，为气血生化之源；金性清肃，收敛，肺属金，故肺具清肃之性，肺气有肃降之能；水性润下，有寒润、下行、闭藏的特性，肾属水，故肾主闭藏，有藏精、主水等功能。

2. 阐述五脏相互联系　五行学说还运用五行生克制化的理论，来说明脏腑生理功能的内在联系。五脏之间既相互资生，又相互制约。五脏中每一脏都具有生我、我生、克我、我克的关系。五脏之间的生克制化，说明每一脏在功能上有他脏的资助，不至于虚损，又能克制另外的脏器，使其不致过亢。如肝木藏血以济心，肾水藏精以滋养肝脏，心火之热可以温养脾土，脾土之谷以养肺，肺金肃降以助肾水。此即五脏相互资生的关系。又如肝的疏泄功能可抑制脾土的壅滞，脾运化水湿的功能可制约肾水的泛滥；肾水上济于心以防心火的偏亢；心阳的温煦功能可抑制肺的清肃太过；肺气的肃降功能可抑制肝气的升发太过。此即五脏相互制约的关系。这种生克关系把五脏紧紧联系成一个整体，从而保证了人体内环境的对立统一。

> **思政元素**
>
> 宋代元符年间，皇太子的老师张子颜先生得了幻视病，经常两眼闪光，光影中像是有一穿白衣的神佛，他以为佛祖显灵，从此断绝饮食中的酒和肉，一心烧香念佛，但身体却越来越消瘦且多病。后来被太医汪寿卿看到，问起此事，汪太医认为是病不是佛祖显灵，便给了他大小两种药丸，让他服用。十余天后，张子颜先生眼前的幻觉消失，身体也逐渐恢复健康。于是亲自到汪寿卿

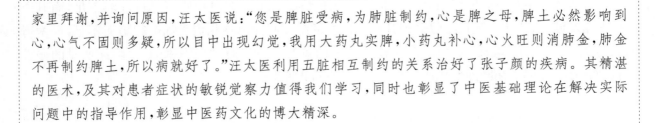

家里拜谢，并询问原因，汪太医说："您是脾脏受病，为肺脏制约，心是脾之母，脾土必然影响到心，心气不固则多疑，所以目中出现幻觉，我用大药丸实脾，小药丸补心，心火旺则消肺金，肺金不再制约脾土，所以病就好了。"汪太医利用五脏相互制约的关系治好了张子颜的疾病。其精湛的医术，及其对患者症状的敏锐觉察力值得我们学习，同时也彰显了中医基础理论在解决实际问题中的指导作用，彰显中医药文化的博大精深。

（三）阐释病理变化

五行学说可用来解释一些病理情况，特别是用以说明病理情况下脏腑间的某些相互影响，这些相互影响，中医学称为"传变"。用五行学说来说明五脏疾病的传变，其传变规律可以分为相生关系的传变和相克关系的传变。

1. 相生关系的传变　又称母子相及，是五行之间相生关系的异常变化。在相生关系中，每一行都存在"生我"和"我生"两种关系，因此相生关系的传变又包括"母病及子"（疾病由母脏传于子脏）和"子病及母"（疾病由子脏传于母脏）两方面。"母病及子"即先有母脏的病变后有子脏的病变，如"水不涵木"，即肾阴虚不能滋养肝木，导致肝阴血亏虚；"子病及母"，亦称"子盗母气"，即先有子脏的病变，后有母脏的病变。如心火亢盛而致肝火炽盛，有升无降，最终导致心肝火旺。疾病按相生规律传变，有轻重之分，"母病及子"为顺，其病轻；"子病犯母"为逆，病重。

2. 相克关系的传变　在相克关系中，每一行都存在着"克我"和"我克"两种关系，因此相克关系的传变包括"相乘"和"相侮"两个方面。相乘包括两种情况：一种是一脏过盛，而致被克之脏受到过分克伐；另一种情况是一脏过弱，不能耐受"克我"之脏的克制，而出现克伐太过。相侮也有两种情况，即太过相侮和不及相侮。按相克规律传变时，相乘传变病情较深重，相侮传变病情较轻浅。

（四）指导疾病诊断

人体是一个有机的整体，内脏有病可以反映到体表相应的组织，由于五脏与五色、五音、五味等都是以五行进行了分类归属，因此，诊断疾病时，就可以用望、闻、问、切四诊所搜集的资料，用五行的归类和生克乘侮规律，来推断疾病的发生和演变。如面见青色，喜食酸味，脉弦，多见于肝病；面见赤色，口苦，心烦，脉洪，多为心火亢盛；脾虚患者，面见青色，为肝木横犯脾土；心脏病患者，面见黑色，为水来乘火等。

（五）确立治疗护理

1. 控制疾病的传变　疾病的发生是人体脏腑、气血等功能失调的结果，而功能失调必然导致内脏生克关系失常。疾病的传变，一脏受病，可以波及其他四脏，如肝脏有病可以影响到心、肺、脾、肾脏等。他脏有病亦可传给本脏，如心、肺、脾、肾之病变，也可以影响到肝。因此，在治疗时，除对所病本脏进行处理外，还应考虑到其他有关脏腑的传变关系。如当肝脏受病，木旺则易乘土，故在治疗与护理时，应注意健脾护胃，防其传变。正如《难经》所论述的："见肝之病，则知肝当传之于脾，当先实脾。"

2. 指导脏腑用药　五脏、六腑、五体、五官和药物的五色、五味在五行的分类归属上有一定的联系。根据"同气相求"的理论原则，认为同一行的具有某种色、味的药物，常常与同一类的脏腑组织存在着某种亲和关系，并能调整该类脏腑组织的功能失调状态。如青色、酸味入肝，白芍、山茱萸味酸入肝以补肝；黄色、甘味入脾，白术味甘入脾补气；白色、辛味入肺，石膏味辛入肺清肺泄热等。

3. 指导防治与护理 根据五行学说的相生规律确定的基本护疗原则是补母与泻子,即"虚则补其母,实则泻其子"。补母主要适用于母子关系的虚证;泻子主要用于母子关系的实证,如滋水涵木、益火补土、金水相生、培土生金等;根据相克规律确定的基本治疗原则是抑强与扶弱。抑强主要用于相克太过的实证,扶弱主要用于相克不及而造成的虚证。由此制定治护方法,如培土制水、抑木扶土、泻南补北、佐金平木等。依据五行学说制定的治护方法有一定的指导性,但在具体临床应用时,不可盲目套用,需根据具体情况辨证论治,分别处理。

4. 指导情志护理 情志化生于五脏精气,五脏分别归属于五行,而五行具有生克运动规律,故情志之间也具有相互克制和相互制约的关系。《素问·阴阳应象大论》说:"怒伤肝,悲胜怒……喜伤心,恐胜喜……思伤脾,怒胜思……忧伤肺,喜胜忧……恐伤肾,思胜恐。"根据情志之间的相胜之理,临床上可激发患者产生新的有利的情志活动,以矫治其有害的情志变化,即情志相胜的心理疗法。

第三节 藏 象 学 说

"藏象"一词,出自《素问·六节藏象论》。藏同"脏",指藏于体内的脏腑;象,形象也,一指内脏的解剖形态,二指脏腑表现在体外的生理、病理征象。"象"是"藏"的外在反映,"藏"是"象"的内在本质。藏象学说是以脏腑为基础,研究人体脏腑形态结构、生理活动规律及相互关系的学说,并将此应用于判断人体健康和诊断、治疗疾病,是中医理论体系的核心部分。

藏象学说的特点体现在以五脏为中心的整体观。以整体的角度对脏与腑的相互配合、五脏与形体诸窍的相互联系、五脏的生理功能与精神情志的表现、五脏与自然界等的关系进行观察与归纳,强调了人体内部自身的整体性及人体与自然界的和谐性。

脏腑,是内脏的总称,根据生理功能特点,可分为五脏、六腑、奇恒之腑。五脏,是心、肝、脾、肺、肾的合称,多为实质性脏器,生理功能是化生和贮藏精气,即"藏精气",生理特点为藏而不泻,满而不实,五脏是生命活动的中心;六腑,是胆、胃、小肠、大肠、膀胱、三焦的合称,多为中空有腔的脏器,生理功能是受盛和传化水谷,即"传化物",生理特点是泻而不藏,实而不满;奇恒之腑,是脑、髓、骨、脉、胆、女子胞的合称,既异于五脏,又别于六腑,形态上与六腑相似,多为中空型脏器,在功能上与五脏相仿,主要是贮藏精气,特点是藏而不泻。

藏象学说中的脏腑,不仅仅是解剖学概念,还是人体某个系统的生理和病理学概念。中医某一个脏腑的生理功能,可能包含着西医学多个脏器的生理功能;而西医学某一个脏器的生理功能,亦可分散在中医几个脏腑的生理功能之中。

一、五脏

(一)心

心位于胸腔左侧,两肺之间,横膈之上,外有心包护卫。心为阳中之阳,五行属火,与小肠相表

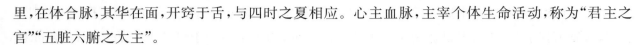

里,在体合脉,其华在面,开窍于舌,与四时之夏相应。心主血脉,主宰个体生命活动,称为"君主之官""五脏六腑之大主"。

1. 心的主要生理功能 心主血脉,主神志。

(1)心主血脉:是指心气可推动及调节血液在脉管中运行,使血液输布、发挥濡养全身作用。心不仅是推动血液运行的动力,还向机体提供必要的营养物质,将水谷精微物质和肺吸入的清气共同形成的精华注入脉管之中,促进血液的制造与生产,保证血液的濡养功能可正常发挥。心气充沛、脉管通畅、血液充盈是心主血脉功能正常发挥的前提条件。心主血脉功能的外在表现包括面色、舌色、脉象、心胸部的感觉等。功能正常则可见面色红润有光泽,口唇红润,舌淡红,脉和缓有力,胸部舒畅;功能异常,如心血虚,则可见神疲乏力,面色淡白无华,舌淡白,脉细弱,心悸;若推动血液运行无力,导致心血瘀阻,则面色晦暗,舌暗或有瘀斑,脉涩或结代,胸前区憋闷刺痛。

(2)心主神志:亦称心藏神。神分为广义的神和狭义的神。广义的神是指对生命活动外在表现的概括。心藏神中的神是指狭义的神,即心可以主宰人的精神、意识、思维、情感活动。血液是神的主要物质基础,因此心主血脉是心藏神的基础,而心藏神则是心主血脉的主宰。心藏神的功能正常,则精力充沛,意识清楚,思维敏捷;功能异常,则精神萎靡,心绪不宁,思维迟钝,甚至意识模糊,昏迷不醒。

2. 心的生理联属 心在体合脉,其华在面,开窍于舌,在志为喜,在液为汗。

(1)在体合脉,其华在面:在体合脉指全身的血脉均统属于心。其华在面指心脏精气的盛衰及生理功能是否正常,可以从面部色泽的变化表现出来。如心气足,血脉充盈,则面部红润光泽;心气血虚,则面白淡白无华;心脉瘀阻,则面色青紫;心火亢盛,则面色红赤;心阳暴脱,则面色苍白、晦暗。

(2)开窍于舌:指舌为心之外候。舌的味觉、言语功能需通过经络连属心功能。因此可通过舌的色泽、味觉及活动度反映心功能情况。心气血充足,则舌红润,运动自如,味觉灵敏,言语流利。心功能异常,如心火上炎,则舌尖红,苔黄,口舌生疮;心阳虚,则舌淡胖、苔白;心血瘀阻,舌可出现暗红或暗紫、瘀斑、瘀点及舌下脉络曲张。

(3)在志为喜:指心的功能与情志中的"喜"密切相关。一般而言,喜是机体外界刺激产生的良性反应,有益于心的功能。但过度喜乐,则可出现心神涣散,神不守舍,甚至因心神错乱而出现"喜伤心"的病理现象。

(4)在液为汗:指心阴、心血是汗液的化生之源,即"血汗同源"。因此心功能是否正常与汗液的生成、排泄密切相关。心血充盈,则津液充足,汗化有源,可起到滋润皮肤,排出体内代谢废液的作用;心气不足,则卫表不固,出现自汗;若汗出过度,伤及心阴、心血,则心阴虚,火热内扰,出现盗汗。

附:心包络

心包络,指心脏的外包膜,具有保护心脏、代心受邪的作用,又称心包,其上附有脉络,是通行气血的经络,合称心包络。外邪侵袭于心时,首先侵犯心包络,临床表现多为心藏神功能异常。如热陷心包,可出现高热神昏、谵语妄言的表现。心包与三焦相表里。心包受邪时出现的病证与心一致,因而在诊疗与护理上也大体相同。

（二）肺

肺在人体脏腑中位置最高，为华盖，位于胸中，上通于喉咙，左右各一。肺通过鼻与外界相通，易受邪，又称"娇脏"。肺为阳中之阴，五行属金，与大肠相表里，在体合皮，其华在毛，开窍于鼻，与四时之秋相应。肺为气之本，主气，司呼吸，主宣发、肃降，主通调水道，朝百脉，主治节。

1. 主要生理功能 肺主气、司呼吸，主宣发、肃降，宣散卫气，通调水道，朝百脉，主治节。

（1）主气、司呼吸：肺有主司人体气的功能，包括主一身之气和呼吸之气两方面。肺主一身之气，指肺有主持、运行全身之气的作用。一方面体现在宗气的生成，宗气是由肺吐故纳新，吸入自然界的清气与脾运化生成的水谷精气，在肺部汇总结合而成，因此，肺的呼吸功能健全与否，直接影响宗气的生成与盛衰；另一方面，肺主一身之气运行，可调节全身气机。肺有节律的呼吸运动可调节全身之气的升降出入运动。肺的生理功能正常，则各脏腑经络之气的升降出入运动顺畅协调。肺主呼吸之气，指肺是体内外气体交换的场所。通过肺的呼吸运动，可不断吸入自然界的清气，呼出体内浊气，实现机体与外界环境的气体交换，从而保证了人体新陈代谢的正常运行。

肺主气和肺司呼吸密不可分。肺主一身之气，是气的生成和气机调畅的根本条件。肺的呼吸运动对全身气机运动起重要的调节作用。若肺呼吸功能丧失，则人体新陈代谢停止，生命活动终结。因此，肺司呼吸是肺主气功能的基础，呼吸功能正常，则全身之气生成充足，气机调畅。

（2）主宣发、肃降：指肺气运动的两种基本形式。宣发是肺气向上升宣、向外布散的运动，气机表现为升与出。肺的宣发包括宣发卫气、排出浊气、输布水谷精微物质和津液三个方面。肃降是肺气清肃、下降的功能，气机表现为降与入。肺的肃降包括吸入自然界的清气、输布水谷精微物质和津液、将机体代谢产生的浊液向下输送到肾和膀胱、清肃肺和呼吸道内异物四方面。肺的宣发和肃降，在生理上相互配合，在病理相互影响。肺的清肃特性是保证肺气宣降运动正常的重要条件。

（3）通调水道：指肺的宣发肃降可调节体内水液的输布运行和排泄。肺通过宣发作用，将水液布散到全身和皮肤，最终以汗的形式将水液排泄；通过肃降作用，将水液向下、向内输布到肾和膀胱、大肠，终以排尿、排便的形式排出体外。若肺失宣发，通调水道功能失常，则可出现无汗、水肿、小便不利、大便干结等症。

（4）朝百脉，主治节：全身的血液通过百脉会聚于肺，经肺的呼吸吐故纳新进行体内外清浊之气的交换，将富有清气的血液输布全身。肺通过呼吸运动调节全身气机，促进血液向全身运行。心主血脉，是血液循行的动力，肺则助心行血。若肺气壅塞，则血脉瘀滞，出现心悸胸闷、唇舌青紫等症。肺主治节指肺对全身各脏腑组织器官的生理功能具有治理调节的作用。肺的治节作用主要表现在四方面：一是肺司呼吸，肺的呼吸运动对完成体内外气体交换有调节作用；二是调节全身气机，肺的呼吸运动是气的升降出入的具体表现，使气机协调通畅；三是肺朝百脉，可助心行血，能推动和调节血液向全身运行；四是调节水液输布代谢，肺通过宣发肃降调节体内水液输布和排泄。因此，肺主治节是肺的主要生理功能的总结。

2. 肺的生理联属 肺在体合皮，其华在毛，开窍于鼻，在志为悲（忧），在液为涕。

（1）在体合皮，其华在毛：皮毛为一身之表，有防御外邪、调节津液代谢、调节体温和辅助呼吸的作用。肺宣发的卫气可温养和润泽全身皮毛。肺的生理功能正常，水谷精微及津液可以输布到全身皮肤，皮肤得以滋养而红润有光泽，有良好的抵御外邪的作用；肺的生理功能异常，可出现皮肤苍白或黄，毛发无光泽，腠理疏松，易感冒。

（2）开窍于鼻：鼻是呼吸的门户，是肺与外界进行气体交换的通道。鼻的通气和嗅觉都依赖肺气的宣发作用。因此，肺气宣畅则呼吸平和、嗅觉灵敏。若肺失宣肃则鼻塞、呼吸不畅、嗅觉失灵。

（3）在志为悲（忧）：指肺的生理功能与悲或忧的情志有关。悲与忧为肺之志，悲则气消，过度的悲伤可影响肺的宣肃功能而损伤肺气，出现呼吸气短等肺气不足的症状，即"悲忧伤肺"。反之，肺的生理功能失调，抵御外界不良刺激的耐受性降低，易产生悲忧的情绪。

（4）在液为涕：涕即鼻涕，生理状态下的鼻涕有润泽鼻窍的作用。鼻为肺窍，肺的功能状态可从涕的变化中反映出来，故肺在液为涕。肺的生理功能正常，则鼻腔湿润，呼吸顺畅。若肺寒则鼻流清涕，肺热则鼻流黄涕，肺燥则鼻干甚至鼻出血。

（三）脾

脾位于中焦，左膈之下，"形如镰刀"。脾五行属土，为阴中之阴。与胃相表里，在体合肉，其华在唇。开窍于口，与四时之长夏相应，有"仓廪之官"的称号。脾主运化，主统血，主升清。

1. 主要生理功能　主运化，主升清，主统血。

（1）主运化：指脾具有将水谷化为精微并转输至全身的功能，包括运化水谷和运化水液两方面。运化水谷指脾可以将水谷饮食物转化为水谷精微物质，并完成水谷精微物质到机体各部位的输送，濡养脏腑组织器官，从而为人体的生理活动提供能量。由于水谷精微是人出生后气血生成的主要物质基础，故称脾为"后天之本""气血生化之源"。脾气健运，则气血充盈，身体健康；若脾失健运，则气血衰少，出现食少纳呆、腹胀便溏、消瘦、倦怠等气血不足之证。运化水液指脾对水液具有吸收、输布、排泄的作用，可防止水液在体内停滞。人体全身水液代谢主要依靠脾、肺、肾三脏配合而完成。饮入于胃，脾将水液之清者吸收后，转输于肺，经肺布散全身；将水液之浊者，下输于肺和肾，经肺的宣发、通调及肾的气化，化为汗液和尿液排出体外。脾气健运，水液代谢正常，则全身脏腑组织器官得到水液的滋养，汗液、尿液排泄正常，防止水液在体内停滞。脾失健运，运化水液功能减退，则水湿停聚，产生渴不欲饮、水肿痰饮、小便少、大便溏等痰饮症状。

（2）主升清：指脾具有将水谷精微物质向上输送至头等上部器官，通过心肺的功能化生气血而濡养全身，从而维持机体内脏位置相对稳定的作用。脾气的运化特点主要是上升，因而称"脾气主升"。而水谷精微物质称为"清"，故而称"脾主升清"。脾气健运，则头脑清醒，思维敏捷，内脏位置可维持相对恒定，身体功能正常；脾失健运，升举无力，则中气下陷，可有头晕、耳鸣、思维迟缓及内脏下垂、久泄、脱肛等症状。

（3）主统血：指脾有统摄、控制血液在脉中运行，防止其逸出脉外的功能。脾主统血实质即气的固摄作用，脾气健运，则气血充盈，气的固摄力强，血液在脉管中运行正常；脾失健运，则气血不足，气不摄血，血不归经，则会"脾不统血"，导致各类出血性疾病，面白无华或萎黄，神疲乏力，舌淡苔白，脉细弱。

2. 脾的生理联属　脾在体合肉，主四肢，开窍于口，其华在唇，在志为思，在液为涎。

（1）在体合肉，主四肢：指全身的肌肉、四肢需依赖脾运化和输布的水谷精微及津液来濡养，才能壮实丰满，发挥其运动功效。脾气健运，气血充足，则肌肉健硕有力，四肢运动灵活敏捷；脾失健运，肌肉营养不足，则肌肉瘦削，萎软无力。

（2）开窍于口，其华在唇：指人的饮食口味偏好、食欲与脾的运化功能相关。脾气健运则口味正常，食欲良好，无特殊偏嗜。脾失健运则口淡无味、不思饮食，或出现口甜、口腻等异常感觉。其华在唇指通过口唇的色泽反映脾的功能状态。脾气健运,则气血充足,口唇红润有光泽;脾失健运,则气血不足,口唇淡白无华或萎黄,无光泽,唇干裂等。

（3）在志为思：指脾在精神情志方面与思有关。思则气结,思虑太过会影响脾的运化和升清功能。脾的功能正常,则思维敏捷清晰;思虑过度则气结于中,脾失健运,进而出现不思饮食、脘腹胀满、头目眩晕等症状,称为"思伤脾"。

（4）在液为涎：涎是唾液中较为清稀的部分,可润泽,保护口腔,有助食物的吞咽和消化。脾与口中涎液有密切关系,脾气健运,则津液可上注于口为涎,分泌正常,不溢出口外;若脾失健运,则可能涎液分泌增加导致流涎或生成涎液减少致口干舌燥。

（四）肝

肝位于右胁内侧,横膈之下。肝为阴中之阳,五行属木,与胆相表里。在体合筋,其华在爪,开窍于目,与四时之春相应,称为"将军之官"。

1. 主要生理功能　主疏泄,肝藏血。

（1）主疏泄：指肝气具有疏通、调畅全身气机,调节脾胃之气的升降、胆汁的分泌排泄,调节情志、调节生殖等作用。肝有主升、主动、主散的生理特点。肝主疏泄的功能表现：① 疏通、调畅气机,协调气血运行：气的升降出入运动为气机,是气化作用的基本形式。脏腑功能是通过不断的气化作用实现的。肝的疏泄功能,可疏通调节全身各脏腑的气机升降出入,使其保持平衡协调。肝疏泄正常,则气血和调,脏腑协调;疏泄太过,可致肝气上逆,出现面红目赤,烦躁易怒,甚至血随气逆而发生血证;若疏泄不及,可致肝气郁结,出现胁肋、乳房胀痛、癥积等。② 调节脾胃升降及胆汁分泌排泄：脾气主升,胃气主降。肝气可疏通、调畅全身气机,协助脾胃之气的升降,进而影响脾胃的运化功能。胆汁乃肝之余气所化,因此肝可影响胆汁的分泌与排泄,进而影响食物的消化吸收。肝失疏泄,则脾不升清,出现腹胀痛、泄泻等;胃不降浊,则出现嗳气、呃逆、呕吐、恶心、腹胀腹痛,称肝胃不和;肝气郁结,胆汁分泌排泄异常,则出现胁肋苦满、黄疸等。③ 调节情志：肝的疏泄功能正常,气机调畅、气血和调,精神情志才能正常。若肝气疏泄不及,气机郁滞,则郁闷、情绪低落、多愁善感;若肝气疏泄太过,肝气上逆,则会急躁易怒,头晕头胀头痛。④ 调节生殖：调节男性排精、女子行经。肝的疏泄与肾的封藏作用协调合作,可使男子排精和女性月经正常。若肝失疏泄则出现排精不畅或经行不畅等症。

（2）肝藏血：指肝有贮藏血液、调节血量、防止出血的生理作用。肝为血脏,贮存一定量的血液,既可濡养肝自身,制约肝阳,防止过亢及出血,又可对外周血量有一定的调节作用,满足人体活动所需。肝藏血功能正常,则面色红润、精力充沛、四肢灵活、月经正常等。若肝气虚弱,肝藏血失职,或肝火旺盛,灼伤脉络,迫血妄行,则可出现各种出血,如吐血、咯血、月经过多、崩漏等,称为肝不藏血。

2. 肝的生理联属　肝在体合筋,其华在爪,开窍于目,在志为怒,在液为泪。

（1）在体合筋,其华在爪：筋,即筋膜,现代医学所指的韧带、筋膜、肌腱等。筋司运动的功能有赖于肝血的濡养。若肝血充足,筋得濡养,则肢体运动灵活有力;肝血不足则筋失濡养,肢体运动不利,甚则手足震颤,肢体僵硬甚至麻木。由于肝血亏虚而筋骨活动无力,易疲劳,故称"肝者罢极之本"。其华在爪,是指爪甲（手指甲和脚指甲）的情况可以反映肝的功能。肝血盛衰可影响爪甲荣枯。肝血充足则爪甲红润有光泽,色泽均匀;反之,则爪甲软薄,色枯脆裂,无光泽;肝血瘀滞,脉络不通,可出现爪甲色暗紫。

(2)开窍于目:目,又称为"精明",其视物功能有赖于肝的疏泄和藏血。肝的功能正常与否,可以从目反映出来。肝血充足,两目得到充养,则双目精彩,视物清晰。如肝阴血不足,则两目干涩、视物不清或夜盲;肝火上炎,则目赤肿痛;肝阳上亢则头晕目眩;肝风内动则两目斜视等。

(3)在志为怒:指肝在情志方面与怒有关。怒为肝之志,怒则气上。如大怒伤肝,肝气上逆,甚则气血上逆于头部而突发昏厥,故怒伤肝。肝火上炎、肝阳上亢者往往急躁易怒。

(4)在液为泪:指肝开窍于目,泪从目出。在正常情况下,泪液分泌对眼睛有润泽和保护作用。在病理情况下,肝的病变可由泪液的分泌情况反映,如肝阴血不足,正常泪液分泌减少,则两目干涩;肝经湿热,则目黄眵多、迎风流泪等。

(五)肾

肾位于腰部,脊柱两侧,左右各一。肾五行属水,为阴中之阴,主藏精,主水,主纳气。与膀胱相表里,在体合骨,其华在发,开窍于耳、前后二阴,与四时之冬相应。肾为先天之本,精之处,又被称为"作强之官""水脏"等。

1. 主要生理功能 主藏精,主水,主纳气。

(1)主藏精:指肾有封藏、贮存人体精气的作用。精是构成人体和推动人体生命活动的基本物质,分为先天之精和后天之精。先天之精禀赋于父母,即父母的生殖之精;后天之精是脾胃运化生成的水谷之精。两者藏于肾中,相互依存,相互为用,统称肾精。先后天之精相互依赖、相互资助。先天之精靠后天之精的充养,后天之精依赖先天之精的活力资助。肾精与肾气是同一物质的两种状态,肾精是有形的,肾气是无形的。精能化气,气能生精,肾精和肾气相互转化,相辅相成,合称为肾中精气。肾中精气是人体生命活动的根本,是促进生长发育和生殖最基本的物质基础。主要功能包括两方面:一是主生长发育和生殖。人体的生长发育包括先天和后天两个阶段。从父母生殖之精形成胚胎至出生前,人在母体内的生长发育依靠先天之精和母体的供养。出生之后,先天之精得到后天之精的不断补充,肾中精气逐渐充盈,发展到一定阶段,产生"天癸",即体内具有促进生殖器官发育成熟和维持生殖功能正常的精微物质,进而具备了生殖能力。人体生长壮老的规律与肾中精气及其天癸的盛衰程度密切相关,同时将齿、骨、发的生长状况,作为判断精气盛衰和人体发育阶段的标志。二是推动和调控脏腑气化,是通过肾阴和肾阳来实现的,肾阴和肾阳是肾中精气所含的两种相反相成的功能。肾阳具有温煦、运动、兴奋和宣散化气作用。肾阴具有滋养、宁静、制约阳热和凝结成形的作用。全身脏腑经络及组织器官的阳和阴均根于肾阳和肾阴。肾阴肾阳既相互制约,又相互促进,共同为人体阴阳平衡发挥重要的调节作用。

(2)肾主水:肾为水脏,可主持并调节机体水液代谢。肾主水是通过肾精对水液的蒸腾气化作用完成的。肾的蒸腾气化可对水液起到升清降浊的作用。水液入肾时,肾阳可将大部分水液蒸腾气化,重新回到体内,小部分代谢后化为尿液注入膀胱,排出体外。肾精对参与津液代谢的各个器官均有促进和调节作用,主司和调节机体津液代谢的全过程。肾阳主开,肾阴主合,若肾的阴阳平衡,则开合有度,水液代谢正常;肾的阴阳失衡,则开合失调,水液代谢异常。若肾阳虚,气化失司,水湿停聚,则出现尿少、尿闭、水肿等症;肾气不固,摄尿功能失职,则出现小便清长、夜尿多等症。

(3)肾主纳气:肾具有摄纳肺吸入的清气而调节呼吸功能的作用,可保持肺的呼吸深度,避免呼吸表浅,保障气体的正常交换。肾主纳气是肾的封藏功能在呼吸运动中的具体表现,物质基础是肾中精气。肾精充沛,肾主纳气功能正常,则封藏有权,肺吐故纳新正常。如肾精不足,则封藏无力,肾不纳气,肺的吸气表浅,出现气喘,动则喘甚,呼吸表浅,呼多吸少,气息短促等症。

2. 肾的生理联属 肾主骨生髓,其华在发,开窍于耳和二阴,在志为恐,在液为唾。

(1)主骨生髓,其华在发:骨髓、脊髓和脑髓等由肾中精气所化生,肾精对骨有滋润,濡养的作用。如肾精充盈则能充养骨髓,骨骼生长发育正常;反之,骨髓空虚,骨骼生长发育迟缓,出现小儿囟门迟闭,骨软无力及骨质疏松无力、脆弱易折等症。其华在发,肾藏精,肝藏血,精血可相互转化,故称"发为血之余"。头发的浓密与光泽度可以体现肾精的盛衰。如肾精不足,发失所养,则出现脱发、白发、发枯易脱等症。

(2)开窍于耳和二阴:耳的听觉功能与肾精、肾气的盛衰有密切的关系。耳的听觉功能有赖于脑髓的充养,脑髓为肾精所化。肾精充盈,髓海得养,耳得所养而听觉灵敏;若肾精虚衰,髓海失养,耳失所养而听力减退,或见耳鸣,甚则耳聋。二阴即前阴和后阴,前阴是指排尿和生殖的器官;后阴指肛门,排泄粪便的通道。二阴功能依赖肾的蒸腾气化和固摄作用,因此肾开窍于二阴。若肾气亏虚,则致二便、生殖功能异常;肾阴不足,则肠燥津枯而便秘;肾阳虚损,则气化无权而阳虚便秘或阳虚泄泻。

(3)在志为恐:肾与恐的情志密切相关。恐则气下,肾藏精而居下焦,当人感到惊恐时,气迫于下而伤肾,肾气不固,可出现下焦胀满,甚至二便失禁。

(4)在液为唾:唾是唾液中较稠厚的部分,为肾精所化,循肾经而上行于舌,具有润泽、保护口腔,帮助饮食物消化,补养肾精的功能。若肾阴不足、肾精亏虚,则会口燥、咽干、唾液分泌不足;若平时多唾或久唾,则易伤肾精。常以舌抵上腭,待唾液渗出至满后再咽下,可滋养肾精。

知 识 链 接

命 门

"命门"一词,最早于《灵枢·根结》中提到"命门者,目也"。《难经》中首次将命门作为内脏提出,但后世医家对于命门的说法,出现较多的争论,主要包括以下几个方面:① 对命门所在部位有歧义,包括左肾右命门说、两肾皆命门说、两肾之间为命门说、命门为肾间动气说;② 在形态方面,存在有形与无形两种认识;③ 从功能而言,有主火、主水火、非水非火为肾间动气的不同说法。但对命门生理功能及与肾的关系,各学术流派及其医家主张基本一致,均认为命门与肾关系密切。命门之火相当于肾阳,命门之水相当于肾阴。古代医家将其称为命门,重点强调了肾中阴阳对于人体的重要性,也说明命门之说在临床诊疗与护理中具有重要的指导意义。

二、六腑

六腑,指胆、胃、小肠、大肠、膀胱、三焦。六腑多为管腔性器官,共同生理功能为"受盛和传化水谷",生理特点是"泻而不藏,实而不满"。

（一）胆

胆附于肝，在肝的短叶内，与肝有经脉相络属。胆居六腑之首，形态似囊形，胆内藏精汁，无传化水谷的功能，又称奇恒之腑。胆的主要生理功能包括贮存与排泄胆汁，主决断。

1. 贮存和排泄胆汁　胆汁源于肝，是肝之余气所化生，聚于胆。胆汁生成后，依靠肝的疏泄作用经胆排泄至小肠，协助食物的消化。肝疏泄功能的异常直接影响胆汁的排泄。肝疏泄正常，胆汁则排泄通畅，脾胃健运；若肝失疏泄，胆汁排泄受阻，脾胃失运，则出现胁肋胀痛、纳呆、厌油腻、腹胀、泄泻等症；若胆汁随肝气上逆，则会口苦、呕吐黄绿色苦水等；肝胆湿热，胆汁外溢，可出现黄疸。

2. 主决断　胆与人的勇怯以及决断能力相关。胆为中正之官，亦喜升发调畅。胆气壮，则对事物有较准确的判断并可合理应对；胆气怯，易惊悸、善太息，遇事谋虑不决，不能做出客观的判断。

（二）胃

胃位于中焦，上与食管相连，下与小肠相接，又称胃脘。胃与脾通过经脉相互络属，被称为"仓廪之官""后天之本"。胃又称"太仓""水谷之海"等，其主要生理功能有主受纳、腐熟水谷，主降浊。

1. 主受纳、腐熟水谷　胃具有接受、容纳饮食物，并将其进行初步消化的功能。胃的受纳、腐熟水谷的功能正常，饮食物可有效转化为水谷精微物质，进而化生为气血津液以濡养全身。中医提到的胃气，包括了脾与胃的功能。如胃功能障碍，则出现纳呆、胃脘胀痛、嗳腐吞酸或消谷善饥。

2. 主降浊　胃有通利下降的特性，胃气以降为和，以通为用，指胃将饮食物腐熟成食糜后，食物残渣由胃向下输送至小肠和大肠，继续不断消化吸收。胃通降是胃受纳的前提，胃不受纳则无以通降。胃气不降，可出现食欲不振、口臭、脘腹胀满、腹痛、便秘等症；若胃气上逆，则出现嗳气、呃逆、恶心、呕吐等症。

（三）小肠

小肠位于腹中，上与胃相接，下与大肠相连，被称为"受盛之官"。小肠与心通过经脉相互络属小肠。其主要的生理功能是受盛化物，主泌别清浊。

1. 受盛化物　小肠具有接受胃初步消化的食物并进一步消化为水谷精微的功能。小肠受盛化物的功能正常，对食物的消化充分。如小肠受盛化物功能失常，则出现肠鸣、腹胀、腹痛、完谷不化、泄泻等症。

2. 主泌别清浊　包括"分清"和"别浊"。"分清"指小肠将消化后的水谷精微与食物残渣分开，将水谷精微吸收，再由脾转输于全身；"别浊"是将食物残渣下送入大肠并吸收大量水液。小肠泌别清浊功能正常，水液和糟粕各走其道，大小便正常。若小肠清浊不分，水液不能渗入膀胱而入大肠，则出现便溏、小便短少等症。

（四）大肠

大肠居于腹中，上与小肠相连，下端紧接肛门，为"传导之官"。大肠与肺通过经脉相互络属。大肠主要的生理功能是传化糟粕和主津。

1. 传化糟粕　大肠传化糟粕，指大肠可接受小肠下传的食物残渣，再吸收其中的水分，形成粪便后排出体外。大肠传导糟粕的功能正常,则排便正常。如大肠传化糟粕功能失常,则出现泄泻、便秘等排便异常之症。如大肠湿热下注,则见里急后重、下痢脓血黏液便等症。大肠传导功能是胃的和降功能的延续,同时也与肺气肃降、肾的气化和固摄有密切关系。如胃失和降、肺失肃降、肾的气化不利等均会影响大肠传化糟粕的功能。

2. 主津 大肠具有将食物残渣中的水分进行再吸收的功能,称为"大肠主津"。大肠吸收水分过多,可出现便秘;大肠吸收水分过少,可出现腹泻。

（五）膀胱

膀胱位于下腹中央,上通过输尿管与肾相通,下与尿道相接,被称为"州都之官"。膀胱与肾通过经脉相互络属,主要生理功能是贮尿和排尿。人体津液经代谢后,经过肾的气化,清者回流体内,浊者下输膀胱,并贮存在膀胱内,从膀胱排出。膀胱贮存与排泄尿液的功能异常,可出现排尿不畅、癃闭、遗尿、小便失禁等。

（六）三焦

三焦位于胸腔和腹腔,是上焦、中焦、下焦的总称,为人体中最大的脏腑,因此被称为"孤府"。上焦指横膈以上,包括心、肺;中焦指横膈以下至脐上,包括脾、胃;下焦指脐以下部位,包括肝、肾、小肠、大肠、膀胱、女子胞和阴部等。三焦的主要生理功能是通行元气和运行水液。

1. 主通行元气 元气是机体最根本的气,根源于肾,由先天之精所化生,后天之精所濡养,为人体的脏腑阴阳之本。元气可通过三焦输布全身,从而推动、激发各脏腑组织器官的功能活动。

2. 主运行水液 三焦为决渎之官,是水液运行的通道。人体水液代谢由多脏腑共同参与完成,但必须以三焦为通道。若三焦水道不通,则会影响肺、脾、肾等脏腑调节水液的功能。"三焦气化"指三焦对水液代谢具有协调平衡的作用。三焦运行水液功能与通行元气功能是相辅相成,元气的运行推动水液的运行,水液的正常运行也为元气的正常运行提供了条件。

三、奇恒之腑

奇恒之腑包括脑、髓、骨、脉、胆与女子胞。它们在形态上多为中空脏器,而生理功能为"藏而不泻"。因其似腑非腑,似脏非脏,因此称为奇恒之腑。因髓、骨、脉、胆已在前面章节论述,故此处仅介绍脑、女子胞。

（一）脑

脑,居于颅内,由髓汇集而成,为髓之海。其主要生理功能有主精神活动,主感觉运动。

1. 主精神活动 脑为精髓汇聚之处,与精神、思维、意识活动密切相关,又称"元神之府"。脑主宰人的生命活动,是人体十分重要的器官。脑功能正常,则精神饱满,思维敏捷,意识清晰;脑功能异常,可出现精神萎靡,思维迟钝,甚至神志混乱。

2. 主感觉运动 脑与人体的听觉、视觉、嗅觉、触觉、味觉及思维、记忆、言语等功能相关。髓海充盈,脑功能正常,则感觉灵敏、准确,动作灵活;髓海不足,脑功能异常,可出现感觉迟钝、偏差,动作迟缓。

（二）女子胞

女子胞,又被称为"胞宫""子宫",位于小腹部,在膀胱之后,直肠之前,下与阴道相连,呈倒梨形。女子胞是女子经、带、胎、产的主要器官,主要的生理功能是主月经和孕育胎儿。

1. **主月经**　月经,又称月事,为女性发育成熟的标志之一。健康女子,年龄至 14 岁左右,生殖器官发育成熟,月经来潮,直至 49 岁左右停止。月经的周期、经期、经量、经色等是判断女子胞正常与否的重要指标。女子胞主月经功能正常,则月经的周期为 28 日左右,经期为 5～7 日,经量正常,经色偏暗红;若功能异常,则可出现月经周期紊乱,经期及经量异常,经色黑或浅红。

2. **主孕育胎儿**　女子胞是女性孕育胎儿的器官。受孕后,女子胞对胎儿有孕育和保护的作用。女子胞主孕育的功能正常,则胎儿在母体内发育正常,足月生产;若功能异常,可发生流产、死胎、难产、不孕不育等。

四、脏腑之间的关系

人体是一个有机整体,脏腑之间在生理上相互依存,在病理上相互影响。脏腑之间的关系主要包括脏与脏的关系、脏与腑的关系、腑与腑的关系。

(一)脏与脏的关系

1. **心与肺**　心与肺的关系,主要表现于气和血运行的协同作用。心主血,肺主气,气为血之帅,血为气之母。血的运行需要气的推动作用,而无形之气在运行过程中需要有形之血作为载体。血的运行由心所主,但需依赖肺气的推动运行;积于胸中的宗气需得到血的载运才能遍布全身。若心肺功能失调,则出现胸闷、气短、咳喘等气血运行失调、心血瘀阻之证。

2. **心与脾**　心与脾的关系,主要表现于血液的生成和运行的协同作用上。心血需依赖脾气健运而化生,脾主运化也需依赖心血滋养和心气的推动。血在脉中循行,既需要心气的推动,又需要脾气的统摄使其行于脉而不溢出。心脾功能正常,则气血充足,血行于脉中而不溢出脉外。心脾功能异常,气血生化无源,或思虑过度,暗耗心血,则易出现失眠、健忘、心悸、纳呆、便溏等症状。

3. **心与肝**　心与肝的关系,主要表现于血液运行和调节情志的协同作用上。心主行血,肝主藏血;心藏神,肝主疏泄、调情志。

心主行血,肝主藏血。心是血液运行的枢纽,但需肝藏血提供物质基础,同时肝的疏泄功能可协助推动血液向全身输送;心行血功能正常,血液对肝具有濡养作用,肝才有血可藏,调节有度。心肝功能正常,血液运行才能正常。反之,则会出现心肝血虚、心肝血瘀等证。心藏神,主人的精神情志活动,肝主疏泄,可调畅情志。心与肝共同维持正常的精神情志活动。心藏神的功能正常,则人的情志活动正常,肝的疏泄功能才可正常发挥。肝失疏泄,气机失常,则心的生理功能也会受到影响

4. **心与肾**　心位于上焦,五行为火,属阳;肾位于下焦,五行为水,属阴。心藏神,肾藏精。心与肾的关系主要表现在心肾升降的协同作用和精神的互用方面。心阳下降温肾水,使肾水不寒;肾阴上行至心,以降心火,使心火不亢。心肾功能协调,则称为"心肾相交""水火既济"。心肾不交,水火不济,心阳不能下温肾水,肾阴不能上降心火,则会发生失眠、多梦、耳鸣、男子遗精、女子梦交等症。精可生神,神能御精,所以心肾之间还存在着精神互用的关系。

5. **肺与脾**　肺主气司呼吸,脾主运化;肺主行水,脾主运化水液。肺与脾的关系主要表现在

宗气的生成和水液代谢的协同作用上。肺从自然界摄纳的清气与脾主运化水谷的精气,在胸中共同结合形成宗气。肺脾功能正常则宗气生成充足,从而促进血行、协助呼吸。如肺脾功能障碍,影响宗气的生成与输布,则出现肺脾气虚之证。肺主宣发肃降,主通调水道,脾主运化水液。脾将运化生成的水液上输于肺,肺主宣降,通调水道向全身输布。如肺脾功能失调,则出现痰饮、水肿等证。

6. 肺与肝　肝主升发,肺主肃降。肺与肝的关系主要表现在气的运行的协同作用上。肝气以升为主,肺气以降为顺,肝升肺降,升降协调,有利于全身气机的正常调节。在病理上,常可相互影响。如肝郁化火,或肝气上逆,肝火上炎,则耗伤肺阴,致肺失肃降,而出现咳嗽、胸痛、咯血等肝火犯肺之证。

7. 肺与肾　肺主气,肾主纳气;肺主行水,肾主水。肺与肾的关系主要表现在呼吸运动和水液代谢的协同作用上。肺司呼吸需由肾的纳气功能协助才能保障呼吸有深度;而肺的肃降功能也促进肾纳气功能的发挥,故称"肺为气之主,肾为气之根"。在水液代谢方面,肺主行水,为水之上源,肾为主水之脏。肺的宣发肃降和通调水道功能均赖于肾的气化作用。反之,肾之主水亦有赖于肺的宣降和通调水道功能。肺肾功能协调,则全身的水液代谢及排泄正常。如肺肾功能失调,常出现咳逆、水肿等症。

8. 肝与脾　肝主疏泄,脾主运化;肝主藏血,脾主生血统血。肝与脾的关系主要表现在对血液调控及消化的协同作用上。脾为气血生化之源,统摄血液;肝藏血,调节血量。在血液调控方面,脾化生气血,脾气健运,则生血有源,统血有权,使肝藏血和疏泄功能正常。肝血充足,藏泄有度,气血运行才可畅通无阻。在消化方面,肝主疏泄,调畅气机,协调脾胃升降,疏利胆汁,促进脾胃升清降浊功能的发挥。脾气健旺,则气血化生充足,肝得以濡养而疏泄功能得以正常发挥。

9. 肝与肾　肝藏血,肾藏精,精血同源,肝血肾精相互资生、相互转化。肝与肾的关系主要表现在精血转化及藏泄互用的协同作用上。肾精的充盛,有赖于肝血的充养;肝血的旺盛,有赖于肾精的充足。肝主疏泄,肾主封藏,两者相互制约,同时相互协调,调节男子排精或女子月经来潮。肝肾藏泄失调,可出现女子月经来潮及男子排精失调,如女子经量改变、经期紊乱、周期紊乱,男子遗精、滑精等。

10. 脾与肾　脾为后天之本,肾为先天之本。脾与肾的关系主要表现在先天与后天的协同作用上。脾主化生水谷精微,可供肾精不断充养;肾主藏精,肾精可资助促进脾的化生功能。脾的运化水液功能依赖于肾阳的温煦,肾主水液输布,也有赖于脾的运化水液功能。如肾阳不足则脾阳亏虚,脾阳久虚则损及肾阳,出现腹部冷痛、下利清谷或五更泻、水肿等症。

（二）脏与腑的关系

脏为阴、腑为阳,脏主里、腑主表。脏腑之间通过经络的相互络属,脏腑形成了阴阳表里的配合关系。

1. 心与小肠　心与小肠通过经络相互络属,形成表里关系。生理上,心阳温煦及心血濡养,可助小肠正常发挥功能;而小肠泌别清浊,将精微物质吸收并传送给心,滋养心血。病理上,若心火下移小肠,则出现尿少、尿热、尿痛等症;小肠有热上炎于心,则出现心烦、舌赤、口舌生疮等症。

2. 肺与大肠　肺与大肠通过经络相互络属,形成表里关系。生理上,肺的肃降有助于大肠的传导,大肠的传导也有助于肺气的肃降。病理上,大肠实热腑气不通,可影响肺的肃降,出现胸满、咳喘等症;若肺失清肃,津液不能下行,则出现便秘等症。

3. 脾与胃　脾与胃通过经络相互络属,形成表里关系。生理上,脾主运化而胃主受纳,脾主升清而胃主降浊,脾喜燥恶湿而胃喜润恶燥。两者阴阳纳运协调,升降平衡,燥湿相济,共同完成饮食物的传化过程,故合称后天之本。在病理上,脾气不健,清气不升,则影响胃的受纳和降,出现恶心、呕吐、嗳气、腹胀等症;如胃失和降,食滞于胃,则影响脾的运化升清,出现泄泻、腹痛、纳呆、头晕、目眩等症。

4. 肝与胆　胆附于肝,肝胆通过经络互相络属,形成表里关系。生理上,肝血化生胆汁,主疏泄,调节胆汁的分泌。病理上,肝失疏泄则影响胆汁的分泌与排泄,胆汁排泄不畅也会影响肝的疏泄功能,肝胆疾患常互相影响,出现肝胆火旺、肝胆湿热等肝胆同病之证。

5. 肾与膀胱　肾与膀胱通过经络相互络属,形成表里关系。膀胱的贮尿和排尿功能需依赖肾的气化固摄作用。生理上,肾气充足则膀胱开合有度。病理上,肾气不足则膀胱失约,开合失司,出现尿频、尿失禁等症,也可导致膀胱气化不利,出现小便不畅、尿少等症。

（三）腑与腑的关系

六腑的生理功能主要是对水谷饮食物的受纳消化、对水谷精微物质的吸收及排泄糟粕。整个六腑的功能特点是以通为用,在生理功能上相互联系。饮食物通过口腔入胃,经胃的受纳、腐熟形成食糜,肝的疏泄作用促使胆囊排出胆汁,进一步促进对饮食物的消化。胃初步消化后的食糜下传至小肠,经小肠进一步消化和泌别清浊,清者的水谷精微输送到脾,由脾输送到全身,发挥濡养全身的作用;浊者中的残渣下送到大肠,大肠对残渣中的水分进行进一步吸收,经肾的气化形成尿液进入膀胱排出体外;燥化后的残渣形成粪便,从肛门排出。三焦是元气和水液运行的通道,推动整个传化功能的正常发挥。在病理上,六腑之间相互影响,任何一腑功能异常,均可影响消化系统对饮食物的消化、吸收和排泄。如胃经实热,津液消耗,大肠传导失司,则出现大便燥结、口臭等症;大肠传导不利,气机失调,胃气不降,则出现恶心、呕吐等症。

第四节　精、气、血、津液

精、气、血、津液是构成和维持人体生命活动的基本物质,是脏腑、经络、形体、官窍等组织器官进行生理活动的物质基础。而精、气、血、津液等的生成和代谢,又依赖于脏腑、经络等组织器官的正常生理活动。因此,精、气、血、津液与脏腑、经络等组织器官之间,始终存在着相互为用的密切关系,以维持人体正常的生理功能活动。

一、精

精,是构成人体和维持人体生命活动的精微物质,由先天受禀于父母的生命物质与后天的水谷精微物质相融合而形成,是人体生命的本源。

精有广义和狭义之分。广义之精,指构成并维持人体生长、发育、生殖及一系列生理功能正常的精微物质,包括先天之精、水谷之精、脏腑之精等;狭义之精,是指人体繁衍后代的生殖之精。

精的来源包括来自父母的先天之精和脾胃消化饮食水谷生成的后天之精。先天与后天之精相互促进,相互辅助。先天之精推动后天之精的生成,后天之精不断充养先天之精,使先天之精旺盛。

人体精气贮藏于五脏,但主要藏于肾,故《素问·上古天真论》有"肾者主水,受五脏六腑之精而藏之"之说。先天之精胎儿时期即贮藏于肾,为肾精主体,后天之精来源于脾化生的水谷精微,输送于肾内贮藏,充养先天之精。先后天精气相辅相成,同归于肾,在肾中密切结合而组成肾中精气。肾精的主要生理功能是推动机体的生长发育、濡养脏腑和逐步具备生殖能力。肾中精气不仅在孕期促进胎儿在胞宫内的生长发育,还在整个生命过程中不断推动机体生长发育。精充足,则机体生长发育正常;精亏虚,小儿可出现发育迟缓,中老年人则出现早衰。精血同源,精生髓,髓化血,精虚则血亏。精、髓、血共同对机体脏腑组织具有濡养作用。精是繁衍后代的物质基础,推动人体性器官成熟,使机体具有孕育后代的能力。精充足,则生殖能力正常,性器官发育成熟;精不足,则人体的生殖能力低下,可出现月经不调、排卵或排精异常等症。

二、气

在中国古代哲学中,气是构成宇宙万物的最基本物质,是宇宙的本原。在中医学中,气被认为是不断运动着的具有很强活力的精微物质,是构成和维持人体生命活动的最基本物质,人体中精、血、津液等生命基本物质,均是由气所化生的。

（一）气的来源与生成

气的来源主要有先天的肾中精气、肺吸入的清气和脾胃化生的水谷精气。肾中精气受禀于父母,胎儿时期即贮藏于肾,也称为先天之精气。肺吸入的清气由肺通过吐故纳新而吸入,也称为自然界的清气。水谷精气又称水谷精微,是脾胃将人摄入的饮食水谷,经受纳腐熟后形成的。水谷精微滋养脏腑,化生气血。清气和水谷精气合称为后天之精气。气生成的基本条件是物质来源充足及脏腑功能正常,全身各脏腑组织器官均对气的生成有促进和推动作用,其中与肾、肺、脾胃的关系最为密切。

人体气生成的基本条件是物质来源充足、脏腑功能正常。人体的气,是由先天之精气、后天之精气结合而成的。气的生成有赖于全身各脏腑组织器官的综合作用,其中与肺、脾、胃、肾关系密切。肺主气,司呼吸,通过呼吸吐故纳新,吸清呼浊,化生宗气,进而生成一身之气。脾胃为气血生化之源。胃主受纳,脾主运化,脾胃的腐熟运化功能将饮食物化生为水谷精气,由脾的运化转输于肺,参与宗气的生成及补充先天之精气。肾为生气之源。肾有贮精藏精的功能,包括先天之精气和后天之精气,乃生命之根。

（二）气的运动及形式

运动是气的根本属性,气的运动称为气机,气的基本运动形式为升、降、出、入。气在人体内不断运动,五脏六腑的生理功能均与气的运动相关。

五脏之中,心肺居于上部,气机宜降;肝肾居于下端,气机宜升;脾胃居于中部,脾升胃降。六腑则以降为顺。气的升、降、出、入只有相对协调平衡时,才能发挥其维持生命活动的作用。气的运动平衡协调的生理状态称为气机调畅。当气的运动失去平衡导致人体各种异常表现时,称为气机失调。气机失调的表现形式分为气机不畅、气滞、气逆、气陷、气脱、气郁等。气的运动受阻,称气机不畅;受阻较甚,称为气滞;气上升或下降运动太过,称为气逆或气陷;气的外出运动太过,称为气脱;气的出入不及,结聚于内,称为气郁。气的运动是维持人体正常生命活动的基础。一旦气的运动停止,生命活动也将停止。

（三）气的主要生理功能

气的生理功能包括推动作用、温煦作用、防御作用、固摄作用、气化作用、营养作用。

1. 推动作用　气能推动和促进人体生长发育,脏腑组织的生理功能活动,血的运行,津液的生成输布与代谢等。

2. 温煦作用　气具有温暖、驱寒的作用。人体体温的恒定需要依靠气的温煦作用来维持,从而推动人体脏腑经络等组织器官生理功能的正常发挥,保障人体的血、津液的生成、输布和代谢。

3. 防御作用　气具有保护机体免受外邪侵袭及驱邪外出的作用,使机体不易感染病邪。如果气的防御功能减弱,可出现机体抵抗力下降,容易遭受外邪侵袭,或者患病后迁延不愈。

4. 固摄作用　气具有对体内脏器位置及液态物质的稳固、统摄和控制作用。气可固摄胃、大肠、肾、子宫、肛门等保持正常的生理位置,以及固摄血液、精液、汗液、尿液、唾液、胃液、肠液等,防其无故流失。

5. 气化作用　气化指气通过运动产生的各种生理变化,即精、气、血、津液各自的新陈代谢及其相互转化。气化运动是生命的基本特征,如果气化作用失常,则会影响整个物质代谢过程,出现各种代谢异常的疾病。

6. 营养作用　脾胃把饮食物化生为水谷精气,进而化生为营气以营养全身。营气与津液结合化生为血液,由脉运往全身,发挥营养作用。

（四）气的分类、分布及功能

根据气的组成、分布部位、功能特点的不同,可分成元气、宗气、卫气、营气。

1. 元气　又称原气、真气,是机体最根本的气,是人体生命活动的原动力,包括元阴、元阳之气。元气以肾中之精为基础,又赖后天水谷精气的充养。元气通过三焦循行输布全身,内至五脏六腑,外达肌膜皮毛。元气具有推动机体生长、发育、生殖,温煦和调节脏腑功能的作用。

2. 宗气　由肺吸入的自然界清气和脾胃化生的水谷精气结合而成的,聚积于胸,贯注于心肺。其向上出于肺,循喉咙而走息道,推动呼吸;贯于心而入血脉,推行血运。因此宗气的盛衰与人体的视、听、言、动等功能均有关。

3. 营气　又称荣气,是行于脉内,具有营养作用的气。营气主要由水谷精气中具有柔和特性的部分所化生。营气可化生血液,行于脉中,循行全身,贯五脏、络六腑、入孔窍、走四肢,从而达到对全身的营养作用。

4. 卫气　又称卫阳,是循行于脉外,具有护卫功能的气。主要由水谷精气中有慓疾滑利特性的部分所化生。卫气具有温养、防御、调节汗液排泄、调节体温的作用。卫气的温养作用可保持机体恒定的体温;防御作用可促进机体将外邪抵御于肌肤腠理之外;卫气还可通过对汗孔开合的调节,起到调节汗液排泄的作用,进而调节体内热量排出,维持体温的恒定。

三、血

血是运行脉内而循环流注全身的、富有滋润、濡养功能的红色液体物质。血是构成和维持人体生命活动的基本物质之一。

（一）血的来源与生成

水谷精微、营气、津液、精髓等均为化生血液的物质基础。水谷精微所化生的营气和津液进入血脉，变化而赤，成为血液。肾中之精亦可转化为血。

血液生成与各脏腑的生理功能活动密切相关。脾胃为气血生化之源，可将摄入的饮食物化生为水谷精微，进而化生血液。肝通过调畅气机及疏泄功能调节胆汁分泌，促进脾为化生作用发挥。心生血，将水谷精微、营气和津液变化而赤为血；同时心可推动血在脉中运行，起到濡养全身的作用，促进各脏腑生理功能的正常发挥。肺朝百脉，肺将清气纳入血液中，协同心共同推动新鲜血液输送至全身。肾藏精，精血同源，肾精可化为血，肾中元气也能促进脾胃运化水谷精微生成血液。

（二）血的运行

血液在脉管中运行，其正常运行的基本条件是血液充盈、脉管完整通畅、脏腑功能正常。血的运行与脏腑的推动固摄有关，即需要心、肺、肝的推动以及脾与肝的固摄。脏腑的推动与固摄协调平衡，才能使血液正常运行而不溢出脉外。

（三）血的主要生理功能

血的生理功能包括营养作用、滋润作用和养神作用。

1. 营养作用　血液中的营气随血液循行全身，可濡养全身各脏腑组织器官，为其生理功能活动提供营养，表现于面色、肌肉、皮肤、毛发等方面。

2. 滋润作用　血液中的津液，在血液发挥营养作用的同时也发挥着滋润作用。血的滋润功能异常，常可见面色无华、肌肤干燥、毛发枯槁等症。

3. 养神作用　血是神志活动的主要物质基础。血液充足，气血调和，则人精力充沛、神志清晰、思维敏捷。血的生理功能异常，可出现各种精神活动异常，如精神衰退、失眠、惊悸、多梦、健忘等症。大量失血者可出现精神恍惚、昏迷等症。

四、津液

津液是机体一切正常水液的总称，是构成和维持人体生命活动的基本物质之一。津与液同源于饮食水谷，但在性状、流动性、分布、功能等方面有一定区别。津是流动性大的较清稀部分，主要分布于体表肌肤、肌肉、孔窍、血脉等部位，主要渗入血脉发挥滋润作用。液是流动性小的稠厚部分，主要灌注于骨节、脏、腑、脑、髓等组织器官，发挥濡养组织器官的作用。津液本为一体，生理上相互为用，相互转化；病理上相互影响，故津与液常并称。

（一）津液的代谢

津液的代谢包括津液的生成、输布和排泄。津液代谢涉及多个脏腑，由多个脏腑共同参与，因此脏腑功能正常是津液正常代谢的基础。

1. 津液的生成　　津液来源于饮食物,摄入后由脾胃生成水谷精气,经小肠、大肠吸收水分和营养后融合而成。

2. 津液的输布　　津液的输布是依靠脾、肺、肾、肝和三焦的综合作用而完成的。脾主运化及输布水谷精微和津液。脾将津液上输于肺,由肺的宣降功能将津液输布全身。肾主水,肾的气化作用推动津液向各脏腑的输布,将尿液下输膀胱。肝主疏泄,肝气调畅可促进津液向四周输布。三焦则是津液运行的通道。脾、肺、肾三脏在其中起主要作用。

3. 津液的排泄　　津液的排泄主要依赖肺、脾、肾、膀胱、大肠和三焦等脏腑的综合作用。排泄是通过汗液、尿液、呼气、粪便等途径实现的。

（二）津液的主要生理功能

津液的生理功能主要包括滋润濡养机体、参与化生血液、运载全身之气、调节阴阳平衡、排泄代谢产物。

1. 滋润濡养机体　　津液中津主要发挥滋润作用,液主要发挥濡养作用。津可使肌肉丰满,毛发有光泽;而液则使各脏腑形体诸窍得到充分濡养,滋润,关节滑利。

2. 参与化生血液　　津液是血的组成部分。津液渗入血脉中,和营气一起化生为血液。

3. 运载全身之气　　津液为气之载体,气依附于津液,运动变化于津液之中。

4. 调节阴阳平衡　　津液的代谢可帮助机体的阴阳保持动态平衡。人体津液代谢受外界环境的影响,天寒衣薄则为溺,天热衣厚则为汗。津液代谢通过这种变化以调节阴阳之间的动态平衡。

5. 排泄代谢产物　　津液在代谢过程中,将代谢产物以排汗、排尿、排便的形式排出体外,以维持正常的气化活动。

五、精、气、血、津液之间的关系

精、气、血、津液都是构成和维持人体生命活动的基本物质。虽在形状、功能及分布方面各有特点,但其来源均有赖于脾胃的化生功能。精、气、血、津液之间在生理和病理上均密切相关。

（一）精与气、血的关系

精能化气,气能生精,精与气相互资生、相互依存。人体之精输布并濡养各脏腑,从而促进各脏腑对气的生化过程的推动。精为气化生的本源。肾脏中的精与气互生互化,被合称为肾中精气。肾精化生元气,水谷精微化生宗气、营气、卫气,全身各脏腑之气均依赖精的滋养,因此精足则气盛,精亏则气衰。另外,气能生精,肾精以先天之精为基础,又需后天水谷之精不断充养。气机通畅则脏腑功能正常,脾胃的化生水谷精微功能及肾封藏精的功能正常,因此气足则精充,气虚则精亏。同时,气对精具有固摄作用,若气虚不固,肾不藏精,则会出现早泄、滑精等症。

精能生血,血能化精,精与血相互资生、相互转化,称为"精血同源"。血虚可致精亏,精亏也可致血虚,均可形成精血亏损。

（二）气与血之间的关系

气血同源,均来自水谷精微的化生,是构成和维持人体生命的基本物质。气与血的关系,从总体上说有两点,即气为血之帅,血为气之母。

1. 气为血之帅　　气能生血,气是化生血液的原料和动力,水谷精气中的营气和津液融合形成血液。气能行血,气不仅能直接推动血行,又可通过促进脏腑功能活动推动血液运行。气能摄血,气对血液运行具有固摄的作用,可保证血液在脉管中运行而不逸出脉外。

2. 血为气之母　血能生气,血通过对脏腑的濡养作用,脏腑功能正常,从而促进血的生成。血能载气,无形之气在体内的运行需要以有形之血作为载体。因此,依赖血的运载才能使气达全身而发挥作用,血不载气则气脱。

（三）气与津液的关系

气为阳,津为阴;气主动,津主静;气无形,津有形。气与津液在生理和病理上都相互依存、相互为用。

1. 气对津液的关系　包括气能生津、气能行津、气能摄津。气是津液生成的物质基础和动力。饮食物进入人体后通过脾胃运化水谷、小肠的泌别清浊、大肠的吸收功能,共同形成津液。这些脏腑的生理功能发挥,均需气的参与推动。气的升降出入是津液输布及排泄的动力,气行则津液行,气滞则津液停。同时,气的固摄对津液的排泄起到调控的作用,以维持体内津液量的相对稳定,并能防止津液无故流失。

2. 津液对气的关系　津能化气,津液通过脾运化而布散全身,在肾阳的蒸化之下转化成气,在脏腑经络和形体官窍中发挥作用。津能载气,津液为无形之气的载体之一,可运送气散布全身。

（四）血与津液的关系

血和津液同源于水谷精微,两者均具有滋润和濡养的作用,且相互为用、相互转化。津液是血液的组成成分之一,血渗于脉外转化为津液,津液渗入脉内转化为血液,因而有"津血同源"之说。汗为津液所化,汗多则津损,津损则血亏,故有"血汗同源"之说。

六、精、气、血、津液在现代护理学中的应用

精、气、血、津液作为构成和维持人体生命活动的基本精微物质,彼此间具有相互依存、相互制约、相互为用的关系,可分不可离。其受脏腑支配输布全身,又濡养脏腑,维持其生理功能。若精、气、血、津液处于病变状态,则会影响脏腑功能,进而影响人体的生命及神智活动;而神志活动的异常,也反映了内在物质及脏腑的失常。因此在临床工作中,护理人员作为与病患接触最密切的医务人员,可通过对患者神志活动的评估判断患者疾病的发展情况。

> ### 知 识 链 接
>
> ### 文挚疗齐王
>
> 战国时期,齐闵王思虑过度,患了抑郁症,久治不果,请来宋国名医文挚。文挚详细了解齐王病情后,对太子说:齐王的病可用激怒方法治疗,但齐王痊愈,必杀我无疑。太子恳求道:只要能治好父王的病,我和母后会以死向父王求情保全你的性命。文挚约定诊疗时间,先后3次爽约,最后终于前来诊治,竟未脱鞋直接上齐王的床,踩着齐王衣服,询问齐王病情,更用重言再次激怒齐王,之前齐王因文挚屡屡失约甚感恼怒,现在见文挚竟无视君主,气得大吼一声,坐了起来,吐出一口黑血,疾病痊愈。文挚用一怒治好了齐王的抑郁症。

第五节 病 因 机 理

一、病因

病因,一切能致使疾病发生的原因,中医学中也称"病源""病邪""致病因素"等。《医学源流论》中提到:"凡人之所苦,谓之病;所以致此病者,谓之因。"人体正常生理活动的维持依靠脏腑经络的正常运行、气血阴阳的平衡协调,以及内外环境的和谐稳定。当某种原因导致这些动态平衡被打破而人体又无法自行调节恢复时,机体就会产生疾病。

（一）外感病因

外感病因指来源于外部自然界的因素。六淫、疠气等病邪从人体的肌表、口鼻侵入,致使机体产生疾病。

1. 六淫 指六种外感病邪的总称,包括风、寒、暑、湿、燥、火（热）,中医学中也称为"六气",正常情况下是不会对人体产生危害的。但是,当外部条件变化（如气候急剧变化）或人体内部抵御减弱（如抵抗力下降）时,六气就成为致病因素。此时,六气就被称为六淫,需与病机学中的"内生五邪"区分开来。

（1）六淫致病的共同特点

1）外感性:六淫大多由外部自然界侵入机体致病,从肌表抑或口鼻,由表及里,由浅入深,或两者均有。

2）季节性:六淫具有明显的季节性,与自然界气候变化密切相关。如风病多发于春季,热病好发于夏季,湿病多发于长夏,燥病常集中于秋季,寒病积聚在冬季。但六淫的季节性绝不是片面的、孤立的,气候变化的异常也可致使夏季发寒病,冬季发热病,需要整体判断。

3）地域性:六淫也具有地域性,与人体生活/工作的地区/环境密切相关。如寒、燥病多见于西北高原地区,热、湿病常见于东南沿海地区,燥、火（热）病可见于长期在高温环境中工作人员。

4）相兼性:六淫致病不是孤立的,单一的邪气可致病,两种或两种以上的邪气相兼和也能侵犯人体致病。如风寒感冒、湿热泄泻等。

5）转化性:六淫侵入人体后,其各种病证性质在机体内某种条件下可以相互转化。如寒邪入里可化热、暑湿日久可化燥等。

（2）风邪的性质及致病特点:常见于春季,但终岁常在,四季皆可有。

1）风为阳邪,轻扬开泄:风邪侵入人体,最先侵犯的是头面、肌表等区域,因为风邪属阳,具有升发向上的特点,而致使腠理不固、汗液外泄。

2）风邪善行数变:风邪善行,易行而无定处,致使发病部位游移无定,如荨麻疹发无定处。风邪数变,发病急,变化快,如中风突然晕倒。

3）风性主动:风邪侵入,机体多表现为动摇不定的症状（如口眼㖞斜、四肢震颤、角弓反张、眩晕等），如中风、破伤风等病。

4）风为百病之长，六淫之首：风邪是寒、湿、暑、热等外邪的先导，其多依附于风邪侵入人体。此外，风邪四季存在，发病机会多，也最易侵袭机体而致病。

（3）寒邪的性质及致病特点：常见于冬季，亦可见于其他季节。

1）寒为阴邪，易伤阳气：寒邪侵入人体后，体内阳气不足以制阴驱寒而为寒气所伤，表现出寒象。如寒邪侵犯肌表，机体可表现出畏寒发热、鼻塞流涕等症状。

2）寒性凝滞：凝滞，即凝结、阻滞。外寒入侵人体，致气血凝滞，经脉不通，不通则痛，特点为"得温则减，遇寒增剧"。

3）寒性收引：寒邪侵入机体，使气机收敛；侵及肌表，使皮毛、汗孔收缩；侵及关节，使经脉挛缩，表现为关节剧烈疼痛与痉挛。

（4）暑邪的性质及致病特点：常见于夏季，具有明显的季节性，多发生在夏至与立秋之间。可分为伤暑（病缓且轻）和中暑（病急且重）。

1）暑为阳邪，其性炎热：夏季火热之气化为暑，火热为阳，故暑邪又称为阳邪。阳邪侵袭，机体多表现为高热、面赤、脉洪等阳热症状。

2）暑性升散，伤津耗气：暑邪向上升发，易使腠理开泄而多汗，从而损伤津气。机体多表现为面赤、眩晕、口渴、乏力、心神不定等暑热症状。

3）暑多挟湿：夏季除火热化暑外，亦多雨潮湿，故暑邪侵犯人体常常夹带湿邪，机体出现上述暑热症状外，还可表现倦怠无力、大便溏泄不爽等湿阻症状。

（5）湿邪的性质及致病特点：常见于长夏，四季皆有。

1）湿为阴邪，易伤阳气：湿属阴邪，湿邪入侵易损伤脾胃而致水液内生停滞，如脘腹痞胀、小便不利、水肿等。

2）湿性重浊：重，即沉重、重着。侵及肌表、经络关节，表现为沉重感。浊，即秽浊，表现为分泌物和排泄物秽浊不清。

3）湿性黏滞，阻遏气机：湿性黏腻、停滞，故易留滞于脏腑经络内而致气机不畅，病程迁延不愈。

4）湿性趋下，易袭阴位：湿邪类水属阴，而人体下部亦属阴，故湿邪侵犯，易伤及下肢，如水肿、湿疹等。

（6）燥邪的性质及致病特点：常见于秋季。初秋易发温燥；深秋易感凉燥。

1）燥性干涩，易伤津液：津液缺乏即为燥，燥邪侵犯人体伤津耗液，机体表现为皮肤干燥、大便干结等症状。

2）燥易伤肺：肺喜润而恶燥，且主呼吸，故燥邪入侵，多犯于口鼻，损伤肺津，机体表现为干咳少痰或痰中带血。

（7）火（热）邪的性质及致病特点：常见于夏季，不受季节限制，四季皆可见。

1）火为阳邪，其性炎上：火热，即燔灼、升腾之意。阳邪入侵易致阳气偏亢，多为实热证，表现为高热、出汗、脉洪数等。上炎，指火邪易侵害人体上部，尤以头面部为多见，表现为目赤肿痛、口舌生疮等。

2）火易伤津耗气：一方面迫津外泄，气随津泄而致气虚；另一方面直接消灼津液，损耗阴气。

表现为口渴喜冷饮、咽干舌燥、小便短赤、大便秘结等。

3）火易生风动血：火邪入侵引起肝风内动，消耗津液使筋脉失养，机体表现为四肢颤动、身体抽搐等。此外，火邪可加速血液流动，亦可灼伤血络，致迫血妄行，引起各种出血。

4）火易扰神：火与心通，火邪侵袭营血易扰乱心神。

5）火易致疮疡：火邪侵入血分，可聚于局部致血肉腐蚀，便发为痈肿疮疡。

2. 疠气　即一类具有强烈传染性和致病性的，有别于六淫的一类外感病邪的总称，又称为"疫毒""疫气"等。既可经由呼吸道、食物污染等口鼻侵入，也可随蚊虫蚁兽叮咬、皮肤或性接触，以及血液传播侵犯机体。由疠气所引起的疾病，统称为疫疠病，又称瘟病或瘟疫，如流行性感冒、白喉、天花、霍乱、鼠疫，还包括某些现代传染病，如非典型性肺炎、新冠肺炎等。

（1）疠气致病的共同特点

1）传染性强，易于传播：疠气的高传染性和流行性，使得其可通过多种途径在人与人之间传播。

2）发病急骤，病情危重：疠气多属热毒之邪，性暴戾，故疠气致病，病情多险恶，且发病通常较急，病情变化快，易致重症。

3）一气一病，症状相似：疠气致病有其特殊的临床表现和变化规律，不同疠气致病特点大不相同，故有"一气致一病"之说。此外，某种疠气可专门侵袭人体某部位导致发病，故同种疠气致病，其症状大多相似。

（2）疠气形成的因素：① 气候因素，即气候异常，极端恶劣天气，如久旱、洪涝、地震等，均可滋生疠气而导致疫疠病的发生。② 环境因素，即食物、水源、空气、土壤等的污染。③ 预防措施不当，即疠气具有强烈的传染性，人一旦接触皆可发病。若预防隔离措施不到位，也会造成疫疠病流行。④ 社会因素，即若社会动荡不安、战争、工作环境恶劣等，也易形成疫病。

（二）内伤病因

内伤病因大多源自人体内部，指由于人的情志、饮食、劳逸等异常而致气血津液失调、脏腑经络功能失常。

1. 七情内伤　七情指一系列正常情志变化的总称，包括喜、怒、忧、思、悲、恐、惊。此为人体的正常生理情绪，正常情况下不会致病，但当外界的情志刺激持续时间过长、程度过于强烈，超过人体情志调节限度，而致气机、脏腑、经络失调，最终就会导致疾病的产生，故称为"七情内伤"。

七情致病的共同特点如下。

（1）直接伤及脏腑：① 心藏神而为脏腑之大主，情志致病，必先影响心神。② 七情是脏腑精气功能的外在表现，七情致病即可损伤相应之脏。③ 心藏神而为脏腑之大主，肝藏血主疏泄，脾为气血生化之源，故七情致病易伤心肝脾。④ 易损潜病之脏腑，其中潜病之脏腑，指患者某脏腑已患病，虽如今症状不见，可一旦遭遇过激的情志刺激，便会容易侵袭相应已患病的脏腑。

（2）影响脏腑气机：七情致病，使相应脏腑气机升降失常而产生相应的临床症状。怒则气上，指过怒导致肝气上逆，甚至血随气逆，向上冲走；喜则气缓，指过于喜悦导致心气涣散，神不守舍；思则气结，指思虑太过导致脾气凝滞损失，气机郁结；悲则气消，指过度悲忧导致肺气抑郁，肺失宣降；恐则气下，指恐惧过度导致肾气不固、气趋于下，严重者可致孕妇流产；惊则气乱，指突然受惊导致心无所倚，神无所归，虑无所定。

（3）影响病情变化：良好的情绪反应、积极乐观向上的心态、精神愉悦等，有利于病情好转。情绪低沉、悲观消极等，便会加重病情恶化。

2. 饮食不当　食物是维持机体正常生理活动和基本健康的重要能量来源。食物进入人体后，主要依靠脾胃进行消化吸收，故饮食不当首先影响的便是脾胃功能。

（1）饮食不节制：① 过饥：指食物摄入不足（食物匮乏、过度节食、胃肠功能低下），长期无法满足机体需要量，导致营养缺乏，气血生化减少，抵抗力下降，全身虚弱。② 过饱：指食物摄入远超机体需要量，导致脾胃无法及时消化转运食物，长期可致饮食堆积不消化、肥胖等。

（2）饮食不洁：摄入腐烂变质、寄生虫或病毒污染的食物、有毒之物，可致腹痛、呕吐、腹泻，甚至感染寄生虫病或疫病，危及生命。

（3）饮食偏嗜：指对某些味道的食物尤为喜爱，或长期偏食某种食物，导致阴阳失调、气血失和。

3. 劳逸失度　劳逸结合、动静相兼是维持健康的重要条件。

（1）过劳：① 劳力过度，不仅可致内脏精气损伤，还能损伤筋骨、关节、肌肉；② 劳神过度，又称"心劳"，指长期用脑过度，思虑劳神而积劳成疾；③ 房劳过度，又称"肾劳"，指房事太过或妇女早孕多育等，损耗肾气。

（2）过逸：① 体力过逸，长时间少动安闲或卧床过久，而致气血不畅，消化道功能减弱，表现为精神不振、发胖臃肿；② 脑力过逸，长期用脑过少，而致精气神衰弱，表现为失眠健忘、反应迟钝。

（三）病理产物性病因

病理产物性病因，又称"继发性病因"，指继发于其他病变过程中产生的新的病理产物，不仅会加重原有病情，还可引发新病证。

1. 痰饮　即人体水液代谢障碍所产生的病理产物。稠浊者为痰，清稀者为饮。有形之痰，可视可闻可触及，如咳痰、痰鸣音等。无形之痰，只可见其证候，不可见其形质，如眩晕、癫狂等。

（1）痰饮的形成：因外感六淫、内伤七情等损伤脏腑功能导致气化不利、水液代谢障碍，停聚体内而成。与肺、脾、肾、肝及三焦的功能失常有关。

（2）痰饮致病的特点：① 阻滞气血运行，即痰饮为实邪，可随气流行，或停留阻滞于脏腑、经脉，妨碍气血运行；② 影响水液代谢，即痰饮反过来可作为致病因素作用于人体，进一步影响水液代谢；③ 易于蒙蔽心神，即痰饮为实邪，而心神清净，痰饮随气上逆，尤易蒙蔽清窍；④ 致病广泛，变幻多端，即痰饮随气流行，内而五脏六腑，外而四肢百骸、肌肤腠理，可停滞于任意部位而引发多种疾病。

2. 瘀血　即人体血液停积而形成的病理产物。瘀血既是病理产物，也具有致病作用，包括体内瘀积的离经之血，或因血行不畅，停滞于经脉及脏腑内的血液。"血瘀"是指人体血运不畅或血液瘀滞不通，属病机学概念。

（1）瘀血的形成：凡能影响血液正常运行，引起血液运行不畅，均可导致淤血的形成。如气虚、气滞、血寒、血流不畅致瘀；出血、津亏、痰饮等。此外，各种外伤也可使血液溢于皮内肉外，形成瘀血。

（2）瘀血致病的特点：① 阻滞气机，即血为气母，能载养气机，瘀血一旦形成，必然阻滞气机。② 影响血脉运行，即瘀血阻滞于心，而致心脉痹阻；留滞于肝，而致肝失疏泄，肝脉阻滞；阻滞于经脉,形体五官脉络瘀阻。③ 影响新血生成,即瘀血作为病理产物,已无法对机体进行正常濡养滋润,长期阻滞体内,导致脏腑失养,功能失常,从而影响新血的生成。④ 病位固定,病证繁多,即瘀血一旦停滞于某脏腑部位,大多无法及时消散,故致病部位相对固定。此外,瘀血阻滞的部位、形成原因、结合病邪均不同,相应的病理表现也就不同。

3. 结石　即形成并停滞于机体某部位的砂石样病理性产物或结块。

(1)结石的形成:① 饮食不当,即偏食、油脂摄入过量,均可影响脾胃运化,内生湿热,形成结石。② 情志内伤,即情绪不良,肝气郁结而致胆囊功能受损,胆汁排泄受阻,形成结石。③ 用药不当,即长期过量服用某些药物,使代谢产物积滞,形成结石。④ 体质差异,即先天体质特殊,对某些物质代谢异常,而致沉积体内形成结石。

(2)结石致病的特点:① 好发于肝胆肾膀胱,即肝肾与胆汁、尿液的生成和排泄密切相关,其功能失调易生成结石;胆、膀胱作为空腔器官,易于储存结石。② 病程较长,病情轻重不一,即结石多为湿热内蕴、日渐煎熬而成,形成过程缓慢。小的结石甚至可无任何症状;但结石过大,或堵塞在偏狭窄的部位,则可频繁发作且伴有剧烈疼痛。③ 阻滞气机,损伤脉络,即结石嵌于狭窄部位,如胆道或输尿管,常出现剧烈绞痛;嵌于局部,损伤脉络,则可引起出血,如肾结石可致血尿。

(四)其他病因

除上述病因以外,其他所有的致病因素,统称为其他病因。

1. 外伤　即在外力或外在因素的作用下导致的机体损伤,一般都有明确的外伤史。包括由机械暴力引起的创伤(跌倒、坠落、撞击、负重、利器)、火力伤(烧伤、烫伤)、冻伤、昆虫蚁兽所伤,轻者为皮肉伤,表现为局部青紫、疼痛、出血等;重者伤筋动骨,甚至可损伤内脏,危及生命。

2. 寄生虫　包括蛔虫、蛲虫、绦虫、钩虫、血吸虫等。致病途径主要为进食含有虫卵的饮食物、接触虫体及虫卵污染的水土等,这类寄生虫寄居于人体内,不仅消耗人体的气血津液等营养物质,还可损伤脏腑经络组织器官的功能。

3. 药邪　因药物炮制、使用不当或用药过量,产生配伍禁忌等而引发疾病的致病因素。

4. 医过　由于医护人员的过失,而导致病情加重或变生他疾的一类致病因素,又称"医源性致病因素"。医过包括医护言语行为不得体、诊治漫不经心、处方草率,甚至诊治失误等。

5. 先天病因　个体出生时受父母影响的病因,包括遗传性病因(胎弱)和胎儿孕育期及分娩异常所形成的病因(胎毒)。父母的体质类型也可遗传给子女,形成某些特殊的体质。

思政元素

《韩非子·五蠹》记载:"上古之世,民食果蓏蚌蛤,腥臊恶臭,而伤害腹胃,民多疾病",说明我们的祖先早在上古时期,就意识到食用生冷的食物可能会致病。《礼记》中,"炮生为熟,令人无腹疾",更是说明人类认识到了饮食与胃肠病的关系。《吕氏春秋·古乐篇》曰:"昔陶唐之始,阴多滞伏而湛积,水道壅塞……筋骨瑟缩不达",说明古代祖先对水湿的环境容易导致筋骨关节疾病有了一定的认识。这些便是关于"病因"的最早记载,也是现代中医病因学的起源。面对古代如此简陋、恶劣的生存环境,我们的祖先并没有放弃,不断与劣境做斗争,对居住条件进行一步步改善,学会使用火源,这种在逆境中不屈不挠、坚毅顽强的精神,值得我们学习。

二、病机

病机指疾病的发生、发展及转归的机理。研究疾病发生基本机制的理论称为"发病"。正邪相搏的胜负便决定了是否发病,且进一步影响着病证的性质和疾病的发展与转归。

（一）邪正盛衰

邪正盛衰,指在疾病的发生、发展过程中,拥有抗病能力的正气与致病邪气之间相互斗争,即正邪相搏所发生的盛衰变化。

1. 邪正盛衰与虚实变化　实,指以邪气亢盛为矛盾的病机变化,常见于外感病证的初、中期,表现为狂躁、声高气粗、脉实有力等。虚,指以正气虚损为矛盾的病机变化,常见于身体虚弱,疾病后期及各种慢性病证,表现为倦怠乏力、肢冷畏寒、脉虚无力等。

2. 邪正盛衰与疾病转归　正胜邪退,疾病趋于好转和痊愈;邪胜正衰,则疾病趋于恶化,甚则危及生命;邪正相持,疾病则迁延或慢性化。邪去正虚,指因邪气亢盛或正气本虚,虽祛除邪气,但正气自身损耗严重。此时,邪气已退,对机体的损害消退,但损耗的正气还有待恢复,多见于重病的恢复期。正虚邪恋,指正气大虚,余邪未尽,或邪气深伏损伤正气,而正气无力祛除病邪,使疾病处于缠绵难愈的过程。可看作邪正相持的一种特殊病机,多见于疾病后期。

（二）阴阳失调

阴阳失调,指在疾病的发生发展过程中,由各种致病因素导致机体的阴阳失去相对的平衡协调,出现一系列病机变化。

1. 阴阳偏胜　阴或阳任何一方高于正常水平的病变。阴邪致病,表现为实寒证。阳邪致病,表现为实热证。

2. 阴阳偏衰　阴或阳任何一方低于正常水平,导致另一方相对的亢盛。阴虚指人体的阴液不足,表现为虚热证;阳虚指人体的阳气虚损,表现为虚寒证。

3. 阴阳互损　阴阳互根互用,当阴阳偏衰到一定程度时,就会出现阴阳互损的情况。阳虚至一定程度时不能生阴,出现阴虚为"阳损及阴";当阴虚至一定程度时不能生阳,出现阳虚为"阴损及阳",两者最终都将导致"阴阳两虚"。

4. 阴阳格拒　在阴阳偏盛的基础上,由阴阳双方相互排斥而出现寒热真假的病机变化。阴盛格阳,指阳气极虚而致阴气偏盛,逼迫阳气浮游在外,出现内真寒而外假热。阳盛格阴,指阳气偏盛至极,盘踞于内,排斥阴气在外,出现内真热而外假寒。

5. 阴阳转化　阴、阳在"极"或"重"的条件下,证候性质向对立面转化。由阴转阳,指从阴偏盛的寒证转化为阳偏盛的热证,常见于阳盛或阴虚阳亢的体质。由阳转阴,指从阳偏盛的热证转化为阴偏盛的寒证,常见于阳虚阴盛体质。

6. 阴阳亡失　机体的阴气或阳气突然大量地亡失,导致生命垂危的病机变化。阴阳互根互用,相互依存,阴亡则阳气无所依附而丢散,阳亡则阴气无以生化而耗竭;亡阴可以迅速导致亡阳,亡阳也可继而出现亡阴,最终可导致生命活动终止而死亡。

（三）气血津液失常

气血津液失常是指由邪正盛衰或脏腑功能失调导致的气血不足,津液生成、输布、排泄异常,以及相互之间关系失调等一系列的病理变化。

1. 气的失常　由于气的生化不足或消耗太过而致气虚,或气的运动失常及功能障碍,又称气机失调。

(1)气虚:因气的生成不足或过多消耗而致相应功能低下,表现为精神不振、倦怠乏力、舌淡、脉虚等。

(2)气滞:因情志抑郁、痰饮与瘀血所致气的运动不畅、脏腑功能失调等,可出现于身体各处,表现为胀满、疼痛。

(3)气逆:因情志所伤、饮食不当、外邪侵袭所致的气上升太过或下降不及。最常见于肺、胃和肝,表现为咳嗽、气喘,或恶心呕吐、反酸嗳气,或急躁易怒、咯血等。

(4)气陷:气的上升不足或下降太过。主要由气虚演变而来,尤其与脾气密切相关。脾气虚,升清之力不足,水谷精微不能上输头目,表现为头晕、目眩、耳鸣等;脾虚,且升举无力,内脏位置不能维系固定,表现为胃下垂、子宫脱垂、脱肛等。

(5)气闭:气机闭阻于内而不能外出,分为闭厥、气厥、痛厥、痰厥,表现为呼吸困难、面青唇紫,甚至突然昏厥、不省人事等。

(6)气脱:因正气骤伤、慢性消耗、失治误治所致气不能内守而大量流失在外,致机体功能突然衰竭,表现为全身瘫软、二便失禁、脉微欲绝等。

2. 血的失常　指血的失常,包括因血液生成不足或耗损过多而致濡养功能减弱引起的血虚,以及血液运行的失常。

(1)血虚:血液不足导致血的濡养功能减退。主要原因包括失血过多,生成不足,消耗过多等,表现为唇舌指甲色淡白无华、神情倦怠乏力、脉细等。

(2)血瘀:血液运行迟缓,流行不畅,甚则血液停滞。主要原因包括气滞血行不畅、气虚无力、久病入络、痰浊阻于脉道等,表现为固定刺痛、肿块、出血、皮肤青紫等。

3. 津液的失常　指津液生成不足,或输布、排泄障碍。

(1)津液亏虚:津液缺乏导致机体失于濡养。主要原因包括生成不足、热邪伤津、消耗过多、久病体虚等。伤津,主要丢失的是水分,病程短、病情尚轻;而脱液不仅丢失了水分,还丢失了某些精微物质,病程长且病情危重,通常由伤津发展而来。

(2)律液代谢失常:指津液的输布、排泄障碍。主要原因包括脏腑功能失调、外感病邪、七情内伤等。输布障碍指津液留滞于机体某部位,生痰成饮;而津液排泄障碍则导致水液潴留,形成水肿。

4. 气、血、津液三者关系的失调　气、血、津液三者之间的关系发生紊乱而导致的一系列的病机变化。

(1)气与血的关系失常:主要包括气滞血瘀、气虚血瘀、气不摄血、气随血脱、气血两虚等。

(2)气与津液的关系失常:主要包括津停气阻、气随津脱等。血与津液的关系失常,主要包括津枯血燥、津亏血瘀等。

(四)内生五邪

内生五邪,指在疾病过程中,由于脏腑阴阳失调和气血津液等生理功能异常,产生内风、内寒、内湿、内燥、内火的病机变化,又称"内生五气"。

1. 风气内动　即"内风"，指体内阳气旺盛而亢逆，或阴气虚弱无法制约阳气，导致的风动之征，又称"肝风"。表现为眩晕，四肢震颤等。

2. 寒从中生　即"内寒"，指机体阳气衰弱，温煦化气功能减退，虚寒内生，或阴气弥散。表现为畏寒喜热，四肢发冷，苔白滑润，脉象沉迟等。

3. 湿浊内生　即"内湿"，指由于脾运化水液功能障碍，引起湿浊蓄积停滞，又称"脾虚生湿"。临床表现与湿邪阻滞部位有关。

4. 伤津化燥　即"内燥"，指体内津液损耗过度而干燥少津。大多由于久病伤津耗液，或大汗、大吐、或大出血导致津液亏损。表现为肌肤干燥失泽，口燥咽干，大便干结，小便短少等。

5. 火热内生　即"内火（热）"，指脏腑阴阳失调，而致火热内扰。表现为高热，烦躁，大汗，舌红，脉数等。

第六节　四　　诊

四诊指望、闻、问、切，又称"诊法"，是搜集临床资料的四种基本诊察方法。其特点是可直接获取信息，诊者可即刻进行综合分析，以便及时做出判断。

一、望诊

人的视觉在认识客观事物中发挥着重要的作用，因此望诊是四诊之首，在诊法中占据着极其重要的地位。望诊，指通过视觉对人体的全身、局部及排出物等进行有目的的观察。

（一）望神

1. 望神的概念及意义　神，是人体生命活动的总称，既指脏腑功能活动的外在表现，又指人的意识、思维及情志活动。望神，指观察人体生命活动的整体表现，不仅能判断脏腑精血的盈亏和形体的强弱，也能判断病情的轻重和预后。

2. 神的表现类型和临床意义　神的表现可分为有神、少神、无神、假神（表2-5）。

表2-5　有神、无神、少神、假神的临床表现鉴别表

	有　神	无　神	少　神	假　神
目光	双目明亮	目暗睛迷，瞳神呆滞	目光乏神	原本目光晦暗，突见浮光暴露
神情	神志清楚，表情自然	意识模糊，表情淡漠	精神不振，思维迟钝	原本神识不清，突然精神转佳
面色	面色荣润，呼吸均匀	面色无华，呼吸微弱	面色淡白少华	原本面色晦暗，突然面赤如妆
体态	动作灵活，反应灵敏	肌肉瘦削，反应迟钝	肌肉松软，动作迟缓	原本卧床不起，思想下床活动
语言	语言清晰，对答如流	语言断续	倦怠懒言	原本不言不语，突然言语不休
饮食	饮食如常	毫无食欲	食欲减退	原本久不能食，突然食欲大增

（1）有神：又称得神，提示精气充盈，体健神旺，是机体康健的表现。

（2）无神：又称失神，提示人体脏腑功能严重受损，机能衰竭，正气大伤，病情严重，预后不良。多见于久病虚衰的重病患者。

（3）少神：又称神气不足，介于得神与失神之间，提示正气不足，精气轻度损伤，脏腑功能减退。多见于轻病、素体虚弱或疾病恢复期的患者。

（4）假神：指久病或危重患者，精气本已极度衰竭，突然出现精神暂时"好转"的假象，并非佳兆，提示脏腑精气极度衰竭，正气将脱，阴阳即将离决。常为临终前的征兆，喻为"回光返照"。

（二）望色

望色，指观察人体皮肤色泽变化，又称"色诊"。色，即颜色，指色调变化；泽，即光泽，指明亮度。

1. 常色　人体健康时面部皮肤的色泽，存在种族差异。我国健康人面色应是面部由内而外透发红润，皮肤明润有光泽。主色由个人禀赋所致、终岁不变的色泽；客色受季节气候、生活和工作环境、情绪及运动等外界因素影响所致气色的短暂性改变，非疾病所致。

2. 病色　若面部色泽鲜明、荣润光泽，为善色，提示病情轻浅、气血未衰；若面色晦暗、枯槁，为恶色，提示病情危重、精气耗竭。

（1）青色：主寒证、气滞、血瘀、疼痛、惊风，为脉络阻滞、血行不畅的表现。面色淡青或青黑者，多属阴寒内盛；面色青灰，口唇青紫，伴心胸闷痛或刺痛，多属心阳不振；面色青黄，多属肝郁脾虚。小儿口鼻、眉间青紫，属惊风或惊风先兆，多见于高热抽搐患儿。

（2）赤色：主热证，为血色上荣于面的表现。满面通红、目赤，为实热证；午后两颧潮红，为虚热证，见于肺痨；久病面色苍白，却突然颧赤如妆、游移不定，属真寒假热之证，为病情危重征象。

（3）黄色：主脾虚、湿证，为脾虚失运，湿邪内蕴的表现。面色萎黄，枯槁无光，属脾胃气虚；面色黄而虚浮者，称为黄胖，属脾虚湿蕴；面目一身俱黄者，属黄疸。

（4）白色：主虚证、寒证、失血证，为气血亏虚的表现。面色淡白无华，唇、舌色淡者，多属气血不足，或见于失血患者；面色白而虚浮，多属阳虚。

（5）黑色：主肾虚、寒证、水饮、瘀血证，为肾阳衰微、阴寒内盛、气血凝滞的表现。面色黧黑晦暗，眼眶周围发黑，多属肾阳衰微；若伴肌肤甲错，多属瘀血。

（三）望形态

1. 望形体　指观察患者形体的强弱、胖瘦及体型特点，又称望形。

（1）形体强弱：身体强壮，表现为骨骼粗大、肌肉充实、皮肤润泽等，提示气血旺盛，脏腑坚实，抗病力强。身体衰弱，表现为骨骼细小、肌肉消瘦、皮肤干枯等，提示气血不足，脏腑脆弱，抗病力弱。

（2）形体胖瘦：正常人胖瘦适中，各组织匀称有加，过于肥胖或过于消瘦都可能是病理状态。

体质类型：详见第五章第六节体质调护内容。

2. 望姿态　观察动静姿态和肢体异常动作，又称望态。阳、热、实证患者，机体功能亢进，多表现为躁动不安，如卧时常喜向外，身轻自能转侧，仰卧伸足，掀去衣被等；阴、寒、虚证患者，机体功能衰减，多表现为喜静少动，如卧时常喜向内、喜静懒动、身重不能转侧、蜷卧缩足、喜加衣被等。

若面部、手脚不时颤抖，不能自主，属热盛动风或虚风内动；若颈项强直，脊背后弯，反折如弓，为肝风内动；若猝然昏倒，意识模糊，且半身不遂、口眼㖞斜者，多属中风。此外，儿童手足伸屈扭转，挤眉眨眼，努嘴伸舌，形似舞蹈，不能自主，多为先天气血不足。

（四）望头面与发

头为诸阳之会,精明之府;肾之华在发,发为血之余;面为心之华,脏腑精气上荣于面。望头、面与发可了解肾精和气血的盛衰。

1. 头 主要观察头部大小、头颅外形和动态的情况。小儿头形过大或过小,颅缝开裂或早合,伴智力不全,多属先天禀赋不足;小儿囟门凹陷,多属虚证;囟门高突,多属实热证。

2. 面 主要观察颜面部(包含额部)的色泽、形态的异常。面部色泽的观察参照"望色",本处重点介绍颜面形态异常的观察。

面部浮肿,皮色不变者,多见于水肿;颜面红肿,色如涂丹,焮热疼痛,多属风热毒火证;面部肌肉瘦削,双侧颧骨高耸,眼窝、面颊凹陷,为脏腑精气耗竭,属失神;狂犬病发作,面部可呈惊悚恐惧状,常因听闻高声或见水时诱发;若感染破伤风,可因面部肌肉痉挛而呈现无可奈何的苦笑样。

3. 发 正常人发黑,稠密有光泽,是肾气充足的表现。发黄干枯不荣,稀疏易落,多属精血亏虚;小儿发稀黄软,发育迟缓,属先天肾精不足;青壮年白发,俗称"少白头",属肾虚;小儿发结如穗,枯黄无泽,伴面黄肌瘦,多为疳积。头发突然呈片状脱落,头皮显露呈圆形或椭圆形,称为斑秃,多为血虚生风;青壮年头发稀疏易落,伴眩晕、健忘、腰膝酸软,为肾虚。

（五）望五官

1. 望目 目为肝之窍、心之使,五脏六腑之精气皆上注于目。正常人眼睑两眦红润,白睛色白,黑睛褐或棕,角膜无色透明。

（1）目色:两眦赤痛,多为心火炽盛;全目赤肿,多为肝经风热;白睛发红,多为肺经风热;白睛发黄,多属黄疸;目眦淡白,属血虚;目眶色黑,属肾虚。

（2）目形:睑缘赤烂,属脾经湿热;胞睑肿胀如卧蚕,多为水肿;目窝凹陷,多为津液亏耗;眼突而喘,属肺胀。

（3）目态:两眼固定,转动不灵,目睛斜视,多为肝风内动;眼睑下垂,多为脾肾亏虚,气血不足。瞳孔散大或缩小,多为肝胆风火上扰,或中毒。

2. 望耳 耳为肾之窍,反映肾、胆乃至全身的病变。正常人耳郭色泽红润,是气血充足的表现。耳郭焦黑干枯、瘦小而薄或萎缩,多为肾精不足;耳郭淡白,多属气血亏虚;耳郭肿大,伴见色红,多属肝胆湿热;耳轮(肌肤)甲错,属久病血瘀。耳内流脓,色黄稠,伴剧痛,多属实证;若脓液清稀,病程较长,且耳痛较缓者,属虚证。

3. 望鼻 鼻为肺之窍,属脾,反映肺、脾、胃等脏腑的病变。鼻流清涕,伴鼻塞,多为外感风寒;鼻流浊涕,伴咽痛,多为外感风热;久流黄稠浊涕而腥臭者,伴头痛、鼻塞、嗅觉减退,为"鼻渊";鼻腔出血称为"鼻衄",属风热燥邪;鼻翼翕动,伴喘促、高热,为痰热壅肺;小儿山根青筋,多为肝经气滞寒凝或乳食积滞所致。

4. 望口唇 口为饮食通道,脏腑要冲,脾开窍于口,其华在唇。唇色淡白,多属血虚;口唇青紫,属阳气虚衰;唇色深红干裂,为热盛伤津;口唇糜烂、口舌生疮,属脾胃积热,小儿称"鹅口疮"。

5. 望齿龈 齿为骨之余,骨为肾所主;龈护于齿,为胃之络,反映肾与胃肠的病变。正常人牙齿洁白润泽而坚固,牙龈淡红润泽,是肾、胃精气充盈的表现。牙齿干燥,多为胃热伤津;牙龈淡白,为血虚;牙龈红肿疼痛,为胃火亢盛;牙龈萎缩,牙齿松动稀疏,齿根暴露,多属肾虚或胃阴不足;牙缝出血,称"齿衄",属胃肠实热证。

6. 望咽喉 咽喉为口鼻与肺胃之通道,是呼吸和饮食的门户,也是经脉运行交会的地方,主要反映肺、胃、肾的病变。正常人咽喉色淡红润泽,呼吸通畅,无肿痛,发音正常,食物下咽顺畅无阻。

咽喉深红伴疼痛,为肺胃有热,若见咽喉部一侧或两侧喉核红肿呈乳头状突起,有黄白脓点甚至溃烂,称"喉蛾",属肺胃热盛;咽喉嫩红,肿痛较轻,多属肾阴亏虚、阴虚火旺;咽喉腐点成片,色黄白或灰白,不易拭去,重剥出血,伴犬吠样咳嗽、喘鸣者,称"白喉",属病重。

（六）望皮肤

皮肤为一身之表,内合于肺,有卫气循行其间,可保护机体,抵御外邪,而脏腑气血亦通过经络外荣于皮肤。

1. 色泽 皮肤色泽亦可见五色,与"五色诊法"基本相同。

（1）发黄:面目、爪甲全身俱黄者,为黄疸。若其色鲜明如橘皮样,属阳黄;若晦暗如烟熏色,属阴黄。

（2）发赤:皮肤突发片状红斑,色如涂丹,边缘清楚,伴灼热肿胀,为"丹毒",多为实热火毒之气所致。

（3）发黑:皮肤黄中显黑,黑而晦暗,称"黑疸",多由劳损伤肾所致。

（4）白斑:局部皮肤出现点片状白色,大小形状不等,边界清楚,称"白癜风"。多因风湿侵袭,气血失和所致。

此外,若皮肤呈青紫色,多见于中毒患者。

2. 望润燥、斑疹、疮疡

（1）形态:皮肤干枯无华,甚至皲裂,为津液耗伤;皮肤干枯粗糙,状若鱼鳞,多属血瘀;皮肤虚浮肿胀,按之凹陷,为外感风邪、肺失宣降所致。

（2）斑疹:斑色深红或青紫,点大成片,平摊于皮肤下,摸不应手,压不褪色。疹色紫红,形如粟粒,高出皮肤,摸之碍手,压之褪色,分为麻疹、风疹等。皮肤起疱,形似豆粒,称痘疮。

（3）疮疡:指各种致病因素侵袭人体后引起的体表化脓性疾病。痈,表现为红肿热痛,根盘紧束,发病局部范围较大。有头疽,常发于皮肤肌肉间,初起局部有粟粒状脓头,焮热红肿胀痛,易扩散;无头疽,表现为漫肿无头,根脚平塌,不热少痛,难消难敛。疔,多发于颜面和手足,范围较小,初起如粟,状如钉丁,伴麻木或发痒。疖,形小而圆,根浅局限,容易化脓,脓溃即愈。

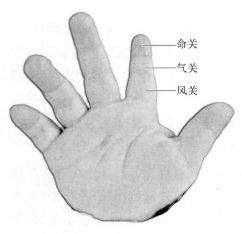

图2-3 小儿食指三关图

（七）望络脉

望小儿食指络脉,又称望小儿指纹,指观察小儿食指掌侧前缘部的浅表络脉形色变化,适用于3岁以内的小儿。

1. 三关定位 小儿食指按指节分为风、气、命三关。风关,为食指第一节,即掌指横纹与第二节横纹之间;气关,为第二节,即第二节横纹与第三节横纹之间;命关,为第三节,即第三节横纹至指端(图2-3)。

2. 观察方法 诊察时,抱小儿朝向光线明亮处,观察者用左手拇指和食指握住小儿食指末端,再以右手拇指侧缘轻推小儿食指数次,方向为从掌侧前缘指尖向指根,力度适中,使络脉显露。

3. 影响因素 小儿正常食指络脉在掌侧前缘,隐隐显露于风关之内,纹色浅红或略带紫色,红黄相间,粗细适中。一岁内多较长,随年龄增长而缩短;热则变粗增长,寒则变细缩短;皮肤薄嫩而易见,皮肤较厚常模糊不见;体瘦儿络脉较浅而易显,肥胖儿络脉较深而不显。

4. 小儿食指病理络脉

(1)浮沉:络脉浮而显露,病邪表浅,见于外感表证;络脉沉隐不显,病邪在里,多见于内伤里证。

(2)色泽:络脉紫红,主内热;络脉鲜红,主外感表证;络脉色青,主惊风、疼痛;络脉淡白,主脾虚、疳积;络脉紫黑,为血络闭阻,属危重。

(3)淡滞:络脉浅淡而纤细,多属虚证;络脉浓滞而增粗者,多属实证。

(4)病情轻重:络脉于风关处显,邪浅病轻,多见于外感初起;达于气关,邪深病重;达于命关,为邪入脏腑,病情严重;当直达指端时,提示病情凶险,预后不良,称为"透关射甲"。

(八)望排出物

观察排出物(分泌物、排泄物和某些排出体外的病理产物)的形、色、质、量的变化,凡色淡或白、质地清稀,多属寒虚证;凡色深或黄、质地稠浊,多属实热证。

1. 望痰 痰是体内水液代谢异常而从肺和气道排出的病理性黏液。痰色白,质清稀,属寒痰;痰色黄,质黏稠,甚至结块,属热痰。痰少而黏,难于咯出者,多属燥痰;痰白,质滑量多,易于咯出,多属湿痰。

2. 望涎唾 涎唾是口腔中的黏液与唾液,清稀水状为涎,黏稠泡沫状为唾。口流清涎量多者,多属脾胃虚寒;口中时吐黏涎者,多属脾胃湿热;小儿口角流涎,称滞颐,多为胃热虫积。

3. 望涕 涕是鼻腔分泌的黏液,为肺之液。鼻塞流清涕,属风寒表证;鼻塞流浊涕,属风热表证。

4. 望呕吐物 呕吐是由外感、内伤引起胃气上逆所致。呕吐物清稀无酸臭,多属寒呕;秽浊酸臭,多属热呕;呕吐清水痰涎,口干不思饮,伴胃部振水音,多属痰饮;呕吐未消化、气味酸腐的食物,多属食积不化。

5. 望大便 正常大便为色黄呈条状,干湿适中,且便后舒适。大便稀溏,完谷不化,多属寒泻;大便色黄稀清呈糜状,伴恶臭,多属热泻;大便色白,多属脾虚或黄疸;大便燥干结,多属实热证;大便干结如羊屎,排出困难或多日不便,多属阴血亏虚。

6. 望小便 正常小便色淡黄,质清不浊,且尿后舒适。小便清长量多,伴形寒肢冷,多属寒证;小便短赤量少,伴灼热疼痛,多属热证。

(九)望舌

望舌指观察舌质和舌苔变化,是中医独具特色的诊法之一,又称舌诊。舌为心之苗窍,脾之外候,而脏腑又通过经络与舌相连,可反映病情的深浅、病邪的性质及气血津液的虚实。

脏腑病变反映于舌面,具有一定的分布规律。以五脏来划分,一般为舌尖属心肺,舌边属肝胆,舌中属脾胃,舌根属肾(图2-4)。

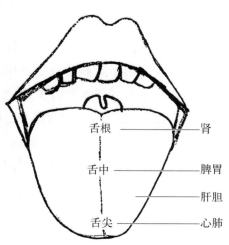

图 2-4 舌面脏腑部位分布图

正常舌象表现为舌质润泽,色淡红,大小适中,舌体柔软,活动自如;舌苔薄白,分布均匀,苔质干湿适中,不黏腻,拭之不去,下方为舌根,又称"淡红舌,薄白苔"。正常舌象是气血津液充盈旺盛,脏腑功能正常的表现。

1. 望舌的方法及注意事项

(1)方法:患者取坐位或仰卧位,头部微扬,尽量张口,自然伸舌,保持舌体放松,充分将舌体暴露。观察者略高于患者,以便俯视口舌部位。遵循先舌尖、舌中,后舌边、舌根;先舌质,后舌苔的顺序进行观察。

(2)注意事项:① 以白天的自然光为佳,若在夜间或暗处,采用白色日光灯较好。② 观察前避免进食、饮水;长期服用某些抗生素,可形成黑腻苔或霉腐苔;蛋黄、橘子、橄榄、酸梅等,可使舌色变深。③ 伸舌时,避免舌体过于蜷缩、过分用力,或时间过长。

2. 望舌质　舌质,即舌的本体,包括舌的肌肉和脉络组织,又称舌体。

(1)望舌神:主要指舌的荣枯和灵动。舌质荣润红活、有生气、有光彩、活动灵敏自如,荣者谓之有神,虽病也有善候。舌质干枯死板、暗淡无生气、活动失灵,谓之无神,乃恶候也。

(2)望舌色:舌色淡红润泽,多见于正常人,若为病中,多属表证、轻证。舌色淡白无血色,称"枯白舌",多属寒证、虚证。舌色鲜红,苔厚黄腻伴芒刺属实热证;少苔或无苔伴裂纹属虚热证。舌色暗红为"绛舌",属热盛证。

(3)望舌形:舌质纹理粗糙或皱缩,形色坚敛苍老者,舌色深暗为"老",多属实证;舌质纹理细腻,形色浮胖娇嫩,舌色浅淡为"嫩",多属虚证。舌体大而厚,伸舌满口,称"胖大舌",多主痰饮内停;舌体瘦小而薄,称"瘦薄舌",多主气血两虚、阴虚火旺。舌乳头增大高突形成的摸之棘手的芒刺状突起,称"芒刺舌"。多见于舌的边尖部分,主脏腑热极。舌面上出现各种裂纹、裂沟,形状不同,深浅不一,主阴血亏虚、脾虚湿侵。舌体边缘有牙齿压迫的痕迹,称"齿印舌",主脾虚、湿盛证。

(4)望舌态:正常舌态为舌体活动灵活自如,是脏腑机能旺盛、气血充足的表现。舌体痿软无力、伸缩不用,主阴液亏损;舌体强硬板直,屈伸不灵,主热盛伤津;舌伸于口外,不能立即回缩,或舌微露出口,立即收回,称为"吐弄舌",多主心脾有热。

3. 望舌苔　舌苔是散布在舌面上的一层苔状物,由胃气向上熏蒸,凝聚于舌面形成。正常的舌苔多为薄白均匀,干湿适中,舌中及根部稍厚。

(1)望苔质

1)厚薄:能"见底"者为薄,不能"见底"者为厚。薄苔,见于正常人或疾病初起,病邪在表;厚苔,提示病邪入里,邪气较盛或里有积滞。

2)润燥:舌面津液水分过多,触之湿滑,甚至伸舌欲滴为"滑",主痰饮、水湿;舌苔干燥无津,甚至舌苔干裂起纹为"燥",提示体内津液已伤;苔质颗粒粗糙,扪之如砂石为"糙",多见于热盛伤津之重证。

3)腻腐:苔质颗粒致密,细腻成片,形似油腻之状,揩之不去,称为腻苔;苔质颗粒疏松,粗大而厚,形如豆腐渣样,揩之易去,称为腐苔。两者皆主痰浊、食积。

4)剥落:舌苔多处剥脱,仅斑驳残存少量者,称"花剥苔";舌苔全部剥脱,舌面光洁如镜者,称"镜面舌"。两者主胃气不足,胃阴损伤,或气血两虚。

(2)望苔色

1)白苔:主表证、寒证。苔薄白而润,为表证初起或阳虚内寒;苔薄白而滑,多为外感寒湿或脾肾阳虚而致水湿内停;苔薄白而干,多为外感风热或凉燥。

2)黄苔:主里证、热证。浅黄苔色淡黄,多由薄白苔发展而来,为风寒化热或外感风热。

3)灰黑苔:主热极或寒盛之里证。色灰而滑润,属寒湿内阻;色灰而干燥,属阴虚火旺;色黑而燥裂,提示病情危重。

4. 临床意义

(1)判断正邪盛衰:通过舌质颜色、舌形、舌态的变化,判断脏腑虚实、气血盛衰及津液盈亏等。

(2)辨别病位深浅:若苔薄,提示病邪在表,病轻邪浅;苔厚,提示邪入脏腑,病情深重。

(3)区分病邪性质:外感风寒,苔多薄白;外感风热,苔薄白且干。

(4)推断病情进退:若病邪由表入里,由轻变重,病情恶化,则苔色多由白转黄、由黄转为灰黑,苔质多由薄转厚、由润转燥;若病邪渐退,津液复生,则舌苔多由厚变薄、由黄转白、由燥转润。

知 识 链 接

扁鹊见齐桓侯

《史记》中记载,扁鹊路过齐国,上朝拜见齐桓侯时,扁鹊说齐桓侯的肌肤表里处有病,用汤药即可医治。但齐桓侯觉得自己身体健康,便不予理会,还说医者爱好名利,就是想治疗没病之人来邀功。过了5天,扁鹊再见齐桓侯,又说齐桓侯的病已经入血脉,可用针灸医治。但齐桓侯还是不相信,而且很不高兴。又过了5天,扁鹊又去见齐桓侯,继续说其病已经到了肠胃,可服用汤药医治,此时齐桓侯已不肯回扁鹊的话了。就这样,当扁鹊下一次看见齐桓侯时,什么都不说就转身走了。齐桓侯便派人去追问原因,扁鹊说齐桓侯现在的病已经深入骨髓,就算是神仙来了也无可奈何。果然,没过几天,齐桓侯就因病去世了。

二、闻诊

闻诊是通过听声音和嗅气味来了解人体健康状况的一种诊察疾病的方法。听声音,指听辨患者机体发出的各类声音;嗅气味,指嗅患者体内发出的异味。

(一)听声音

1. 语声

(1)语声:凡语声高亢洪亮有力、声音连续者,多属阳证、实证、热证;语声低微细弱无力,声音断续、懒言者,多属阴证、虚证、寒证。

(2)语言:神识不清,语无伦次,声高有力为"谵语",属邪热内扰之实证;神识不清,言语重复,时断时续,语声低弱模糊为"郑声",属心神散乱之虚证;神识清楚而语言时有错乱,说后自知言错为"错语";精神错乱,语无伦次,狂躁妄言为"狂言"。

2. 呼吸　一般而言,呼吸气粗,快出快入者,多属实证;呼吸气微,慢出慢入者,多属虚证。① 喘:指呼吸困难、短促急迫,甚至张嘴抬肩,鼻翼翕动,难以平卧。② 哮:指呼吸急促似喘,喉间有哮鸣音,常反复发作,迁延不愈。多因痰饮内伏,复感外邪;过食酸、咸、生冷等诱发。③ 短气:指呼吸气急短促,气短不足以息,数而不相接续,似喘但不抬肩,喉中无痰鸣音。④ 少气:指呼吸微弱而声低,气少不足以息,言语无力。

3. 咳嗽　咳声重浊沉闷,多属实证;咳声轻清低微,气息短怯,多属虚证;咳声高响明亮,痰稠色黄,不易咯出,多属热证;干咳无痰或痰少而黏,不易咯出,多属燥邪犯肺。咳声阵发,连续不断,咳止时伴鸡鸣样回声,称"顿咳",又称"百日咳",常见于小儿;咳声如犬吠伴声嘶,吸气困难,喉中有白膜,擦破流血,多见于白喉。

4. 呕吐、呃逆与嗳气　吐势徐缓,声音微弱,呕吐物清稀,多属虚寒证;吐势较猛,声音壮厉,呕吐物黏稠带黄水,味酸、苦,多属实热证;呕吐呈喷射状,多为热扰神明、头颅外伤等;呕吐酸腐味积食,多属伤食。呃声高亢频发,短而有力,多属实证;呃声低沉,声弱无力,多属虚证;新病呃逆,其声有力,多属寒证。嗳气酸腐,兼脘腹胀满,或嗳气频作声响,发作后脘腹胀减,均属实证;嗳声低沉断续,无酸腐气味,伴食少纳呆,属虚证。

（二）嗅气味

气味酸腐臭秽,属实热证;气味偏淡或微有腥臭,属虚寒证。口中散发臭气,即口臭者,多因口腔不洁、龋齿、便秘、消化不良所致;口气酸臭,食少纳呆,脘腹胀满者,多属食积。呕吐物味酸腐臭,多属胃热。大便臭秽难闻,多为肠中积热;小便黄赤混浊,臊臭异常,多属膀胱湿热下注。妇女月经臭秽属热证,经血味腥属寒证;病室有血腥味,多为失血证。病室腐臭气,为溃腐疮疡;尿臊味,见于水肿晚期;烂苹果样气味,多见于重症消渴;蒜臭味,见于有机磷农药中毒。

三、问诊

问诊,指通过对患者、陪诊者进行有目的的询问,以了解病情信息的诊察方法,也是双方直接进行语言交流的临床信息采集方法。古称"诊病之要领,临证之首务"。

（一）问诊的方法

问诊环境应安静适宜,避免各种干扰;问诊者态度和蔼,有耐心,并适时给予患者反馈,不可强行询问患者隐私;使用的语言应通俗易懂,切忌使用医学术语;避免使用诱导或暗示性语言,防止收集的信息失真;问诊时应考虑疾病的轻重缓急,突出重点,对于急危重症患者,先简要询问,重点检查,迅速完成抢救治疗,待病情稳定后再加以详细询问,切忌过分苛求信息收集而延误抢救时机。

（二）问诊的内容

问诊主要问现在症,即询问患者当下,即就诊时所感受到的与病情相关的不适症状,是当前病理变化的直观反映。可参考《十问歌》中"一问寒热二问汗,三问头身四问便,五问饮食六胸腹,七聋八渴俱当辨,九问旧病十问因"的内容进行问诊。

1. 问寒热

（1）恶寒发热:指患者恶寒与发热同时出现。恶寒重发热轻,属风寒表证;发热重恶寒轻,属风热表证。

（2）但热不寒:指患者只觉发热,并不怕冷,属里热证。若体温在 39℃ 以上持续不退,不恶寒只恶热,为壮热,属里实热证;若按时发热,或按时发热加重,像潮汐般有定时,为潮热,属湿热证。

（3）但寒不热:指患者只感到寒冷,但没有发热症状,属里寒证。新病恶寒,指患者病程初期就感觉怕冷，但体温不升高，多伴有腹部剧烈冷痛、四肢厥冷、呕吐腹泻等，属里实寒证；久病畏寒，指患者经常怕冷、四肢发凉、得温而缓，属里虚寒证。

（4）寒热往来：指患者自觉恶寒与发热交替发作，是正邪相争的表现，属半表半里证。

2. 问汗

（1）表证辨汗：无汗伴发热轻、恶寒重，属风寒表证；有汗伴发热恶寒、咽痛鼻塞，属风热表证。

（2）里证辨汗：① 自汗，即醒时汗出频繁，活动后尤甚，常伴神疲倦怠乏力，少气懒言或畏寒肢冷，多属虚证；② 盗汗，即睡则汗出，醒则汗止，伴潮热，属阴虚证；③ 绝汗，即在病情危重时出现的大汗不止，常是亡阴或亡阳的表现，属危重证；④ 战汗，即患者先恶寒战栗，随即汗出，为外感热病或伤寒邪正激烈斗争之时，也是疾病变化的转折点。

（3）局部辨汗：① 头汗，即仅有头部发汗，或头颈部汗量多，多因虚阳上越所致；② 手足汗出，多因阴虚内热所致；③ 心胸汗出，即指心胸部易出汗或汗量过多，多属虚证；④ 半身汗出，即指患者仅一侧身体发汗，汗出多为健侧，病变部位多无汗，多见于中风及截瘫。

3. 问痛

（1）问性质：疼痛兼有胀感即胀痛，多是气滞为患；疼痛如针刺或刀割样即刺痛，多为瘀血阻滞，血行不畅；疼痛部位窜走不定，或攻冲作痛即窜痛，多为气滞；疼痛部位游走不定即游走痛，多为风邪偏胜所致；疼痛有灼热感而喜凉即灼痛，多为火邪窜络或阴虚火旺所致；痛势剧烈如刀割即绞痛，多为寒邪凝滞所致；疼痛不剧烈，尚可忍受，但绵绵不休即隐痛，多为阳气不足、精血亏虚所致。

（2）问部位

1）问头痛：凡外感病邪或瘀血、痰浊、寄生虫等所致，多属实证；凡气血阴精亏虚，多属虚证。

2）问胸胁痛：左胸心前区憋闷作痛，时有时无，痛引肩臂者，多见于胸痹；胸背剧烈彻痛，面色青灰，多见于厥心痛（真心痛）；胸痛盗汗，午后潮热，咳痰带血，多见于肺痨；胸肋软骨疼痛，局部高突，肤色不变，多见于胁肋痛。

3）问脘腹痛：凡寒热、气滞血瘀和食积所致，属实证，疼痛多在进食后加剧；凡胃阴虚或阳不足，属虚证，疼痛多在进食后缓解。胃脘冷痛剧烈、得热而减，多属寒邪；胃脘灼热疼痛、口臭便秘，多属胃火旺盛。

4）问身痛及四肢痛：肩背痛、脊痛不可俯仰者，多属寒湿阻滞；腰部绵绵作痛，酸软乏力，多属肾虚；腰部冷痛沉重，于阴雨天加重，属寒湿；四肢肌肉、筋脉、关节疼痛，多因风寒湿邪入侵、风湿化热、痰瘀阻滞所致；新病周身痛者，多属实证。

4. 问饮食口味

（1）食欲与食量：进食欲望减退，甚至不欲进食，伴食量减少，称"纳呆"，多由脾胃亏虚所致。厌恶食物，食欲大减，甚至恶闻其味，称"厌食"，多由食滞、湿邪困阻脾胃所致。患者食欲亢进，进食量多，易觉饥饿，称"消谷善饥"，多由胃热炽盛，腐熟过度所致。虽感饥饿但不欲进食，或进食不多，称"饥不欲食"，见于胃阴虚证。小儿偏嗜生米、泥土，伴腹部胀痛，面色萎黄，属虫积。

（2）口渴与饮水：患者无明显口渴，饮水不多，多属寒证、湿证；口渴明显，饮水量多，属燥邪伤津之实热证；口干微渴，不欲饮水，伴恶寒发热、咽痛脉浮数，属风热表证。

（3）口味：指询问患者口中有无异常味觉。味觉减退，口中乏味，常伴食欲减退，属脾胃虚弱、寒湿内阻；自觉口中有苦味，属心肝火旺之实热证；口中泛酸或有馊味，属肝胃郁热或伤食证。

5. 问二便　详见本章第六节望大便、望小便的内容。

6. 问睡眠　睡眠是人体为适应自然而产生的昼夜节律性变化,是维持机体阴阳平衡的重要生理活动。失眠指患者时常不易入睡,或睡而易醒,复睡困难,或时时惊醒,夜寐不安,甚至彻夜不眠,或多梦,又称不寐或不得眠。困倦嗜睡,头目晕沉,肢体沉重,苔腻脉濡,为痰湿困脾;精神极度疲惫,神识朦胧,困倦易睡,肢冷脉弱,多属心肾阳虚。

7. 问经带　对青春期以后的女性,还应询问月经及带下的异常,这不仅是妇科的常见病变,还可反映全身的病理变化。

(1) 月经:主要询问月经周期,行经天数,月经的色、质、量等。月经先期,若经色淡红,质清稀量多,为气虚亏虚。月经后期,若经色紫暗,夹血块,为血瘀。经行无定期,若色紫红,夹血块,伴乳房胀痛,为肝气郁结。非正常行经期而阴道出血,称"崩漏",属气虚血瘀证。

(2) 带下:主要询问带下的量、色、质和气味等。临床以白带、黄带、赤白带较多见。凡色深,质地黏稠,伴臭味,多属实热;质稀,伴腥气,多属虚寒。色白量多,如凝乳或豆腐渣样,多属湿浊下注;带下色黄,质黏臭秽,多属湿毒蕴结。

8. 问小儿　小儿理解及表达能力有限,还需要询问其父母或陪诊者,以获得更为详细的疾病资料。主要内容包括出生前后情况(如妊娠和哺乳期的营养状况、有无疾病、治疗用药史,是否难产、早产等)、预防接种及传染病史、此次发病原因(有无受到惊吓、气候环境影响、喂养失宜)等。

四、切诊

切诊,指用手指或手掌对患者的某些部位进行触、摸、按、压,以诊察疾病的方法。此诊主要包括脉诊和按诊两部分。

(一) 脉诊

1. 脉诊的部位　寸口诊法,指切按桡骨茎突内侧端一段桡动脉的搏动。寸口脉分为寸、关、尺三部。通常以腕后高骨(桡骨茎突)为标记,其内侧为关,关前(腕侧)为寸,关后(肘侧)为尺。临床上根据"上竟上,下竟下"的原则:左寸候心,右寸候肺,并统括胸以上及头部的疾病;左关候肝胆,右关候脾胃,并统括膈以下、脐以上部位的疾病;两尺候肾,并包括脐以下至足部的疾病(图2-5)。

2. 脉诊的方法　诊脉时间选择清晨最佳,环境宜安静;被诊者取正坐或仰卧位,双臂自然向前平展,与心脏保持同一水平位,手腕伸直,掌心向上,在腕关节下垫一松软的脉枕;一息脉行四至,指诊察者保持呼吸自然均匀,以自己的一次正常呼吸为时间单位,来测量患者的脉搏搏动次数;定三关,一般以中指定关,食指定寸,无名指定尺;布指,指三指略呈弓形倾斜,指端平齐,与受诊者体

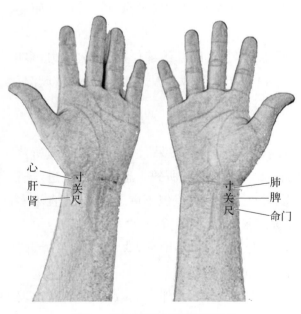

图 2-5　寸关尺分候脏腑图

表呈 45°为宜,使指目紧贴于动脉搏动处;指力,指手指从轻到重,从重到轻,左右推寻为"寻"。

3. 正常脉象 正常脉搏的特征是寸、关、尺三部皆有脉,不浮不沉,不快不慢,一息四五至(60～100 次/分),不大不小,从容和缓,节律一致,尺部沉取有力,随生理活动、年龄、体质、情志、气候和环境而产生相应变化。

4. 常见脉象与临床意义 详见表 2-6。

表 2-6 常见脉象与临床意义概览表

脉 纲	共 同 特 点	脉 名	脉 象	临 床 意 义
浮脉类	轻取即得	浮脉	举之有余,按之不足	表证,或阳虚浮越证
		洪脉	脉体阔大,充实有力,来盛去衰	热盛
沉脉类	重按始得	沉脉	轻取不应,重按始得	里证
		弱脉	沉细无力	阳气虚衰、气血亏虚
迟脉类	一息不足四至	迟脉	一息不足四至	寒证、邪热积聚
		涩脉	往来艰涩,迟滞不畅如轻刀刮竹	气滞血瘀、精伤血少、痰食内滞
		结脉	迟而时一止,止无定数	阴盛气结、寒痰血瘀、气血亏虚
数脉类	一息五至以上	数脉	一息五至以上,但不超七至	热证、里虚证
		促脉	数而时一止,止无定数	阳盛实热,痰食停滞
		疾脉	脉来急速,一息七至以上	阳极阴竭,元气将脱
虚脉类	应指无力	虚脉	举按无力,应指松软	气血两虚
		细脉	脉细如线,应指明显	气血俱虚、湿证
		代脉	迟而中止,止有定数	脏气衰虚、跌仆损伤
		微脉	极细极软,似有似无	气血大虚,阳气暴脱
实脉类	应指有力	实脉	举按充实而有力	实证
		滑脉	往来流利,应指圆满	痰湿、食滞、实热证、孕妇
		弦脉	端直以长,如按琴弦	肝胆病、疼痛、痰饮
		紧脉	绷直弹指,状如转索	实寒、疼痛、宿食

（二）按诊

按诊指用手直接触摸或按叩患者某些体表部位,以了解局部冷热、润燥、软硬、压痛、肿块及其他异常,尤对脘腹部疾病的诊断有着重要意义。

1. 按肌表 若初按热甚,久按不热,是热在表;若久按热甚,为热在里。肌肤濡软,按之得缓,属虚证;硬痛拒按,属实证。轻按即痛,病在表浅;重按得痛,病在深部。重手按压肿胀部位,若按之凹陷,不能即起,为水肿;若按之凹陷,抬手即起,为气肿。

2. 按手足 四肢犹温,属阳虚;四肢厥冷,多病重。手足俱冷者,属阳虚寒盛;手足俱热,属阳盛热炽。若手足背热于手足心,多为外感发热;手足心热于手足背,多为内伤发热。

3. 按脘腹 腹痛喜按,按之得缓,腹壁柔软,多属虚证;腹痛拒按,按之加重,伴腹部硬满,多属实证。

4. **按腧穴** 用单手或双手的食指或拇指按压腧穴,若触及结节或条索状物时,应在穴位处滑动按寻。若结节出现在肺俞穴,或中府穴有明显压痛,提示肺病;上巨虚穴下 1～2 寸处有压痛,提示肠痈。

第七节 辨 证

辨证即在中医理论的指导下,运用整体观念,将四诊收集的病史、症状、体征等资料进行综合分析,辨明疾病的病因、病位、病性,是中医学认识和诊断疾病的方法。辨证的方法主要有八纲、脏腑、气血津液、卫气营血、六经、三焦、经络辨证和病因辨证等,其中八纲辨证是各种辨证的总纲。脏腑辨证是其他各种辨证的基础。

一、八纲辨证

八纲,即阴、阳、表、里、寒、热、虚、实。运用八纲对四诊所收集的资料进行综合分析,从而初步获得病变部位、性质及邪正盛衰等方面的情况,称为八纲辨证。阴、阳是八纲的总纲。

(一)表里辨证

表里是辨别病位内外深浅的一对纲领。表和里是相对的概念,从部位上看,身体的皮毛、肌腠、经络相对在外,而脏腑、骨髓相对在内。

1. **表证** 指外感经皮毛、口鼻侵入机体、所致病位浅在肌肤的证候。表证多具有起病急、病程短、病位浅的特点。其多见于外感疾病的初期阶段。

[证候表现]恶寒发热或恶风,头身疼痛,舌苔薄白,脉浮为主,常兼有鼻塞流涕、喷嚏、咳嗽等症状。

[证候分析]六淫邪气从皮毛、口鼻侵入,卫气受遏,失于温养肌表,故恶寒;肺失宣肃,故见恶风、鼻塞流涕、头痛、咳嗽等症;邪未入里,舌象尚无明显变化,出现薄白苔;外邪袭表,正气奋起抗邪,脉气鼓动于外,故脉浮。

2. **里证** 指疾病部位在内,深入于脏腑、气血、骨髓所表现的证候。里证与表证相对而言,其概念非常笼统,范围非常广泛,可以说凡不是表证(半表半里证)的特定证候,一般都属于里证的范畴,即所谓"非表即里"。里证多见外感病的中、后期阶段,或见于内伤杂病之中,具有病位较深、病情较重、病程较长的基本特征。

[证候表现]里证病因复杂,病位广泛,但其基本特征是没有新起恶寒发热,以脏腑症状为主要表现。本章节的寒热虚实辨证,以及后面的气血津液、脏腑等辨证所述均属里证的范畴。

[证候分析]里证的范围甚广,除了表证和半表半里证外,一般都属里证范畴。因外邪袭表,表证不解,病邪传里,形成里证;外邪直接侵犯脏腑、气血、骨髓而成,即所谓"直中"为病;情志内伤、饮食劳倦等因素,直接损伤脏腑气血,脏腑气血功能紊乱或年老精气自衰而致。

（二）寒热辨证

寒热是辨别疾病性质的两个纲领。疾病的性质不仅是为寒为热，由于寒热较突出反映了疾病中机体阴阳的偏盛与偏衰，而阴阳是决定疾病性质的根本。阴盛或阳虚表现为寒证，阳盛或阴虚表现为热证。《素问·至真要大论》说："寒者热之，热者寒之"，即辨别疾病性质的寒热，是治疗和护理时立法施护的依据之一。

1. 寒证　指感受寒邪，或阳虚阴盛，导致机体功能活动受抑制所表现出具有冷、凉为主的一类证候。

［证候表现］恶寒或畏寒喜暖，面色苍白，口淡不渴，肢冷蜷卧，小便清长，大便稀溏，舌淡苔白而润滑，脉紧或迟等。

［证候分析］寒证多因外感寒邪，或因内伤久病而耗伤阳气，或过服生冷寒凉，阴寒偏盛所致。寒证包括虚寒、实寒、表寒、里寒等证。

2. 热证　指感受热邪，或阴虚阳亢，导致机体的功能活动亢进而表现出具有温、热为主的一类证候。

［证候表现］发热，恶热喜凉，口渴喜冷饮，面红目赤，烦躁不宁，痰、涕黄稠，大便干结，小便短赤，舌红苔黄而干燥少津，脉数等。

［证候分析］热证多因外感热邪，或素体阳盛，或寒邪入里化热，或情志内伤，郁而化火，或过食辛辣，蓄积为热，而导致体内阳热过盛，或房事劳伤，劫夺阴精，阴虚阳亢所致。

（三）虚实辨证

虚实是辨别邪正盛衰的一对纲领，主要反映疾病过程中人体正气和致病邪气的盛衰变化及力量对比。虚证则主要取决于正气虚方面；实证主要取决于邪气盛方面。

1. 虚证　是对人体正气亏虚，脏腑功能低下所致各种临床表现的病历概括。多见于素体虚弱，后天失调，或久病、重病之后。因气血阴阳虚损的不同，故而临床上又有气虚、血虚、阴虚、阳虚的区别。

［证候表现］阳虚证表现为形寒肢冷，面色白，神疲乏力，少气懒言，自汗，口淡不渴，小便清长，大便稀溏，舌淡苔白，脉弱。阴虚证表现为五心烦热，午后潮热，盗汗，颧红，咽干，手足心热，小便短黄，舌红少苔，脉细数。血虚证表现为面色苍白或萎黄无华，唇色淡白，心悸失眠，头晕眼花，手足麻木，妇人月经量少或经闭，舌质淡，脉细无力。气虚证表现为面色无华，少气懒言，语声低微，疲倦乏力，自汗，动则诸症加重，舌淡，脉虚弱。

［证候分析］因先天不足和后天失调两个方面的原因所致，以后天失调为主。如七情劳倦，内伤脏腑气血；饮食失调，后天之本不固；房事过度，耗伤肾脏元真之气；或久病失治误治，损伤正气等，均可成为虚证。

2. 实证　对人体邪气亢盛而正气不虚时所致各种临床表现的病历概括。它是指邪气过盛、脏腑功能亢盛所表现出来的证候。

［证候表现］发热，形体壮实，声高气粗，精神烦躁，腹胀痛拒按，大便秘结或下痢，里急后重，小便短赤，舌苔厚腻，脉实有力等。

［证候分析］实证形成的原因有两方面。一是风寒暑湿燥火、疫疠及虫毒等邪气侵入人体的初期和中期，邪气壅盛而正气未虚，邪正斗争剧烈，形成实证；二是由于脏腑功能失调，致水、湿、痰、

饮、瘀血、食积、虫积、脓等有形病理产物停留于体内而成。

（四）阴阳辨证

阴阳是辨别疾病属性的一对纲领，是八纲辨证的总纲，它概括了其他三对纲领，即表、热、实属阳，里、寒、虚属阴。

1. 阴证　凡符合阴的一般属性的证候，称为阴证。多见抑制、沉静、衰退、晦暗等表现的里证、寒证、虚证，以及症状表现于内的、向下的、不易发现的，或病邪性质为阴邪致病、病情变化较慢等，均属阴证范畴。

[证候表现] 精神萎靡，面色暗淡，身重蜷卧，畏冷肢凉，倦怠无力，语声低怯，胃纳差，口淡不渴，小便清长，大便稀溏，舌淡胖嫩，脉沉迟、或弱或细。

[证候分析] 精神萎靡，声低乏力，是气虚的表现；畏冷肢凉，口淡不渴，小便清长，大便稀溏，是里寒的症状；舌淡胖嫩，脉沉迟或弱或细均为虚寒之象。

2. 阳证　凡符合阳的一般属性的证候，称为阳证。多见兴奋、躁动、亢进、明亮等表现的表证、热证、实证，以及症状表现于外的、向上的、容易发现的，或者病邪性质为阳邪致病、病情变化较快等。

[证候表现] 面色赤，恶寒发热，肌肤灼热，语声高亢，呼吸气粗，心烦，烦躁不安，喘促痰鸣，口干渴饮，小便短赤涩痛，大便秘结奇臭，舌红绛，苔黄黑生芒刺，脉浮数、洪大、滑实。

[证候分析] 恶寒发热并见是表证；面红，肌肤灼热，心烦，烦躁不安，口干渴饮，小便短赤涩痛，为热证；语声高亢，呼吸气粗，喘促痰鸣，大便秘结，为实证；舌红绛，苔黄黑生芒刺，脉浮数、洪大、滑实，均为高热之象。

3. 亡阴证　指阴液大量耗损而欲竭而表现的危重证候。

[证候表现] 身热，汗出而黏，呼吸短促，手足温，烦躁不安，渴喜冷饮，面色潮红，舌红而干，脉细数无力。

[证候分析] 在久病阴液亏虚的基础上进一步发展而成的，或因高热伤阴、大汗不止、剧烈吐泻、大量出血、严重烧伤而致阴液暴伤。

4. 亡阳证　指体内阳气极度衰微而欲脱而表现的危重证候。

[证候表现] 面色苍白，精神淡漠，大汗淋漓，身畏寒，手足厥逆，气息微弱，口不渴或渴喜热饮，舌淡，脉微欲绝。

[证候分析] 在阳气虚衰的基础上进一步恶化所致；也可因阴寒之邪极盛而导致阳气暴伤；或者因大汗、剧烈吐泻、大出血等导致阳随阴脱；或因中毒、严重外伤等而致阳气暴脱。

二、气血津液辨证

（一）气血病辨证

气血病辨证是运用气血津液理论，分析、判断气、血、津液有无亏虚或运行障碍的辨证方法。

1. 气虚类证　包括气虚证、气陷证和气脱证。

（1）气虚证：指元气不足，导致气的基本功能减退，脏腑组织功能活动减退所表现的虚弱证候。

[证候表现] 少气懒言，语声低微，神疲乏力，头晕目眩，面色少华，自汗，活动时诸症加剧，舌淡

苔白,脉虚无力。

[证候分析]多因元气亏虚,久病体虚,劳累过度,年老体弱,或先天不足、后天饮食失调等引起。

(2)气陷证:指气虚无力升举而反下陷的虚弱证候。

[证候表现]头晕目眩,神疲乏力,少气倦怠,便意频频,久利久泄,形体消瘦,腹部有坠胀感,脱肛,子宫或胃等内脏下垂,舌淡苔白,脉弱。

[证候分析]因劳累过度,损伤某一脏气,或久病失养等所致。多由气虚证进一步发展而来,故兼见头晕目眩、少气倦怠、舌淡苔白、脉弱等。

(3)气脱证:指元气亏虚已极,气息奄奄欲脱所表现的危重证候。

[证候表现]呼吸微弱而不规则,汗出不止,面色苍白,神识朦胧,昏迷或昏仆,口开目合,手撒身软,二便失禁,舌质淡白,苔白润,脉微欲绝。

[证候分析]由气虚进一步发展而来,或因剧烈吐泻、大汗、大出血,或者因极度疲劳、长期饥饿等导致。

2.血虚类证　包括血虚证和血脱证。

(1)血虚证:指因血液亏虚,造成脏腑、经络、组织不能濡养的虚弱证候。

[证候表现]眼睑、口唇及爪甲淡白,手足麻木,面白无华或萎黄,头晕眼花,心悸失眠,妇女经血量少色淡,甚或闭经,舌淡苔白,脉细而无力。

[证候分析]因先天禀赋不足,或脾胃虚弱,生化乏源,或各种急慢性出血,或久病不愈,或思虑过度,暗耗阴血,或瘀血阻络,新血不生,或肠寄生虫,影响脾胃运化,导致血化乏源等。

(2)血脱证:指因长期反复的出血或者突然大量出血,导致血液亡脱的危重证候。

[证候表现]面色苍白,夭然不泽,四肢厥冷,头晕目眩,心悸怔忡,气微而短甚至昏厥,舌淡白,脉芤或微欲绝。

[证候分析]因突然大量的出血,如便血、呕血、崩漏或外伤失血等,导致血虚进一步发展所造成。

3.气血两虚类证　当气病或者血病发展到一定的程度,影响到另一方的生理功能,发生病变所形成的证候。气血两虚类证包括气血两虚证、气不摄血证及气随血脱证等。其中,气随血脱证是血脱证中大失血的结果,其证因分析同血脱证。故在此只介绍气血两虚证、气不摄血证。

(1)气血两虚证:指气虚和血虚同时存在的证候。

[证候表现]少气懒言,心悸失眠,头晕目眩,乏力自汗,面色淡白或萎黄,唇甲淡白,舌淡嫩,脉细弱。

[证候分析]因久病不愈,导致气虚不能生血,或血虚无以化气。

(2)气不摄血证:指因气虚不能统摄血液,血液溢脉外而见出血证候。

[证候表现]鼻衄,气短,吐血,便血,皮下瘀斑,神疲乏力,崩漏,妇女月经过多,面色白,舌淡,脉细弱。

[证候分析]多由久病气虚,或慢性失血,气随血耗,进而气虚不能统摄血液所致。

4.气滞类证　气滞类证包括气滞证、气逆证和气闭证。

(1)气滞证:指人体局部或全身气机阻滞,导致运行不畅的证候。

[证候表现]胸胁、乳房及脘腹胀痛、窜痛,痛无定处,按之无形,疼痛时轻时重,痛胀常随嗳气、

矢气或叹息,脉象弦,舌象多无明显变化。

[证候分析]七情郁结,各种病邪内阻,脏气虚弱,运行无力等,均能导致气机郁滞。

(2)气逆证:指因气机升降失常,逆而向上所致的证候。临床上以肺胃之气上逆和肝气升发太过最为多见。

[证候表现]胃气上逆,故呃逆、嗳气;肺气上逆,故咳嗽、喘息;肝气上逆,故眩晕。

[证候分析]多因外邪或某些病理产物侵犯肺胃,或情志异常,恼怒伤肝所致。

(3)气闭证:指因邪气阻闭神经、脏器或官窍导致的气机逆乱,表现为突发昏厥或绞痛的危重证候。

[证候表现]突发神昏、晕厥,四肢厥冷,或见绞痛,二便不通,并有呼吸气粗,声高,舌暗苔厚,脉沉实有力。

[证候分析]因大怒、暴惊、忧思过极等强烈的精神刺激,闭阻气机,或瘀血、砂石、蛔虫、痰浊阻塞脉络、管腔等所致。

5. 血瘀证　指瘀血内阻,血行不畅所导致的证候。

[证候表现]表现为疼痛、肿块、出血、瘀血等。疼痛如针刺、刀割,痛有定处、拒按,常在夜间加重。在体表色呈青紫;在体内触之坚硬,按之不移,称为积。出血常反复不止,呈紫暗色,血中多夹有血块,或大便色如柏油状,或妇女崩漏。舌质紫暗,有瘀、瘀斑,或舌下络脉曲张,脉细涩或结代,或无脉。

[证候分析]多由外伤、跌仆等损伤导致体内出血,离经之血未及时排出或者消散,蓄积在体内导致瘀血;气滞导致血行不畅而形成瘀血;血寒而致血脉凝滞;血热而致血液壅聚,血液受煎熬浓缩而形成瘀血;气虚推动无力导致血行缓慢而形成瘀血。

6. 血寒证　指因局部脉络寒凝气滞,表现为血行不畅所出现的证候。

[证候表现]手足或少腹冷痛,得温则痛减,遇寒则加剧,肤色紫暗发凉,形寒肢冷,妇女月经愆期,经色紫暗并夹有血块,舌紫暗,苔白,脉沉迟涩。

[证候分析]多因阴寒内盛或寒邪侵犯血脉,凝滞脉络而成。

7. 血热证　指邪热侵入血分而迫血妄行所表现的实热证候。

[证候表现]身热夜甚,面赤,口渴,心烦,失眠,躁扰不宁,甚至狂乱,神昏谵语,或咯血、吐血、尿血、便血,妇女月经先期、量多,舌红绛,脉滑数或弦数。

[证候分析]外感温热之邪;其他邪气化热;情志过极,气郁化火;过食辛辣燥热之品等致火热内炽。

(二)津液病辨证

根据津液的生理病理特点,辨别疾病当前病理本质中是否存在津液亏损或运行障碍的辨证方法。

1. 津液不足证　指由于津液亏少,滋润濡养作用减退所致的以燥化为特征的证候。该证候可属燥证、阴虚范畴。

[证候表现]口燥咽干,唇燥而裂,口渴欲水,皮肤干枯,目眶凹陷,小便短少,大便干结,舌红少津,脉细数。

[证候分析]津亏失去濡养,见口唇、皮肤干燥;津伤尿液化源不足,见小便短少;大肠失去濡养

见大便干结。津亏内热致舌红少津。

2. 痰证　指痰浊停聚或流窜于脏腑、经络、组织之间而表现的证候。

［证候表现］咳嗽痰多，质稠，胸闷咳喘，喉中痰鸣，脘痞，恶心纳呆，呕吐痰涎，肢体麻木，头晕目眩，表情淡漠，神昏神乱，喉中异物感，舌苔白腻，脉滑。

［证候分析］如痰浊阻肺，肺失宣降，水液停聚或被火热煎熬，则生成痰；脾失健运，则水湿停蓄，凝聚不散则成痰；肾阳不足，不能助脾运化，或肾阴亏虚，虚火煎灼津液，均可生成痰浊。

3. 饮证　指饮邪停滞于胃肠、胸胁心肺、四肢等处所表现的证候。

［证候表现］脘腹痞满，泛吐清水，水声辘辘，咳痰清稀，咳逆倚息不得平卧，喉中有哮鸣声，胸闷心悸，或胸胁饱满，咳唾引痛，小便不利，肢体浮肿、身体困重，头晕目眩，苔白滑，脉弦或滑。

［证候分析］水液转输、敷布发生障碍，从而停聚为病。

4. 水停证　指体内水液停聚所形成的最清稀而善流动的病理性产物。

［证候表现］头面、肢体甚或全身水肿，按之凹陷不起，或腹部膨隆胀满，叩之呈浊音或移动性浊音，按之如囊裹水，小便不利，身体困重，舌体胖大，苔白滑，脉沉弦。

［证候分析］因风邪外袭，湿邪内侵，或劳倦内伤、房事不节、久病伤肾、过用攻伐等，影响肺、脾、肾的气化，从而导致水液停聚、泛溢，形成水停证。此外，瘀血内阻也可影响水液运行，使水液蓄积而发病。

三、脏腑辨证

脏腑辨证，是在认识脏腑生理功能和病理变化的基础上，通过四诊收集病情资料，进行归纳，判断病变的脏腑部位、性质、邪正盛衰的辨证方法。

（一）心与小肠病辨证

1. 心气虚、心阳虚　指因心气不足，导致推动无力所表现出来的证候。

［证候表现］两者共有的症状特点有面白、脉细弱，心悸和胸闷气短等，且在运动后加剧。此外，心气虚还表现为面白而无华，舌苔淡白，倦怠乏力；心阳虚则表现为四肢厥冷、胸痛畏寒，舌淡胖，苔白滑。

［证候分析］若见心之常见症状，又兼见气虚证的共见症者，则为心气虚证。若见心之常见症状，又兼见阳虚证之共见症者，则为心阳虚证。心气虚或心阳虚，心脏鼓动乏力，不能推动血液正常运行而强为鼓动，故见心悸；心气不足，胸中宗气运转无力，则见气短；动则耗气，故活动劳累时加重；气虚表卫不固，则自汗出；心气不足，血液运行无力，不能上荣，故见面白无华，舌淡；气血不足，不能充盈脉管或脉气不相连续，故其脉细弱或结代；气虚及阳，损伤心阳，则为心阳虚；心阳虚则心脉阻滞，气血运行不畅，则心胸憋闷，舌质紫暗；心阳虚不能温煦周身，故可见形寒肢冷。

2. 心血虚、心阴虚　指心血不足，心失濡养所出现的证候。

［证候表现］心悸、失眠多梦；若见面白无华，眩晕，唇舌色淡，脉细，则为心血虚证；若兼见心烦，颧红，潮热，五心烦热，盗汗，舌红少苔，脉细数，则为心阴虚证。

［证候分析］以心的常见症状又兼见血虚证，则为心血虚证；以心的常见症状又兼见阴虚证之见证，则为心阴虚证。心血不足，心失所养，故出现心悸，失眠多梦；心血虚时，不能上荣充盈于脉，故

见眩晕,面白无华,唇舌色淡,脉细;心阴虚,则心阳偏亢,虚火内扰,故见五心烦热,潮热,盗汗,舌红少苔,脉细数。

3. 心火炽盛 指心火炽盛所表现的证候。

[证候表现] 心中烦热,夜不能寐,面赤口渴,舌尖红赤,苔黄,脉数;或见口舌生疮,舌体糜烂疼痛,或吐血衄血,甚或狂躁、谵语等。

[证候分析] 因六淫内郁化火,或七情郁久化火所致。心火炽盛,内扰心神,轻者心中烦热,夜不能寐;重者狂躁,谵语。灼伤津液,故见口渴,尿黄,便秘。心火上炎,则其舌体糜烂疼痛,或见口舌生疮,舌尖红赤。灼伤络脉,迫血妄行,则吐衄、苔黄、脉数有力等实热之象。

4. 心脉痹阻 指瘀血、痰浊、寒凝及气滞等阻滞心脉所表现的证候。

[证候表现] 心悸怔忡,心胸憋闷刺痛,痛引肩背内臂,时发时止,或痛如针刺,舌质紫暗或见瘀点、瘀斑,脉细涩或结代;重者暴痛欲绝,口唇青紫,肢厥神昏,脉微欲绝。

[证候分析] 因阳气不足,血液运行无力使瘀血内阻或痰浊停聚,则心脉痹阻、心阳不振,气血运行不畅则心脉痹阻,故心悸怔忡,心胸憋闷刺痛;手少阴心经循肩背而行,故致肩背内臂疼痛;心血瘀阻,见面唇青紫,舌紫暗或见瘀斑、瘀点,脉细涩或结代;心阳暴绝,血脉凝滞不通,则心胸暴痛,见口唇青紫,甚至神昏,脉微欲绝。

5. 小肠实热 指小肠里热炽盛所表现的证候。

[证候表现] 心烦口渴,口舌生疮,小便赤涩,尿道灼痛,或尿血,舌红苔黄,脉数。

[证候分析] 多因心火下移小肠所致。心火内盛,热扰心神则心烦;热盛伤津见口渴;心与小肠相表里,心火下移至小肠,故小便赤涩、尿道灼痛;热甚灼伤阴络则见尿血;舌红苔黄,脉数为里热之象。

(二)肺与大肠病辨证

1. 肺气虚 指肺气不足和卫表不固所表现的证候。

[证候表现] 咳喘无力,动则喘促,面色淡白无华,倦怠乏力,声音低微,痰清稀,或有自汗畏风,易于感冒,舌淡,脉虚弱。

[证候分析] 肺气亏虚,宗气生化不足,故咳喘无力,动则喘促;气虚,则气短,自汗,面色淡白无华;肺气虚不能输布津液,聚而成痰,故痰多清晰;面色无华,倦怠乏力,声低,舌淡,脉虚,均为肺气虚之证。

2. 肺阴虚 指肺阴不足,虚热内生所表现的证候。

[证候表现] 干咳无痰,或痰少而黏,或痰中痰带血,口干咽燥,声音嘶哑,形体消瘦,午后潮热,颧红,舌红少津,脉细数。

[证候分析] 肺阴不足,虚火内灼,肺为热蒸,气机上逆,则致咳嗽;肺津为热灼,炼液成痰,则痰少质黏;虚火灼伤肺络,见痰中带血;津液耗伤不能上润于咽喉,则口干咽燥;虚火内炽则午后潮热;虚热上炎则颧红;舌红少津,脉细数,均为阴虚火旺之证。

3. 风寒袭肺 指风寒外袭,肺卫失宣所表现的证候。

[证候表现] 咳嗽痰稀色白,鼻塞流清涕,恶寒重,发热轻,无汗,头身疼痛,苔薄白,脉浮紧。

[证候分析] 风寒袭肺,肺气上逆则咳嗽、痰稀薄色白;肺失宣降,故有鼻塞流清涕;邪客肺卫,卫气郁遏见恶寒;正气抗邪,邪正交争见发热;毛窍郁闭则无汗;苔薄脉浮紧,为风寒袭表之证。

4. 风热犯肺 指风热之邪侵犯肺卫所表现的证候。

[证候表现] 咳嗽，痰稠色黄，咯痰不爽，恶风发热，口渴咽痛，目赤头痛，鼻塞流黄浊涕，舌尖红，苔薄黄，脉浮数。

[证候分析] 风热犯肺，肺失清肃，则咳嗽鼻塞；风热灼肺津，则痰黄稠咯痰不爽；肺卫受邪，卫阳抗邪则发热；卫气被郁，则微恶风寒；咽喉为肺之门户，风热上壅，则见口渴，咽喉干痛；肺为风热侵袭，则舌尖红；目赤身痛，苔薄黄，脉浮数，皆为风热犯肺之证。

5. 燥邪犯肺 指燥邪侵犯肺卫所表现的证候。

[证候表现] 干咳无痰或痰少而黏，不易咳出，唇舌口鼻咽干燥，或身热恶寒，胸痛咯血，舌干红，苔白或黄，脉浮数或细数。

[证候分析] 多因秋令燥邪犯肺，耗伤肺津，津亏液少，肺失滋润，清肃失职，故见干咳无痰或痰少而黏，不易咳出；燥伤肺津，津液不布，则唇口舌干，鼻咽喉干燥；肺气通于皮毛，肺为燥邪所袭，肺卫失宣，故身热恶寒，脉浮；燥邪化火，灼伤肺络，故胸痛咯血；燥邪伤津，津伤阳亢，故唇舌干红；燥邪袭表则苔白；燥热伤肺则苔黄、脉浮数或细数。

6. 痰热壅肺 指热邪夹痰内壅于肺所表现的实热证候。

[证候表现] 咳嗽气喘，呼吸急促甚则鼻翼翕动，咳痰黄稠或痰中带血，或咯脓血痰有腥臭味，发热，胸痛，烦躁不安，口渴，小便黄，大便秘结，舌红苔黄腻，脉滑数。

[证候分析] 多因温热之邪从口鼻而入，热邪壅肺，煎熬津液成痰，痰热郁阻，肺气不利，宣降失常，故见咳喘，呼吸气促，鼻翼翕动，痰黄稠；痰热阻滞肺络则胸痛，血败肉腐化脓，则咯吐血腥、臭痰；热邪郁遏于里，肺热炽盛，痰热内灼阴津，故身热口渴，小便黄，大便秘结；痰热内扰心神，则烦躁不宁；舌红苔黄腻，脉滑数，皆为痰热内壅之证。

7. 痰湿阻肺 指由痰湿阻滞于肺而表现的证候。

[证候表现] 咳嗽痰多，色白而黏，容易咳出，胸部满闷或见气喘，喉中痰鸣，舌淡苔白腻，脉滑。

[证候分析] 多因久咳伤肺，肺不布津，水湿停聚而成为痰湿；或由脾虚生湿，输布失常，水湿凝聚为痰，上渍于肺；或感受寒邪，肺失宣降，水液停聚而为痰湿所致。痰湿阻肺，肺气上逆，故有咳嗽痰多，痰黏易咳出；痰湿阻滞气道，肺气不利影响气机升降，则见胸部满闷，甚则气喘痰鸣；舌淡苔白腻，脉滑，皆为痰湿内阻之证。

8. 大肠湿热 指湿热蕴结于大肠所表现的证候。

[证候表现] 腹痛，下痢脓血，里急后重，肛门灼热，口渴，小便短赤，舌红苔黄腻，脉滑数或濡数。

[证候分析] 本证多因饮食不节，嗜食肥甘厚味，或进食不洁之物，导致湿热侵犯肠胃所致。湿热蕴结于大肠，胶结不解，壅阻气机，传导失常，故见腹痛，里急后重；湿热熏灼肠道，脉络损伤，血腐成脓，故见下痢脓血；湿热下注大肠，传导失职，则泄泻秽浊，肛门灼热；发热口渴，舌红苔黄腻，脉滑数，均为湿热内结之证。

9. 大肠液亏 指大肠津亏液少所表现的证候。

[证候表现] 大便干燥，难于排出，舌唇干燥，咽干口臭，头晕，舌红少津，脉细。

[证候分析] 本证多由于热病后，或汗吐下后，肠道无津以润，以致粪便在肠道中涩滞难下；阴伤于内，故口唇及咽部失润而见干燥；大便日久不下，浊气不得下泄而上逆，故见口臭头晕；阴津不足，虚火上扰，故有舌红少津；阴液不足，脉道不充，则脉细。

（三）脾与胃病辨证

1. **脾气虚**　指脾气不足，运化失健而出现的证候。

〔证候表现〕纳少腹胀，饭后尤甚，口淡无味，便溏，面色萎黄，少气懒言，四肢倦怠，形体消瘦，舌淡苔白，脉缓弱。

〔证候分析〕脾气虚，运化失常，水谷内停则纳少腹胀；水湿不化，灌注肠中，则便溏；脾虚食少，精微不布，气血匮乏，不荣润于面，见面色萎黄；肌体失于奉养，则少气懒言，四肢倦怠，形体消瘦；舌淡苔白，脉缓弱，皆为脾气亏虚、气血不充之证。

2. **脾阳虚**　指脾阳虚衰，阴寒内盛所表现出的证候。

〔证候表现〕纳呆食少，脘腹胀满冷痛，喜温喜按，畏寒肢冷，面色萎黄，口淡不渴，或肢体困重，或周身水肿，大便溏薄清稀，或白带量多质稀，舌质淡胖，苔白滑，脉沉迟无力。

〔证候分析〕脾阳虚衰，运化失健，故见食少纳呆，脘腹胀满；中阳不振，寒凝气滞，故腹中冷痛，喜温喜按；阳虚无从温煦，故畏寒肢冷；中阳不运，水湿内盛，水湿流注肠中，故便溏清稀；水湿泛溢肌肤，故周身水肿；水湿下注，故白带清稀量多；舌淡胖、苔白滑，脉沉迟无力，均为脾阳虚之证。

3. **脾不统血**　指脾气虚不能统摄血液所表现的证候。

〔证候表现〕便血，尿血，肌衄，鼻衄，齿衄或妇人月经过多，崩漏，伴有食少便溏，神疲乏力，少气懒言，面白无华，舌淡，脉细弱。

〔证候分析〕脾气虚失于统摄，血液不能循经而行，溢于肌肤，故见肌衄；溢于胃肠，则便血；溢于膀胱，则见尿血；脾虚统血无权，冲任不固，故月经过多，甚至崩漏；食少便溏，神疲乏力，舌质淡，脉细弱，均为脾气虚甚之证。

4. **寒湿困脾**　指寒湿内盛，脾阳受困所表现的证候。

〔证候表现〕脘腹痞闷，食少便溏，泛恶欲吐，口黏乏味，头身沉重，面色晦黄或见肢体水肿，小便短少，妇人白带过多，舌淡胖，苔白腻，脉濡缓。

〔证候分析〕寒湿伤中阳，升降失常，故见脘腹痞闷，重则作胀疼痛，食少便溏，泛恶欲吐，口黏乏味；寒湿困阻，故头重身困；脾为湿困，生化不足，气血不能外荣，故有面色晦黄；寒湿困阳，湿泛肌表，故见肢体水肿，小便短少；寒湿渗注于下，故白带量多；舌胖苔腻，脉濡，皆为寒湿内盛之证。

5. **胃阴虚**　指胃阴亏虚，虚热内生所表现的证候。

〔证候表现〕胃脘隐痛，饥不欲食，口燥咽干，或脘痞不舒，干呕呃逆，形瘦便干，舌红少津，脉细数。

〔证候分析〕胃阴不足，胃阳偏亢，虚热内生，胃气不和，故见胃脘隐痛，饥不欲食；上不能滋润咽喉，故口燥咽干；下不能濡润大肠，故大便干结；形体失养，故消瘦；阴虚热扰，胃气上逆，则见干呕呃逆；舌红少津，脉细数，皆为阴虚内热之证。

6. **胃火炽盛**　指胃中火热炽盛所表现的证候。

〔证候表现〕胃脘灼热疼痛，吞酸嘈杂，或食入即吐，渴喜冷饮，消谷善饥，或牙龈肿痛溃烂，齿衄，口臭，小便短黄，大便秘结，舌红苔黄，脉滑数。

〔证候分析〕胃火内炽，煎灼津液，故见胃脘灼热疼痛，渴喜冷饮；肝胃气火上逆，则吞酸嘈杂，呕吐，或食入即吐；胃热炽盛，腐熟水谷功能亢进，故消谷善饥；胃热上蒸，故有口臭，齿龈肿痛或溃烂；热灼血络，迫血妄行，故见齿衄；便结，溲短黄，舌红苔黄，脉滑数，皆为胃中热盛之证。

7. 食滞胃脘　指食物停滞胃脘所表现的证候。

[证候表现] 脘腹胀满或疼痛，嗳腐吞酸，或呕吐酸腐饮食，吐后腹痛得减，厌食，矢气酸臭，大便溏泄，泻下物酸腐臭秽，舌苔厚腻，脉滑。

[证候分析] 食滞胃脘，阻滞气机，故见脘腹胀满疼痛；胃失和降而上逆，见嗳腐吞酸，吐酸臭馊食，厌食；实邪得消，故腹胀痛得减；食浊下趋，积于肠道，矢气酸臭，泻下物酸腐臭秽；苔厚腻，脉滑，皆为食浊内阻之证。

8. 胃阳虚　指胃中阳气不足所表现的证候。

[证候表现] 胃脘隐痛，吐清水，喜温喜按，得食痛减，面色白，畏冷肢凉，神疲乏力，舌质淡，苔白，脉弱。

[证候分析] 是由胃气虚证发展而致。胃为阳土，主受纳腐熟水谷，今胃阳不足，虚寒内生，阳不化气，故见胃脘隐痛，时发时止；得温得食得按，则寒气可散，胃络得养，热气得至，其症自解；阳虚胃寒，水饮不化，故吐清水；阳虚生外寒，温煦功能减退，故见面色白，畏冷肢凉；食少，生化乏源，机体失养，故神疲乏力；舌质淡，苔白，脉弱，皆为阳虚之证。

9. 胃腑气滞　亦称肝气犯胃证，是指木郁伐土，不利于胃之和降所表现的证候。

[证候表现] 胃脘胀满，疼痛连胁，嗳气频作，呃逆呕吐，食少嘈杂吞酸，郁闷不畅，烦躁易怒，舌省薄黄，脉弦。

[证候分析] 多由肝郁气滞致胃腑气滞，不得散越，故见胃脘胀满；肝脉布于胁肋，故有窜痛连胁；胃失和降，气逆于上，故嗳气频作，呃逆呕吐；气滞胃中，肝失条达，郁而生热，故嘈杂吞酸；气滞不舒，肝失条达，故情志抑郁或见烦躁易怒；胃腑气滞，不能受纳，故饮食减少；气郁胃中，久而生热，故其苔薄黄；肝胃气滞则脉弦。

（四）肝与胆病辨证

1. 肝气郁结　指肝失疏泄，气机郁滞而表现的证候。

[证候表现] 情志抑郁或易怒，善太息，胸胁或少腹胀闷窜痛，或咽部梅核气，或颈部瘿瘤，或癥块。妇女可见乳房胀痛，月经不调，痛经，甚则闭经。舌淡红，苔薄白，脉弦。

[证候分析] 肝气郁结，经气不利，故胸胁乳房、少腹胀闷疼痛或窜动作痛。肝主疏泄，气机郁结，则抑郁；久郁不解，失其柔顺舒畅之性，故易怒。气郁生痰，痰随气逆，循经搏结于咽，则见梅核气，积聚于颈项则为瘿瘤。气病及血，气滞血瘀，冲任不调，故月经不调或经行腹痛，甚则闭经。脉弦为肝气郁结之证。

2. 肝火上炎　指肝脏之火上逆所表现的证候。

[证候表现] 头晕胀痛，面红目赤，口苦咽干，急躁易怒，胁肋灼痛，便秘尿黄，耳鸣如潮，吐血衄血，舌红苔黄，脉弦数。

[证候分析] 肝火循经上攻头目，故头晕胀痛，面红目赤；胆气上逆，则口苦口干；肝失条达柔顺之性，故急躁易怒；肝火内炽，气血壅滞，两胁灼热疼痛；热盛耗津，便秘尿黄；肝热移胆，耳鸣如潮；火伤络脉，血热妄行，见吐血衄血。舌红苔黄，脉弦数，为肝经实火炽盛之证。

3. 肝阴虚　指肝阴亏虚，肝失濡养，虚热内扰所表现的证候。

[证候表现] 头晕眼花，两目干涩，或胁肋隐隐灼痛，两颧潮红，口咽干燥，五心烦热，潮热盗汗，舌红少苔，脉弦细数。

［证候分析］肝阴亏虚,头目失养,故头晕眼花,两目干涩。肝络失养,虚火内灼,故胁肋隐隐灼痛。阴虚不能制阳,虚热内生,故两颧潮红,五心烦热,潮热。阴虚内热,迫津外泄,故盗汗。阴液不能上承,故口干咽燥。舌红少津,脉弦细数,为肝阴不足,虚热内炽之证。

4. **肝血虚** 指肝血不足所表现的证候。

［证候表现］眩晕耳鸣,面白无华,爪甲不荣,夜寐多梦,视力减退或雀目,或见肢体麻木,关节拘急不利,手足震颤,肌肉瞤动,妇女常见月经量少、色淡,甚则经闭,舌淡苔白,脉弦细。

［证候分析］肝血不足,不能上荣头面,故眩晕耳鸣,面白无华;爪甲失养,则干枯不荣;血不足以安魂定志,故夜寐多梦;目失所养,故视力减退或雀盲。血虚筋脉失养,则见肢体麻木,关节拘急不利,手足震颤。妇女肝血不足,冲任不充,故月经量少、色淡,甚至闭经。舌淡苔白,脉弦细,为血虚之证。

5. **肝阳上亢** 指肝肾阴虚,不能制阳,致使肝阳偏亢所表现的证候。

［证候表现］眩晕耳鸣,头目胀痛,面红目赤,急躁易怒,腰膝酸软,头重脚轻,舌红少苔,脉弦有力。

［证候分析］肝肾之阴不足,肝阳亢逆无制,气血上冲,则眩晕耳鸣,头目胀痛,面红目赤;肝失柔顺,则急躁易怒;肝肾阴虚,经脉失养,故腰膝酸软;阳亢于上,阴亏于下,上盛下虚,故头重脚轻;舌红少苔,脉弦有力,为肝肾阴虚,肝阳亢盛之象。

6. **肝风内动** 指患者出现眩晕欲仆,震颤,抽搐等动摇不定症状为主要表现的证候。

(1) 肝阳化风:指肝阳亢逆无制而表现动风的证候。

［证候表现］眩晕欲仆,头摇而痛,项强肢颤,语言謇涩,手足麻木,步履不正,或猝然昏倒,不省人事,半身不遂,舌强不语,喉中痰鸣,舌红苔白或腻,脉弦有力。

［证候分析］肝阳化风,上扰头目,则眩晕欲仆,头痛不止;阳亢灼液为痰,风痰阻络,则项强肢颤,语言謇涩,手足麻木,半身不遂;风动于上,阴亏于下,上盛下虚,故步履不正;痰蒙清窍,见猝然昏倒,不省人事;痰随风升,故喉中痰鸣。舌红为阴虚之象,白苔示邪尚未化火,腻苔为夹痰之征;脉弦有力为风阳扰动之证。

(2) 热极生风:指热邪亢盛引动肝风所表现的证候。

［证候表现］高热神昏,躁热如狂,手足抽搐,颈项强直,甚则角弓反张,两目上视,牙关紧闭,舌红或绛,脉弦数。

［证候分析］热邪蒸腾,充斥三焦,故高热。热入心包,则神昏,躁犹如狂。热灼肝经,津液受烁,筋脉挛急,而见手足抽搐,颈项强直,角弓反张,两目上视,牙关紧闭。热扰营血,则舌色红绛;脉弦数为肝经火热之证。

(3) 阴虚动风:指阴液亏虚引动肝风而表现的证候。

［证候表现］手足震颤、蠕动甚或抽搐,眩晕耳鸣,形体消瘦,五心烦热,颧红潮热,咽干口燥,舌红少津,脉弦细数。

［证候分析］肝阴不足,筋脉失养,虚风内动而挛急,故手足震颤、蠕动甚或抽搐。阴虚不能上荣头目,故眩晕耳鸣。阴虚不足,形体失养,则见形体消瘦。阴虚不能制阳,虚热内生,故五心烦热,颧红潮热。阴液不能上承,故咽干口燥。舌红少津,脉弦细数,为肝阴不足,虚热内生之证。

(4) 血虚生风:指肝血亏虚、虚风内动所表现出的证候。

［证候表现］手足震颤,肌肉瞤动,关节拘急不利,肢体麻木,眩晕耳鸣,面色无华,爪甲不荣,舌

质淡,苔白,脉细。

[证候分析]本证多由急、慢性失血过多,或久病血虚所致。肝血不足,不能上荣于头面,故见眩晕耳鸣,面色无华,舌质淡;筋脉失去营血的濡养,则爪甲不荣;血虚动风,故见肢麻,筋挛,肉眲;血少则脉不充盈,故其脉细。

7.寒凝肝脉　指寒邪凝滞肝脉所表现的证候。

[证候表现]少腹、睾丸坠胀冷痛,或阴囊收缩引痛,受寒则甚,得热则缓,舌苔白滑,脉沉弦或迟。

[证候分析]肝脉抵少腹绕阴器,寒凝经脉,气血凝滞,故见少腹、睾丸坠胀冷痛。寒为阴邪,性主收引,筋脉拘急,可致阴囊收缩引痛。受寒则甚,得热则缓,舌苔白滑,脉沉弦或迟皆为寒盛之象。

8.胆郁痰扰　指胆失疏泄,痰热内扰所表现的证候。

[证候表现]头晕目眩耳鸣,惊悸不宁,烦躁不寐,口苦呕恶,胸闷太息,舌苔黄腻,脉弦滑。

[证候分析]胆脉络头目入耳,痰浊上扰,故头晕目眩耳鸣。胆为清净之腑,痰热内扰,胆气不宁,故惊悸不宁,烦躁不寐。胆气郁滞,则胸闷善太息。热蒸胆气上溢口苦,胆热犯胃,胃失和降,则泛恶呕吐。舌苔黄腻,脉象弦滑,为痰热内蕴之证。

（五）肾与膀胱病辨证

1.肾阳虚　指肾脏阳气虚衰所表现的证候。

[证候表现]腰膝酸软,形寒肢冷,以下肢为甚,头晕耳鸣,神疲乏力,阳痿,不孕,尿少,水肿或五更泄,面色白,舌质淡胖,脉沉弱。

[证候分析]多因素体阳虚或年高肾亏所致。肾阳虚则骨失所养,髓液不充,故见腰膝酸软;阳气不能温煦肌肤,故畏寒肢冷;阳气不足,阴寒盛于下,故下肢尤其两足发冷明显;阳衰精髓不足,脑失所养,故神疲,甚则头晕耳鸣;肾藏精主生殖,肾阳不足,命门火衰,其生殖功能减退,故见阳痿或精冷,不孕;阳虚气化不及,故尿少,水肿;阳虚血不达于面,故见面色白;不能温养脾胃,故五更泄;舌淡胖,脉沉弱,均为阳虚之证。

2.肾气不固　指肾气亏虚,固摄无权所表现的证候。

[证候表现]腰膝酸软,耳鸣耳聋,小便频数清长,遗尿,小便失禁或余沥不尽,夜尿多,滑精早泄,白带清稀,胎动易滑,舌淡苔白,脉沉弱。

[证候分析]多由年高肾气衰弱,或年幼肾气不充,或久病、劳损而伤肾,使肾气亏损,失去封藏固摄之权所致。肾气不固,肾与膀胱相表里,膀胱失约,不能贮藏津液,故小便频数,清长,遗尿,小便失禁或余沥不尽;夜为阴盛阳衰之时,今肾气虚则阴寒尤甚,故夜尿多;肾失封藏,精关不固,故滑精早泄;不能固胎涩带,故白带清稀,滑胎;腰为肾之府,开窍于耳,故有腰膝酸软,耳鸣耳聋;舌淡苔白,脉沉弱,皆为肾气虚之证。

3.肾阴虚　指肾阴不足,失于濡养,虚火内扰所表现的证候。

[证候表现]腰膝酸痛,眩晕耳鸣,失眠多梦,男子遗精早泄,女子经少经闭,或见崩漏,形体消瘦,潮热盗汗,五心烦热,咽干颧红,溲黄便干,舌红少津,脉细数。

[证候分析]多因久病伤肾,或房事过度,或患急性热病后,或情志内伤,耗伤肾阴所致。肾阴虚不能生髓充骨养脑,故见眩晕,耳鸣耳聋,腰膝酸软;肾阴不足,形体失于濡养则形瘦;阴虚生内热,故见五心烦热,失眠多梦,潮热盗汗,咽干;阴虚而相火妄动,火扰精室,则男子遗精或不育,女子崩

漏、经闭或不孕；舌红苔少而干,脉细数,均为阴虚火旺之证。

4. **肾精不足**　指肾精亏损,以致生长发育及生殖功能障碍为临床表现的证候。

[证候表现]男子精少不育,女子经闭不孕,性功能减退；小儿发育迟缓,身材矮小,智力低下,动作迟钝,囟门迟闭,骨骼痿软；成人可见早衰,发脱齿摇,耳鸣耳聋,健忘恍惚,足痿无力,舌淡,脉弱。

[证候分析]多因禀赋不足,先天元气不充,或后天失养所致。肾精亏虚,则性功能减退,男子精少不育,女子经闭不孕；精亏则髓少,髓少不能充骨养脑,骨骼失充,脑髓空虚,故见小儿五迟、五软；肾精不足,无以化生,故在小儿见发育迟缓,成人则见早衰,出现发脱齿摇、耳鸣耳聋、健忘恍惚、足痿无力等症,舌淡、脉弱为虚弱之象。

5. **肾不纳气**　指肾气虚衰,纳气无权,气不归元所表现的证候。

[证候表现]久病咳喘,呼多吸少,气不得续,动则尤甚,自汗神疲,声音低怯,腰膝酸软,舌淡苔白,脉沉弱。或喘息加剧,冷汗淋漓,肢冷面青,脉浮大无根；或气短息促,面赤心烦,咽干口燥,舌红,脉细数。

[证候分析]多由久病咳喘,肺虚及肾,或年老体衰,肾气虚弱所致。肺司呼吸,肾主纳气。经久咳喘,由肺及肾,肾虚下元不固,摄纳无权,气不归元,故见喘促,气短,呼多吸少,气不得续；动则耗气,故动则益甚；肾虚腰膝失养,故腰膝酸软；肾气虚亏,则自汗神疲,声音低怯；舌淡苔白,脉沉细无力,均为肺肾气虚之证。

6. **膀胱湿热**　指湿热蕴结膀胱所表现的证候。

[证候表现]尿频尿急,排尿艰涩,尿道灼痛,尿黄赤混浊或尿血,或有砂石,小腹胀痛急迫,或伴见发热,腰酸胀痛,舌红苔黄腻,脉滑数。

[证候分析]由外感湿热之邪蕴结于膀胱,或饮食不节,湿热内生,下注于膀胱所致。湿热蕴结,膀胱气化失常,故见小便短涩不利,淋漓不尽；湿热下迫尿道,故尿频、尿急、尿赤混浊；湿热阻滞,故尿痛；伤及阴络,则尿血；湿热煎熬津液,渣滓沉结而成砂石；湿热阻滞肾府,故腰痛；湿热郁蒸则发热；舌红苔黄腻,脉濡数,皆属湿热内阻之证。

四、其他辨证

(一)卫气营血辨证

1. **卫分证**　指温热病邪侵犯人体肌表,致使肺卫功能失常所表现的证候。其病变主要累及肺卫。

[证候表现]发热重恶寒轻,咳嗽,咽喉肿痛,常伴有头痛,口微渴,舌边尖红,脉浮数。

[证候分析]温邪初袭肌表,卫气被郁,肌肤失于温煦,故见恶寒；正邪交争于肌表,则发热；温为阳邪,温热之邪袭体,则发热重,恶寒轻；温热上扰于清窍,则头痛；温热犯表,肺失宣降,故咳嗽；咽喉为肺之门户,温热袭肺,则咽喉肿痛；热邪伤津不甚,则口微渴。舌边尖红脉浮数,为热邪在卫分之证。

2. **气分证**　指温热病邪内入脏腑,正盛邪实,正邪剧争,阳热亢盛所表现的证候。多为温热之邪由表入里,或直入气分所致。由于邪入脏腑、部位的不同,所反映的证候有多种类型,常见的有热壅于肺、热扰胸膈、热在肺胃、热迫大肠等。

［证候表现］发热不恶寒反恶热，心烦，口渴喜饮，舌红苔黄，脉数。或咳喘胸痛，咯吐黄稠痰；或心烦懊侬，坐卧不宁；或自汗，喘急，烦闷，渴甚，脉数而苔黄燥；或胸痞，烦渴，下利，谵语。

［证候分析］温热病邪，入于气分，正邪剧争，阳热亢盛，故发热而不恶寒反恶热，舌红苔黄，脉数；热甚津伤故口渴；热扰心神，故心烦谵语。若热壅于肺，气机不利，故咳喘胸痛；肺热炼液成痰，故痰多黄稠；若热扰胸膈，郁而不达，故烦闷懊侬，坐卧不宁；若热在肺胃，肺热郁蒸，胃津被灼，则自汗，喘急，渴甚而脉数，苔黄燥。若肺胃之热下迫大肠，肠热炽甚，热结旁流，则胸痞，烦渴，下利。

3. 营分证　指温热病邪内陷的深重阶段表现的证候。营行脉中，内通于心，故营分证以营阴受损，心神被扰的病变为其特点。

［证候表现］身热夜甚，口渴不甚，心烦不寐，甚或神昏谵语，斑疹隐现，舌质红绛，脉象细数。

［证候分析］邪热入营，灼伤营阴，真阴被劫，故身热夜甚，脉细数；邪热蒸腾营阴于上，故口渴不甚；心神被扰，故心烦不寐，神昏谵语；热窜血络，可见斑疹隐现而未全透；热势蒸腾，故舌质红绛。

［辨证要点］以身热夜甚，心烦不寐，舌红绛，脉细数为主要辨证依据。

4. 血分证　指温热邪气深入血分，损伤精血津液所表现出的证候，是卫气营血病变最后阶段的证候。典型的病理变化为热盛动血，心神错乱。

（1）血分实热证：指温热病邪深入营血，热盛血行或热极生风而表现的出血证候或肝风内动证候。

［证候表现］身热夜甚，躁扰不宁，或昏狂谵妄，斑疹透露、色紫或黑，或吐血、衄血，便血，尿血，舌质绛红或绛紫；或目睛上视，牙关紧闭，颈项强直，角弓反张，脉弦数。

［证候分析］邪热入血，血属阴，故身热夜甚。血热扰心，故躁扰不宁，其则昏狂；邪热灼津，血行壅滞，故斑疹色紫或黑，舌质绛红或绛紫；邪热迫血妄行见出血诸症；若血热燔灼肝经，引动肝风，可见抽搐、颈项强直、角弓反张等。

［辨证要点］以身热夜甚，烦躁，斑疹色紫或黑，舌深绛为主要辨证依据。

（2）血热伤阴证：指血分热盛，阴液耗伤而见的阴虚内热证候。

［证候表现］低热，或暮热朝凉，五心烦热，口干咽燥，神倦耳聋，心烦不寐，舌红少康，脉虚细数。

［证候分析］邪热久羁血分，劫灼阴液，阴虚则阳热内扰，故低热，或暮热朝凉，五心烦热；阴精耗竭，不能上荣清窍，故口干咽燥，舌红少津，耳聋失聪；阴精亏损，神失所养，故神倦；精血不足，故脉虚细；阴虚内热，则见脉数。

［辨证要点］以低热，或暮热朝凉，五心烦热，舌红少津，脉细数为主要辨证依据。

（二）六经辨证

六经辨证是东汉医学名家张仲景在《素问·热论》的基础上，结合伤寒病证的特点所创立的辨证方法，最早见于《伤寒论》。其以六经（太阳经、阳明经、少阳经、太阴经、少阴经、厥阴经）为纲，将外感病演变过程中所表现的与经络、脏腑相关的各种证候，总结归纳为三阳病（太阳病、阳明病、少阳病）及三阴病（太阴病、少阴病、厥阴病）六类，从邪正盛衰、病变部位、病势进退及其相互传变等方面说明外感病的阶段病变特点。

（三）三焦辨证

三焦辨证，是外感温热病辨证纲领之一，是清代医家吴鞠通根据《黄帝内经》关于三焦所属部位的概念及人体脏器部位所属，将人体躯干划分为上、中、下三个部分，即从咽喉至胸膈属上焦，为心肺所属,脘腹属中焦,为脾胃所属,下腹及二阴属下焦,为肝肾所属;并在《伤寒论》六经分证和叶桂卫气营血分证的基础上,结合温病的传变规律而将其归纳为上焦病证、中焦病证和下焦病证,并以此概括温病由上及下的传变过程和疾病发展的初、中、末三个阶段。

上述辨证方法是历代医家通过长期临床实践而总结、概括的结果,它们各有侧重和特点,其中八纲辨证是总纲,脏腑辨证与气血津液辨证主要用于杂病,六经、卫气营血和三焦辨证主要用于外感病,在临床应用时应相互联系、互相补充。

思政元素

叶天士,清代著名医学家,温病学的奠基人之一。叶天士从 12 岁开始跟随父亲学医。14 岁,父亲去世后,就拜父亲的徒弟为师继续学习。之后只要遇到比自己医术高明的人,叶天士都会虚心地以弟子礼拜师。从 12～18 岁,他先后拜过师的名医就有 17 人,后人称其"师门深广"。由于叶天士谦逊向贤、虚怀若谷、博采众长,在医术上突飞猛进,不到 30 岁便医名远播。因其医术高超,医德广布,民间称叶天士为"天医星"。

第八节　辨证施护的原则和方法

辨证与施护是疾病护理过程中相互联系、不可分割的两方面。辨证是实施护理措施的前提和依据,施护是辨证的目的。

一、辨证施护的原则

辨证施护的原则是中医学中的"治则"在护理学中的延伸,它是指导临床辨证施护的法则。其内容包括护病求本,调整阴阳,扶正祛邪,同病异护与异病同护及三因制宜等。

（一）护病求本

护病求本是指治疗与护理都应抓住疾病的本质,并针对疾病的本质进行施护,这是辨证施护的根本原则。

1. 正治与正护法　又称逆治与逆护法,是指在疾病的本质和征象相一致情况下,逆其证候性质而治疗护理。如临床上的"热者寒之""寒者热之""虚则补之""实则泻之"等均为正护法。适用于疾病的征象与本质相一致的病证。

2. 反治与反护法　又称从治与从护法,是指疾病的征象与本质不相一致甚至相反情况下的治疗护理法,即顺从疾病的现象而治护的方法。临床常见的有"热因热用""寒因寒用""塞因塞用""通因通用"等。

3. 标本缓急　标是指现象,本是指本质。本是事物的主要矛盾,标是事物的次要矛盾。从疾病本身来分,病因是本,症状是标。治疗护理的原则一般是先护治本,后护治标,即所谓"治病必求其本";但在病情发生变化,标病转为矛盾的主要方面时就有急则护治其标、缓则护治其本、标本同护治的不同。掌握疾病的标本就能分清护治的主次。

（二）调整阴阳

疾病的发生多因机体阴阳的相对平衡遭到破坏,造成体内阴阳偏盛偏衰的结果。

1. 损其偏盛　针对阴或阳的一方过盛有余的病证,采用"损其有余"的治疗护理方法。

2. 补其偏衰　针对阴或阳的一方虚损不足的病证,采用"补其偏衰"的治疗护理方法。在阴阳偏盛偏衰的疾病过程中,一方的偏盛或偏衰,同时可导致另一方的相对有余或不足。因此在损其有余、补其不足的同时,还要兼顾另一方面,以免造成新的失衡。

（三）扶正祛邪

正气与邪气双方互相斗争的过程是疾病的演变过程。邪正斗争的胜负决定疾病的转归和预后,邪胜于正则病进,正胜于邪则病愈。通过改变邪正双方的力量对比,使其有利于向疾病的痊愈转化。

1. 扶正　运用扶助正气的药物或其他方法,达到增强体质,提高抗邪能力的目的。适用于正虚为主的病证,可根据正虚的具体内容,运用具有益气、养血、滋阴、助阳等作用的方法。

2. 祛邪　运用攻泻祛邪的药物或其他方法,达到祛除病邪、邪去正复的目的。适用于邪实为主的病证,可根据邪实的具体内容,运用具有发汗、攻下、清热、温寒、消导等作用的方法。

3. 扶正与祛邪　两者相互为用,相辅相成。扶正可加强机体正气,有助于机体抗御和祛除病邪;祛邪能使邪去正安,从而有利于正气的保存和恢复。

（四）同病异护与异病同护

1. 同病异护　同一种疾病,针对病情发展、病机变化,包括邪正消长的差异,机体的反应性不同,所表现的证候不同,根据其具体情况采用不同的方法。

2. 异病同护　不同的疾病,针对病情发展过程中出现的相同的病机变化或同一性质的证候,采用相同的方法。

（五）三因制宜

疾病的发生发展、转归受多方面因素的影响,饮食、情志、环境、气候等,特别是人的体质因素。因此,在治疗和护理疾病时,区别不同情况,做到因时、因地、因人而异,制订适宜的治疗和护理措施。

1. 因时制宜　根据不同季节和气候特点来选用不同的治疗护理方法。四时气候变化对人体的生理功能、病理变化均产生一定的影响,如春夏季节,气候由温渐热,阳气升发,人体腠理疏松开泄,即使患外感风寒,也不宜过用辛温发散药物,以免开泄太过,耗伤气阴;而秋冬季节,气候由凉变寒,阴盛阳衰,人体腠理致密,阳气内敛,此时若非大热之证,当慎用寒凉药物治护,以防伤阳。

2. 因地制宜　根据地理环境的特点制订相适宜的治疗和护理方法。不同地区,由于地势高低、气候条件及生活习惯各异,人的生理活动和病变特点也不尽相同,治疗和护理方法应根据当地环境及生活习惯而有所变化。如西北地高气寒,病多燥寒,宜采用辛润的治护方法,寒凉药物与方法慎用;东南地低气温多雨,病多温热或湿热,治护宜清化,而温热及助湿药物与方法慎用。

3. 因人制宜　根据患者的个体情况进行治疗和护理。不同年龄的生理状况和气血盈亏不同,老年人生机减退,气血亏虚,属残阳,患病多虚,治护宜偏于补益;小儿生机旺盛,但气血未充,脏腑娇嫩,属稚阳,易寒易热,易虚易实,病情变化较快,故治护忌峻攻、大补,用药量宜轻;妇女有经、带、胎、产等情况,治疗和护理时应根据具体情况加以考虑。又如人的体质有强弱与寒热之偏,阳盛或阴虚之体慎用温热药物及方法,阳虚或阴盛之体慎用寒凉伤阳药物及方法。

因时、因地和因人制宜三者密不可分,应在全面分析病证的基础上,才能有效地实施辨证施护。

二、辨证施护的方法

辨证与施护通过理论和实践相结合的方式,指导临床各科开展中医病证护理,是一项基本法则。

（一）收集辨证资料

通过四诊方法,收集患者健康与疾病的相关资料,从而分析判断,为临床提出护理问题、进行辨证施护提供依据。资料信息应包括患者的病史、症状、体征、医技辅助检查等,同时还应了解患者的生活习惯、饮食起居、情志状态、家庭状况、社会环境及患者对疾病的认识等。总之,应正确运用望、闻、问、切的方法,收集可靠的资料,四诊合参进行辨证分析,为辨明疾病的证型打下基础。

（二）分析判断病证

临床上因病机不同,患者的病情复杂多变,表现形式也有个体差异,护理人员通过四诊收集到的健康与疾病的相关资料,运用八纲、脏腑辨证等方法,进行分析判断,辨别患者的病因、病位、病性,明确疾病证型,找出患者现存的和潜在的健康问题,为制订护理计划提供依据。

（三）制订护理计划

根据四诊所获得的病证资料,在辨证分析的基础上,运用中医护理的知识和技能,按照主次顺序归纳出需要减轻或解决的患者身心健康问题,遵循辨证施护原则,制订出需要达到的预期目标、详细的护理措施,为解决患者的健康问题明确方向。

（四）实施护理措施

按照"急则护标,缓则护本,标本同护"的护理原则,根据不同的证型实施相应的护理措施,并注意观察护理的效果及病证转归情况,及时调整护理计划,在辨证施护原则指导下,因人、因时采取有效的护理措施,护理措施既要切实可行,又要真正体现以患者的健康为中心。

（五）客观评价记录

护理记录是患者在住院期间,护理人员对患者实施护理措施、进行护理全过程的记录,具有真实性、动态性,亦是评价患者的健康问题是否好转或解决的依据。在实施护理计划的过程中应及时观察患者病情转归,通过各种反馈信息对护理效果进行评价,并及时、客观、准确地做好记录。

（六）进行健康宣教

健康宣教是护理工作的重要内容之一。宣教必须遵循因人、因时、因地制宜的原则,在生活起居、情志调节、饮食调理、用药指导、运动保健等方面,根据患者的个体情况开展教育。指导患者学会自我调养、自我保健,提高自我康复和保健的能力,从而提高健康教育的针对性和有效性。

综上所述,中医临床护理应以中医学理论为指导,根据护病求本、扶正祛邪、同病异护和异病同护、三因制宜的原则,观察患者疾病的动态变化,及时采取或调整护理措施。

复习思考题

1. 在临床工作中,如何应用阴阳学说指导疾病防护?

2. 如何应用五脏的相互关系进行疾病护理?

3. 阴阳学说体现何种哲学观? 对我们的学习方法有何指导?

4. 五脏的主要生理功能是什么?

5. 如何运用藏象学说指导患者的日常防护?

6. 六淫分别是哪六淫? 各自的致病特点分别是什么?

7. 瘀血的定义及致病特点是什么?

8. 气机失常的表现有哪些?

9. 望诊的主要内容是什么?

10. 常见的脉象主要有哪几种? 分别主何种病?

11. 中医望闻问切是阴阳五行、藏象经络、病因病机等基础理论的具体运用,也是我国传统医学的瑰宝,请你谈一谈作为医学生,应该如何发扬和继承这一传统诊法?

12. 八纲辨证与脏腑辨证主要内容是什么?

13. 简述心气虚、心血虚、心阳虚、心阴虚证候表现的异同点是什么?

第三章
中医用药护理

学习目标

知识目标：

1. 掌握中药的性能的具体内容及药性理论知识。

2. 熟悉常用中药的用法，包括配伍、用药禁忌、用药剂量的相关内容。

3. 了解常用中药的分类、功效、主治的相关内容。

4. 了解方剂的组成、剂型、分类及常用方剂分类、功效和主治相关内容。

能力目标：

1. 根据患者的辨证诊断，选择合适的中药类别和常用中药。

2. 运用本章知识，指导患者安全用药和药物养生。

素质目标：

通过本章学习增强学生对中国传统医药学防病治病的思想认同、理论认同、情感认同。

案例导入

患者，女，43岁。临床诊断鼻炎。辨证：外邪侵袭兼肾阳不足，查体：T 36.4℃，P 78次/分，R 16次/分，BP 105/68 mmHg。处方：路路通25 g，肉桂15 g，白芍10 g，防风15 g，五味子15 g，附子15 g，细辛5 g。煎服法：每日1剂，水煎500 mL，分3次，空腹温服，7剂。

讨论：

1. 根据临床诊断，判断该处方开具是否正确？

2. 在该处方基础上是否需要加减中药？

第一节　中药基础知识

由于中药的来源以植物性药材居多,使用普遍,古代把中药也称为"本草",是在中国传统医药理论指导下采集、炮制、制剂,具有完整的理论体系和独特应用形式的药物。本节主要介绍中药的基本知识、用法、分类及常用中药。

一、中药的性能

中药的性能是指药物的性味和功能,也就是中药的药性理论。中药的性能主要包括以下内容。

（一）四气五味

1. 四气　又称四性,就是寒、热、温、凉四种药性。四性中温、热和寒、凉属于两类不同的性质。

2. 五味　五味指辛、甘、酸、苦、咸五种药味。五味的产生,首先是通过口尝,它是药物真实味道的反映。

（1）辛：有发散、行气、活血等功效,常用于表证、气滞、血瘀、窍闭神昏、湿阻等证,如麻黄、木香、川芎、冰片、麝香等。

（2）甘：有补益、和中、缓急等功效,常用于虚证、胃不和、拘急疼痛等证,如党参、熟地黄、甘草等。

（3）酸：有收敛、固涩的功效,常用于虚汗、久泻、遗精、遗尿、出血等证,如五味子、乌梅、赤石脂等。

（4）苦：有泄和燥的功效。泄的含义甚广,主要包括清热泻火、泻下通便、降泄肺气。至于燥,燥能燥湿,则用于湿证。

（5）咸：有软坚散结、泻下的功效,常用于瘰疬、痞块、燥热便秘等证,如昆布、鳖甲、芒硝等。

（二）升降浮沉

升降浮沉是指药物在人体内作用的不同趋向性。一般可分为升浮和沉降两方面。药物的升降浮沉是临床选药的原则之一,应用其理论来指导用药,当辨析病位与病势,一是顺着病位,一是逆着病势。

病势上逆者,宜降不宜升。病势下陷者,宜升不宜降。

（三）归经

归,指中药作用的归向。经,指人体的脏腑经络。归经就是药物对于人体某部分的选择性作用。

（四）毒性

中药"毒"的含义,分为广义和狭义。狭义是指药物的毒副作用,物之害人即为毒;广义是指一切药物的总称。

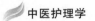

中药毒性可分为大毒、有毒、小毒三类。

药物毒性主要取决于产生、药物放置、制作、剂量、运用时间,以及患者特性、配伍禁忌等都有密切关系。

二、中药的用法

中药的用法包括中药的配伍、用药禁忌、用药剂量等,为临床正确使用中药提供理论依据。

（一）配伍

配伍是根据中药的性能,按照一定的组合原则,将两味以上的药物结合使用。《神农本草经》将单味药和药物之间配伍应用的情况称为"中药七情"。

1. 单行　指用单味药治病,如益母草膏调经止血。

2. 相须　指将性能功效相类似的药物配合应用,增强原有疗效,如石膏配知母,能增强清热泻火作用。

3. 相使　指具有某些共性功效中药以主辅关系,从而提高主药疗效,如黄芪与茯苓配伍同用,茯苓增强黄芪补气利水作用。

4. 相畏　指一种药物的毒副作用,能被另一种药物减轻或消除,如生半夏和生南星的毒性能被生姜减轻或消除,所以说半夏、南星畏生姜。

5. 相杀　指一种药物能减轻或消除另一种药物的毒性或副作用,如绿豆杀巴豆毒。

6. 相恶　指两药合用,一种药物能使另一种药物原有功效降低,甚至丧失,如人参恶莱菔子。

7. 相反　指两种药物合用,能使毒副作用增强,如甘遂反甘草。

（二）用药禁忌

中药的用药禁忌主要包括配伍、证候、妊娠和服药禁忌。

1. 配伍禁忌　中药配伍禁忌指在复方中禁止或不宜配合运用,主要是指"十八反"和"十九畏"。

（1）十八反：乌头（包括川乌、草乌、附子）反浙贝母、川贝母、平贝母、伊贝母等。

（2）十九畏：硫黄畏朴硝（芒硝）,官桂（肉桂）畏赤石脂,人参畏五灵脂等。

2. 证候禁忌　指由于药物具有特殊性及适应证而导致的禁忌,如麻黄,功能发汗解表、散风寒,又能宣肺平喘利尿。

3. 妊娠禁忌　指妊娠期禁忌使用的药物。根据药物对于胎元影响程度分为慎用与禁用。慎用药物主要指活血药,如红花、王不留行等。禁用药主要指毒性强及致流产作用较强的药物,如巴豆、麝香等。

4. 服药禁忌　指服药期间禁止使用的食物。服药期间应忌食油腻、有刺激性的食物。

（三）用药剂量

中药剂量,指临床适宜的剂量,一般指成人一天每味的药量。

1. 药物性质与剂量　质优者药力充足,用量宜小;质次者药力不足,用量宜大。毒性大、作用峻烈的药物,用量宜小。

2. 药物配伍与剂量　单方剂使用时剂量宜大,复方剂使用时剂量宜小;药物入汤剂时,用量宜重,入丸、散剂时用量宜轻。

3. 个体情况与剂量　年幼、体弱、特殊人群用量宜小；正常人或身强力壮者用量宜大。

4. 季节地域与剂量　在确定临时用药剂量时，应考虑气候、季节、地域等因素。如发汗解表药夏季用量宜小，冬季用量宜大；苦寒泻火药夏季用量宜重，冬季用量宜轻。

三、中药分类

中药分类是学习、应用和研究药物的一种手段，随着中药学理论的不断发展，各种分类方法不断深化和细化。《神农本草经》为现存最早的本草著作，书中提出三品分类法，将中药分为上、中、下三品。功效分类法则是现代中药学的主要分类方法。

1. 解表药　此类中药具有发散表邪的功效，以治疗表证为主。现代中医将解表药归为肺经；古代归太阳经或膀胱经。辛温解表药以发散肌表风寒邪气为主要作用，辛可散风，温可祛寒。常见药物如麻黄、桂枝、紫苏、生姜等。辛凉解表药又称发散分热药，常用于发热恶寒、头痛、咽痛、舌红、脉浮数等风热表证。在使用解表类药物时需分清表寒证或表热证，避免药石误投。解表药不可久煎，以免有效成分挥发降低药效。

2. 清热药　以清解里热为主要作用的药物，叫做清热药。此类药物寒凉泻热、苦寒清解、作用偏里，以治疗里热证为目的。热证中有热在气分、营分、血分，以及虚热、实热等，清法中可分为清热泻火、清热凉血、清热解毒、清热燥湿药四种。清热泻火药以清泻气分实热及肺、胃、肝经实火为主要作用。清热燥湿药有清热燥湿及泻火解毒的作用。清热凉血药多为咸寒之品，咸以入血、寒能清热，故有清解血分热毒的作用。清热药物多寒凉，易伤脾胃，凡脾胃虚寒、食少便溏者当慎用。现代研究认为清热药有广泛的抑菌、抗病毒作用，有不同程度的消炎、解热作用。

3. 祛风湿药　以祛风湿寒邪，治疗风湿疼痛为主。此类药物辛散祛风，苦燥除湿，能祛除关节、经络等处的风寒湿邪，达到通经舒络的目的。主入肝、肾经，其次入脾经。祛风湿药多为辛温燥散之品，容易伤阴耗血，故阴虚血亏者当慎用。若病程较长，经久不愈者，可制成酒剂、丸剂或散剂服用。

4. 化湿药　化湿药具有解湿困脾胃的作用，又称为"化湿醒脾药"或"化湿悦脾药"。化湿药可宣化湿浊，恢复脾健运功能。化湿药物因具有挥发性成分故不能久煎而影响疗效。本类药辛温香燥，易耗气伤阴，故阴虚血燥及气虚者慎用。

5. 利水渗湿药　具有渗利水湿、通利小便作用的药物叫利水渗湿药。有形的水分在体内潴留，形成水肿，宜用利水渗湿药消除水肿。利，即通利；渗，即渗除。此类药物性平，甘淡渗泄。主入膀胱、脾、肾经。根据药物作用特点不同，分为利水渗湿药，用于水湿内停之水肿、小便不利，泻泄、痰饮等证；利水通淋药，即性味多苦寒，主入膀胱、肾经，用于小便短赤，热淋、血淋、石淋及膏淋等证；清热利湿药，性味多苦寒。入脾、胃、肝、胆经。用于湿热黄疸证。对脾虚水肿应以健脾为主，不宜强调利水。

6. 化痰止咳平喘药　包括化痰药和止咳平喘药。根据药物的不同作用，化痰止咳平喘药可分为温化寒痰药、清化热痰药和止咳平喘药三类。一般来说，外感咳嗽不能使用收敛药；虚劳咳嗽不宜使用耗散药；热咳、燥咳不宜用温燥药；咳嗽兼有咯血者，不宜用强刺激性的化痰药，以防加重咯血。

7. 温里药　凡能温里祛寒,治疗里寒症候的药物,称为温里药,又称祛寒药。温里药多为辛温大热之品,故有温里散寒、补火助阳、回阳救逆、温经止痛等功效。部分温里药还有止呕、开胃进食等作用。根据功效的不同,温里药可分为温中散寒药、温肾回阳药、暖肝散寒药和温肺化饮药四类。此类药物作用辛热性燥,容易伤阴助火,体火旺或天气炎热时用量宜小。凡阴虚火炎、津伤、失血及真热假寒者当禁用。

8. 理气药　调理气机的药物称为理气药,又称行气药。具有理气健脾、疏肝理气等功效,主要用于脾胃气滞、肝气郁滞、肺气壅滞等所致的病症。理气药根据作用的不同,可分为疏肝解郁药、调脾和胃药、宣降肺气药。根据理气药作用强弱的不同,又可分为行气药、降气药、破气药三类。理气药多辛温燥散,易耗气伤阴,气虚阴亏者不宜多用。此类药物中行气力强之品,易伤胎气,孕妇慎用。

9. 止血药　凡是能够制止体内外出血的药物,称为止血药。止血药的药性各有不同,如药性寒凉、药性温热;止血药是治标之品,临床应用需配合相应如清热药、温热药、活血化瘀药及补益药,以标本兼治之。大量出血首应考虑大补元气、急救回阳及挽回气阳,以免贻误病机。

10. 活血化瘀药　是一类具有舒通血脉、化瘀止痛作用的药物。活血作用较强的又称破血药或逐淤药。适用于一切瘀血阻滞之证。此类药物性味多为辛、苦、温,主入心、肝经。根据功效不同又可分为活血止痛药、活血调经药、活血疗伤药、破血消癥药。孕妇及妇女月经过多者慎用或禁用。

11. 补虚药　凡能补充人体物质亏损,增强人体机能活动,以提高抗病能力消除虚弱症候的药物,称补虚药,又称补益药或补养药,如人参、西洋参、太子参、黄芪等。补益药根据其功效和主要适应证的不同而分为补气、补阳、补血、补阴四类。补虚药对免疫功能有增强作用,这是补虚药扶正培本的药理作用的基础之一。补虚药入汤剂宜文火久煎。服用人参者忌萝卜、茶叶等,遇感冒、食滞、发热者应暂停服用。

12. 安神药　凡以安定神志、治疗心神不宁病症为主要作用的一类中药,称为安神药。心藏神,肝藏魂,人体神志的变化与心、肝二脏的功能活动有密切的关系,安神药物亦多入心经和肝经。安神药根据药性不同,可分为重镇安神药和滋养安神药两类。重镇安神药多由金石矿物类药物组成,质地沉重,性多沉降;滋养安神药多由种子类植物药组成,质润性补。

13. 平肝息风药　指具有平肝潜阳、平息肝风功效的药物。主要用于治疗肝阳上亢及肝风内动等证。此类药物多为咸寒之品,主入厥阴肝经。部分药兼有清泄肝火和明目退翳的作用。根据药物作用的不同,平肝息风药主要分为平肝潜阳药和息风止痉药两类。

14. 开窍药　以开窍醒神为主要功效的药物,称为开窍药。主要用于热病神昏、中风昏厥、癫痫痉厥,以及七情郁结、气血逆乱、蒙闭清窍引起的突然昏迷等病证。临床上常用于急救,由于神志昏迷,病因不一,症状各异,必须掌握各药主治范围、用量、用法与禁忌等。此类药物不宜久服,以免泄人元气。对于大汗亡阳引起的虚脱及肝阳上亢所致的昏厥应慎用。麝香、冰片、苏合香、樟脑,均须入丸散应用,不作煎剂。

15. 消食药　又称消导药或助消化药。其主要作用是消化食积。大多数消食药含有脂肪酶、淀粉酶及 B 族维生素等,有促进消化作用。根据不同病情而配伍其他药物同用。如脾胃虚弱者,可配健胃补脾药同用。

16. 收涩药　具有收敛固涩作用,称为收敛药,又叫收涩药,可以治疗各种滑脱症候。主要用于体虚、元气不足所引起的盗汗、久泻、失血崩漏等病证。根据药物功效特点分为三类固表止汗药、敛肺涩肠药、固精缩尿止带药。凡属外感邪实者,应当禁用或慎用,以免留邪;而虚极欲脱之证亦非收敛药所能奏效,治当求本。

17. 驱虫药　凡能将肠道寄生虫杀死或驱出体外的药物,称为驱虫药。药物空腹时能更好与虫体接触发挥驱虫效果,泻下药促虫排出。部分驱虫药毒性较大,孕妇慎用。当以安虫止痛为主,先缓解腹痛后再驱虫。针对有毒驱虫药,严格执行剂量,避免引起中毒。有些驱虫药如雷丸有效成分不溶于水及不耐高温,只宜制成丸、散剂服用。

18. 泻下药　能润肠通便引起腹泻的药物,称为泻下药。一般可分攻下药、润下药和峻下逐水药三类。攻下药,多苦寒,并能清热泻火;润下药,多富含油脂,能滑润大肠,适于肠燥津枯便秘;峻下逐水药,将体内潴留的水液从大便排出。攻下药、峻下逐水药易伤正气,对特殊人群应慎用或禁用。

知 识 链 接

中药药名来源

中药的命名来源有很多种,如川牛膝、川贝母、川白芷、川木通、川芎、巴豆等以中药的产地命名;冬桑叶、夏枯草、半夏等以药材采收季节命名;马鞭草、鸡爪黄连、半边莲、乌头等则以药材的形态命名;还有用药材的颜色命名,如红花、朱砂、丹参等;或根据功效命名,如益智仁、益母草、骨碎补;还有些中药的名称则是一些典故来源,如蒲公英、牡丹皮、枸杞等。

四、常用中药

常用中药的分类、功效、主治详见表 3-1。

表 3-1　常 用 中 药

分　类		常用药物	功　效	主　治
解表药	辛温解表药	麻黄、细辛、桂枝、羌活、生姜、白芷	发散风寒	外感风寒所致恶寒发热,无汗或汗出不畅,头痛身痛
	辛凉解表药	薄荷、牛蒡子、柴胡、桑叶、菊花、葛根	疏散风热,清利头目,利咽透疹,疏肝行气	风热感冒及温病初起邪气在卫分时发热、微怕风寒、咽干口渴
清热药	清热泻火	芦根、知母、竹叶、熊胆、石膏、栀子	清泻气分实热清泄肺、胃、肝经实火	气分实热证,肺热喘咳,胃火牙痛,肝火目赤
	清热凉血	水牛角、玄参、生地黄、牡丹皮	清热凉血,清解血分热毒	热入心包、内陷营血的血分实热证
	清热解毒	蒲公英、金银花、鱼腥草、连翘、土茯苓、板蓝根	清热泻火,解毒散结	痈肿疔毒,目赤咽痛,斑疹丹毒,肺痈肠痈,蛇虫咬伤
	清热燥湿	黄芩、苦参、黄连、龙胆草	清热燥湿,泻火解毒	黄疸、泻痢、带下、淋痛、热痹,目赤、咽肿、疮痈、疔毒

分　类		常用药物	功　效	主　治
祛风湿药		独活、威灵仙、伸筋草、透骨草、徐长卿、雷公藤、桑枝	舒筋,通络,通痹止痛	关节、经络等处的风寒湿邪
化湿药		藿香、佩兰、苍术、厚朴、砂仁	化除湿浊,醒悦脾胃	湿困脾胃,身体倦怠;脘腹胀闷,胃纳不馨
利水渗湿药	利水渗湿药	茯苓、猪苓、薏苡仁、蟋蟀	通利水道,渗泄水湿	水湿内停之水肿、小便不利,泻泄、痰饮
	利湿退黄药	泽泻、车前子、车前草、通草、冬瓜皮、玉米须	清热利湿,利胆退黄	湿热水肿,小便不利;湿热黄疸,赤白带下
	清热利湿药	冬葵子、瞿麦、石韦、海金砂、金钱草	利尿通淋	热淋石淋、小便涩痛
化痰止咳平喘药	温化寒痰药	半夏、天南星、桔梗、白芥子	温化寒痰	风寒犯肺所致的喘咳痰多或湿痰犯肺、咳嗽痰多,痰湿阻滞经络所引起的关节酸痛
	清化热痰药	前胡、贝母、竹茹、胖大海、罗汉果、冬瓜子	清化热痰	热痰壅肺所致的痰多咳喘、痰稠色黄
	止咳平喘药	杏仁、紫苏子、枇杷叶、桑白皮、白果	止咳平喘	各种原因引起的肺失宣降、痰壅气逆的咳喘证
温里药	温中散寒药	干姜、高良姜、花椒、红豆蔻、胡椒、丁香	温中散寒	用于寒邪内侵、脾阳不足所致脘腹冷痛等脏寒证
	温肾回阳药	附子、川乌头、肉桂、草乌头、九香虫	温肾回阳	亡阳厥脱证,肾阳不足
	暖肝散寒药	小茴香	暖肝散寒	寒犯肝经、厥阴头痛
	温肺化饮药	干姜、细辛	温肺化饮	寒痰停饮犯肺、喘咳痰稀
理气药	疏肝解郁药	香附、青皮、川楝子、路路通	疏通气机,消除气滞	肝气郁滞所致的胀痛、腹痛、痛经闭经、乳房胀痛等证
	调脾和胃药	佛手、香橼、青木香、玫瑰花、代代花		脾胃气滞所致嗳气吞酸、恶心呕吐、脉弦等证
	宣降肺气药	橘皮、佛手、香橼、枳实		肺气壅滞所致的胸闷气塞、咳嗽、气喘等证
止血药		仙鹤草、艾叶、灶心土、白及、紫珠	制止体内外出血	各部位出血病证
活血化瘀药	活血止痛	川芎、延胡索、郁金、乳香	活血止痛	血瘀气滞所致的胸胁疼痛、疮疡痛肿
	活血调经	丹参、红花、桃仁、益母草、鸡血藤	活血调经	血瘀痛经、经闭、产后瘀滞腹痛

分　　类		常 用 药 物	功　　效	主　　治
活血化瘀药	活血疗伤	马钱子、骨碎补、血竭	活血疗伤	骨折筋伤、血肿疼痛
	破血消癥	莪术、三棱、水蛭、土鳖虫	破血消癥	跌打损伤、血淤肿痛、血瘀经闭等
补虚药	补气药	人参、党参、黄芪、白术	补肺气,益脾气	肺气虚及脾气虚等引起的各类病症
	补阳药	鹿茸、紫河车、杜仲、仙茅	温补肾阳,益精髓,强筋骨	肾阳虚所致的头晕耳鸣、筋骨萎软、水肿、虚喘、崩漏等
	补血药	当归、熟地黄、白芍、阿胶、何首乌、龙眼肉	补心血,补肝血,健脾生血、养血调经	各种血虚证
	补阴药	天门冬、麦门冬、沙参、枸杞	滋肾阴,补肺阴,养胃阴,益肝阴	阴虚液亏诸证
安神药	重镇安神药	朱砂、磁石、龙骨、龙齿、琥珀、牡蛎	镇安心神,平肝潜阳	主治痰火扰心及惊吓等引起的心神不定、烦躁不安、心悸失眠等
	滋养安神药	酸枣仁、柏子仁、灵芝、远志、合欢皮	滋养心肝,益阴补血,交通心肾	阴血不足、心脾肾虚等导致的心悸盗汗等虚证
平肝息风药	平肝潜阳药	石决明、珍珠母、牡蛎、决明子、山羊角	平肝潜阳	肝阴不足所致的头晕头痛、烦躁不安等症
	息风止痉药	羚羊角、钩藤、天麻、珍珠、玳瑁、壁虎	息风止痉	高热神昏、惊风抽搐、热极生风、风阳夹痰、风痰上扰、癫痫惊狂、面瘫中风、外风引动内风的角弓反张、挛急抽搐的破伤风症
开窍药		麝香、石菖蒲、冰片、苏合香	通窍开闭,苏醒神识	热病神昏,惊风、癫痫、中风等病出现卒然昏厥的症候
消食药		莱菔子、麦芽、山楂、神曲、鸡内金	消化	积食导致恶心呕吐、消化不良、脘腹胀满
收涩药	固表止汗药	黄芪、麻黄根、浮小麦	行肌表,调节卫分,固表敛汗	肺气虚、气血亏虚、自汗盗汗
	敛肺涩肠药	五味子、乌梅、肉豆蔻、五倍子	敛肺止咳喘,涩肠止泻痢	肺虚咳嗽,肺肾两虚摄纳无权的虚喘证,脾肾虚寒所致的久泄、久痢
	固精缩尿止带药	山茱萸、金樱子、芡实、鸡冠花	固精,缩尿,止带	肾虚不固所致的遗尿、遗精、尿频、带下清稀等证
驱虫药		使君子、槟榔、南瓜子、鹤草芽	杀死肠道寄生虫或驱除寄生虫	治疗肠内寄生虫(蛔虫、绦虫、钩虫、蛲虫等)所引起的疾患
泻下药	攻下药	大黄、芒硝、番泻叶、芦荟	通便,泻火	大便燥结、宿食停积、实热壅滞等证
	润下药	火麻仁、蜂蜜、郁李仁	润肠通便	血虚津枯所致的便秘
	峻下逐水药	甘遂、芫花、巴豆、牵牛子、大戟	峻下逐水,消除肿胀	水肿、胸腹积水、痰饮结聚、喘满壅实等证

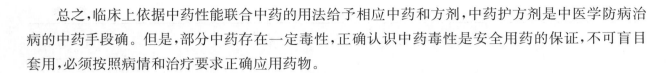

总之,临床上依据中药性能联合中药的用法给予相应中药和方剂,中药护方剂是中医学防病治病的中药手段确。但是,部分中药存在一定毒性,正确认识中药毒性是安全用药的保证,不可盲目套用,必须按照病情和治疗要求正确应用药物。

思政元素

中华民族在几千年的历史中创造了灿烂辉煌的文化艺术遗产,在很多文化艺术遗产中都能看到中医药的元素。北宋张择端绘制的《清明上河图》,描绘了汴京及汴河两岸的自然风光和街市繁荣情景,街市内商贾云集。在鳞次栉比的屋宇和摩肩接踵的人流中,有几处中药铺明显可见。在街市的最西面,有一家"赵太丞家"(太丞即太医丞),店铺大门的左右两侧立有高大招牌,左侧为"治酒所伤真方集香丸",右侧为"大理中丸医肠胃"。集香丸和大理中丸均为中医方剂名。"赵太丞家"东面不远处有一家大型药铺——"刘家上色沉檀楝香",大门上方横匾上"沉檀、丸散、香铺"几个字依稀可辨。刘家香药铺北面有一处门面——"杨家应诊",大夫站在店铺门前与一位就医的患者聊天,似交代服药剂量和方法。中医药是中华文明的瑰宝,也是打开中华文明宝库的钥匙,其发生与发展离不开中国传统文化的孕育与滋养。因此,我们应重视传统文化的学习,树立坚定的文化自信,为学习中医药奠定文化根基。

第二节 方剂基础知识

方剂是中医在辨证审机、确立治法的基础上,根据组方的原则,选择合适的药物,酌定合适的剂量,规定适宜的剂型和用法等一系列过程,最后形成的治疗处方。

一、方剂组成

方剂的组成不同于堆砌药物,也不同于多种药效的简单相加,需要在辨证立法的基础上,按照一定的组成原则,选择病情合适的药物,选用适当的剂量,配伍而成。一般按"君、臣、佐、使"的组方原则,达到增效减毒、扬长避短、全面兼顾、提高疗效的目的。

(一)方剂组成的原则

方剂一般由君药、臣药、佐药及使药四部分组成。

1. **君药** 指针对主病或主证起主要治疗作用的药物,又称主药。君药药力居全方之首,不可或缺。

2. **臣药** 指辅助君药加强治疗主病或主证的药物,又称辅药。臣药的作用可分为两种:一是辅助君药加强治疗主病或主证的药物;二是针对兼病或兼证起主要治疗作用的药物,其药力小于君药。

3. 佐药　佐药的作用可分为三种：一是用于治疗兼证或次要证候，称为佐助药；二是制约君、臣药毒性，称为佐之药；三是在病重邪盛，可能拒药时，配伍少量与君药性味相反而又能在治疗中起相成作用的药物，称为反佐药。

4. 使药　指方中的引经药，或协调、缓和药性的药物，可分为两种：一是能引领方中诸药直达病所的药物，称为引经药；二是具有调和方中诸药作用的药物，称为调和药。

（二）方剂组成的变化

方剂的组成既有严格的原则性，又有较大的灵活性。在临床治疗时，除依据辩证立法确定主方外，组方时还需要根据具体病情、体质、年龄、四时、地域等因素，灵活加减变化。

1. 药味增减的变化　指在主证未变、兼证不同的情况下，方中主药仍然不变，但根据病情，适当增添或减去一些次药味，也称随证加减。药味加减通常有两种情况：一是臣药加减，这种变化由于改变了方剂的主要配伍关系，故方剂功用会发生较大变化。例如，麻黄汤发汗解表、宣肺平喘，主治风寒表实证，若减去臣药桂枝，则为三拗汤宣肺散寒、止咳平喘，主治风寒犯肺证。二是佐使药加减，方剂功用变化不大。例如，银翘散主治风热表证，若症见口渴甚，则可加天花粉以生津。

2. 药量增减的变化　指方中的药物不变，只增减药物的用量，可以改变方剂的药力和治疗范围，甚至可以改变方剂的功能和主治。例如，小承气汤与厚朴三物汤，均由大黄、枳实、厚朴三味药组成，但两方厚朴用量差异显著，故其功效和主治均不同。前者大黄为君药泻热通便，主治阳明腑实热结便秘；后者厚朴为君药以行气通便，主治气滞便秘。

3. 剂型配制的变化　方剂的剂型各有特点，同一首方剂，若剂型不同，其功效有大小缓峻之别，其主治有轻重缓急之分。例如，理中丸与人参汤，温中祛寒、补气健脾，主治脾胃虚寒证，两方组成、剂量完全相同，但剂型不同。

二、方剂的剂型

方剂的剂型历史悠久，《黄帝内经》载有汤、丸、散、膏、酒、丹等多种剂型，明代《本草纲目》所载剂型达 40 种。随着制药工业的发展，又研制出许多新的剂型，如片剂、冲剂、注射剂、气雾剂等。

1. 汤剂　又称煎剂，是将药物饮片加水或酒浸泡后，煎煮一定时间，去渣取汁而制成的液体剂型。汤剂主要为内服。内服汤剂的特点是吸收快，疗效迅速，便于随证加减，能全面灵活地照顾各种病证的特殊性。汤剂是目前临床使用最广泛的一种剂型。

2. 散剂　指将药材粉碎、均匀混合，制成干燥粉末状剂型。散剂有细粉、粗粉之分，亦有内服、外用两种。内服一般以温水冲服，量小者可直接吞服，如七厘散；亦可制成粗末，水煎取汁服者，称为煮散，如银翘散。外用如金黄散、生肌散外敷；还有冰硼散，可作吹吅用。散剂的特点是制作简便，吸收较快，便于服用和携带，节省耗材，不易变质。

3. 丸剂　指将药材研成细末或药材提取物，加上适量的黏合剂，制成球形的固体剂型。丸剂大多用于内服。丸剂适用于慢性、虚弱性疾病，如六味地黄丸；但也有丸剂药性较为峻猛，如安宫牛黄丸、舟车丸。丸剂的特点是吸收慢，药力持久，服、携带、贮存方便。

4. 膏剂　指将药材用水或植物油煎熬去渣浓缩而成的剂型。膏剂有内服和外用两种。内服膏剂有流浸膏、浸膏、煎膏三种,如鹿胎膏、八珍益母膏,其特点是体积相对小、服用方便、缓缓起效;外用膏剂又分为软膏和硬膏两种,如狗皮膏、暖脐膏,其特点是可直接接触病变部位、便于药物吸收、持久发挥疗效、便于携带。

5. 酒剂　又称药酒,是将药材放入白酒或黄酒中浸泡,或加温隔水炖煮,去渣取液而制成的剂型,有内服和外用两种。酒剂的特点是活血通络、易于发散、增强药效,故常在祛风通络和补益剂中使用。外用酒剂可祛风活血,消肿止痛。

6. 丹剂　有内服和外用两种。内服丹剂没有固定剂型,可为散剂、丸剂,因使用贵重药材或药效显著而称"丹",常用于治疗痈疽疮疡,如五五丹、九一丹。丹剂的特点是药力持久、服用、携带、贮存方便。

7. 片剂　指将药材细粉或提取物与辅料混合压制成的片状剂型。味苦或有恶臭的药物可包糖衣,需在肠道吸收的药物可包肠溶衣,如银翘解毒片;此外,还有口含片、泡腾片等。片剂的特点是用量准确,体积小,易于服用。

8. 冲剂　指将药材提取物加适量赋形剂或部分药材细粉制成的干燥颗粒状或块状内服剂型。使用时以开水冲服,如板蓝根冲剂。冲剂的特点是作用迅速,体积小,口感好,服用方便,易于携带。

9. 注射剂　又称针剂,是将药材制成灭菌溶液、无菌混悬液或供配制液体的无菌粉末,以及供皮下、肌内、静脉注射使用的剂型,如柴胡注射液。注射剂的特点是剂量准确,作用迅速,便于急救,不受消化系统影响。

10. 气雾剂　指将药材制成水溶液装入带有阀门的耐压容器内,借助容器内抛射剂的压力,以雾状形态喷射而出,直达病灶或由黏膜吸收而发挥疗效的剂型。其常用于哮喘等急症的治疗,如定喘雾化剂。气雾剂的特点是可用定量阀门控制剂量、奏效快、定位准确,使用方便,吸入时可减少胃肠道刺激,外用则避免对创面的刺激。

此外,尚有茶剂、露剂、锭剂、条剂、线剂、栓剂、口服液、糖浆剂、胶囊剂、灸剂、熨剂、灌肠剂、搽剂等剂型,临床亦广泛使用。随着新剂型的不断研发创新,将更有利于提高疗效,满足临床需要。

三、方剂分类

根据方剂的功效和主治,方剂一般可分为解表剂、泻下剂、和解剂、清热剂、补益剂、安神剂、开窍剂、理气剂、祛湿剂、祛痰剂、消食剂、驱虫剂等类别。

1. 解表剂　指凡以解表药为主要组成部分,具有发汗、解肌、透疹的功效,主治表证的方剂。根据外邪寒热、体质虚实不同,可分为辛温解表剂、辛凉解表剂、扶正解表剂三类。解表剂不宜久煎,一般宜温服,取汗以遍身微微出汗为佳。

2. 泻下剂　指凡以泻下药为主要组成部分,具有通便、泻热、攻积、逐水的功效,主治里实证的方剂。根据病因病机、证候表现及体质不同,可分为寒下剂、温下剂、润下剂、逐水剂、攻补兼施剂五类。泻下剂多药力迅猛,使用时应中病即止;对于年老体虚、伤津亡血、孕产妇及经期女性均应慎用或禁用。

3. 和解剂　凡以寒热药、补泻药或疏敛药等并用为主要组成部分,具有和解少阳、调和肝脾、调和寒热的功效,主治少阳证、肝脾不和证、寒热错杂症的方剂称和解剂。根据适应证不同,可分为和解少阳剂、调和肝脾剂、调和寒热剂三类。邪在肌表或邪已入里之证,皆不宜使用本类方剂。

4. 清热剂　指凡以清热药为主要组成部分,具有清热、泻火、凉血、解毒的功效主治里热证的方剂称清热剂。根据里热证的类型不同,可分为清热泻火剂、清热燥湿剂、清热解毒剂、清热凉血剂、清虚热剂五类。清热剂多用寒凉药物,使用时应避免寒凉败胃,须注意顾护脾胃。

5. 补益剂　指凡以补虚药为主要组成部分,具有补益人体气、血、阴、阳的功效,主治虚证的方剂。根据虚证的类型不同,可分为补气剂、补血剂、气血双补剂、补阴剂、补阳剂、阴阳双补剂六类。补益剂宜文火久煎;因补益剂多滋腻之品,易碍胃滞气,使用时应注意脾胃功能,必要时宜酌加健脾、理气、消导之品。

6. 安神剂　指凡以安神药为主要组成部分,具有安神定志的功效,主治神志不安病证的方剂。根据病证虚实不同,可分为重镇安神剂和养心安神剂两类。重镇安神剂多有金石重坠之品,易伤胃气,只宜暂用。某些安神药如朱砂有一定毒性,不宜过服、久服。

7. 开窍剂　凡以开窍药为主要组成部分,具有开窍醒神的功效,主治闭证神昏的方剂称开窍剂。根据热闭证、寒闭证不同,可分为凉开剂和温开剂两类。开窍剂为治标之剂,药多芳香走窜,用于急救,不可久服,一般不入汤剂而多制成丸剂、散剂;脱证禁用,孕妇慎用或禁用。

8. 理气剂　凡以理气药为主要组成部分,具有行气、降气的功效,主治气滞证、气逆证的方剂称理气剂。根据病证不同,可分为行气剂和降气剂两类。理气剂用药多辛温香燥,易耗气伤津、助热动血,不可过量;年老体弱、阴虚火旺、有出血倾向者及孕妇均应慎用。

9. 祛湿剂　指凡以祛湿药为主要组成部分,具有化湿利水、通淋泄浊的功效,主治湿证的方剂称祛湿剂。根据湿邪有外湿内湿、属寒属热之分,其病位有表里上下不同,可分为燥湿和胃剂、清热利湿剂、利水渗湿剂、温化水湿剂、祛风胜湿剂五类。祛湿剂多芳香温燥或甘淡渗利之品,易耗气伤津,素体阴血不足、病后体弱及孕妇应慎用。

10. 祛痰剂　指凡以祛痰药为主要组成部分,具有消除痰饮的功效,主治痰饮证的方剂称祛痰剂。根据痰饮证有寒痰、热痰、湿痰、燥痰、风痰等不同类型,可分为燥湿化痰剂、清化热痰剂、润燥化痰剂、温化寒痰剂、治风化痰剂五类。因气滞则痰聚,脾虚易生痰湿,故祛痰剂中常配伍理气药、健脾祛湿药。

11. 消食剂　指凡以消食药为主要组成部分,具有消食运脾、化积导滞的功效,主治食积证的方剂称消食剂。根据病因不同,可分为消食化滞剂和健脾消食剂两类。消食剂作用虽缓和,但仍属攻伐之剂,不宜久服;纯虚无积滞者禁用。

12. 驱虫剂　指凡以驱虫药为主要组成部分,具有驱虫杀虫的功效,主治人体寄生虫病的方剂称驱虫剂。驱虫剂宜空腹服用,并忌油腻食物;某些有毒性的驱虫药须把握剂量,年老体弱及孕妇应慎用或禁用。

四、常用方剂

常用方剂的分类、药物组成、功效和主治详见表 3 - 2。

表 3-2 常用方剂

分 类	常 用 方 剂	药 物 组 成	功 效	主 治
解表剂	麻黄汤（《伤寒论》）	麻黄、桂枝、苦杏仁、炙甘草	发汗解表，宣肺平喘	外感风寒表实证
	桂枝汤（《伤寒论》）	桂枝、芍药、炙甘草、生姜、大枣	解肌发表，调和营卫	外感风寒表虚证
泻下剂	大承气汤（《伤寒论》）	大黄、厚朴、枳实、芒硝	峻下热结	阳明腑实证
	麻子仁丸（《伤寒论》）	火麻仁、白芍、枳实、大黄、厚朴、苦杏仁	润肠泄热，行气通便	胃肠燥热便秘，脾约证
和解剂	小柴胡汤（《伤寒论》）	柴胡、黄芩、人参、炙甘草、半夏、生姜、大枣	和解少阳	邪入少阳证
	逍遥散（《太平惠民和剂局方》）	柴胡、当归、白芍、白术、茯苓、炙甘草、生姜、薄荷	疏肝解郁，养血健脾	肝郁血虚脾弱证
	半夏泻心汤（《伤寒论》）	半夏、黄芩、干姜、人参、黄连、大枣、炙甘草	寒热平调，消痞散结	寒热互结之痞证
清热剂	白虎汤（《伤寒论》）	石青、知母、炙甘草、粳米	清热生津	气分证
	黄连解毒汤（《外台秘要》）	黄连、黄芩、黄柏、栀子	泻火解毒	三焦实热证
补益剂	四君子汤（《太平惠民和剂局方》）	人参、白术、茯苓、炙甘草	益气健脾	脾胃气虚证
	八珍汤（《瑞竹堂经验方》）	熟地黄、当归、白芍、川芎、人参、白术、茯苓、炙甘草	益气补血	气血两虚证
	六味地黄丸（《小儿药证直诀》）	熟地黄、山茱萸、山药、泽泻、牡丹皮、茯苓	滋阴补肾	肾阴虚证
安神剂	朱砂安神丸（《内外伤辨惑论》）	朱砂、黄连、地黄、当归、炙甘草	镇心安神，清热养血	心火亢盛、阴血不足证
	酸枣仁汤（《金匮要略》）	酸枣仁、知母、茯苓、川芎、甘草	养血安神，清热除烦	肝血不足，虚热内扰证
开窍剂	安宫牛黄丸（《温病条辨》）	牛黄、水牛角、麝香、黄连、黄芩、栀子、冰片、郁金、雄黄、珍珠、朱砂	清热解毒，开窍醒神	热陷心包证
	苏合香丸（《太平惠民和剂局方》）	苏合香、麝香、冰片、安息香、乳香、木香、檀香、香附、沉香、丁香、地菱、白术、水牛角、诃子、朱砂	温通开窍，行气止痛	寒闭证
理气剂	苏子降气汤（《太平惠民和剂局方》）	紫苏子、半夏、当归、甘草、前胡、厚朴、肉桂、生姜、大枣	降气平喘，祛痰止咳	上实下虚喘咳证
祛湿剂	平胃散（《简要济众方》）	苍术、厚朴、陈皮、炙甘草、生姜、大枣	燥湿运脾，行气和胃	湿滞脾胃证
	茵陈蒿汤（《伤寒论》）	茵陈、栀子、大黄	清热利湿，退黄	湿热黄疸

分　类	常 用 方 剂	药 物 组 成	功　　效	主　　治
祛痰剂	二陈汤 (《太平惠民和剂局方》)	半夏、橘红,茯苓、炙甘草、生姜、乌梅	燥湿化痰,理气和中	湿痰证
	苓甘五味姜辛汤 (《金匮要略》)	茯苓、干姜、细辛、五味子、甘草	温肺化饮	寒饮咳嗽
消食剂	保和丸(《丹溪心法》)	山楂、神曲、半夏、茯苓、陈皮、连翘、莱菔子	消食和胃	食积证
	健脾丸(《证治准绳》)	人参、白术、茯苓、山楂、麦芽、神曲、山药、肉豆蔻、木香、陈皮、砂仁、黄连、甘草	健脾和胃,消食止泻	脾虚食积证
驱虫剂	乌梅丸(《伤寒论》)	乌梅、细辛、花椒、黄连、黄柏、附子、干姜、桂枝、人参、当归	温脏安蛔	蛔厥证

第三节　用 药 护 理

药物治疗是临床治疗疾病的重要手段,极大地提高了人类生活质量和健康水平,医护人员需掌握给药的途径和方法,方能更好地发挥药物疗效,提高治疗效果。

一、给药护理

(一)中药汤剂煎煮法

汤剂是目前中药临床常用的剂型,恰当的煎煮方法是确保疗效的关键。历代医家均非常重视汤剂的煎煮方法。为确保中药的用药效果,医护人员应指导患者及其家属掌握汤剂的正确煎煮方法。

1.煎药器具　一般以带盖的砂锅、瓷罐为佳。此外,可采用瓦罐、搪瓷类、不锈钢、玻璃器皿。煎药不可用铁、铜、铝等金属器具。

2.药物浸泡　煎药前药物宜选用冷水浸泡。一般以浸泡30～60分钟为宜,浸泡时间不可过长。煎药前不宜用水洗药。

3.煎药用水　煎药用水宜选用饮用水,以洁净澄清、无异味、含矿物质及杂质少为原则。不宜用开水煎药。煎药加水要适量,第一煎加水超过药面3～5 cm为宜,第二煎加水超过药面2～3 cm为宜。也可以每克药加水10 mL计算水量,第一煎加全部水量的70%,第二煎加全部水量的30%,水应一次加足,不宜中途加水,更不能把药煎干后加水重煎。

4.煎煮火候　火候以先武火后文火为原则,即在煎药开始用武火,至水沸后用小火保持微沸状态,解表类、清热类及芳香类药物不宜久煎,滋补类药物宜文火久煎。

5. 煎药时间　具体见表3-3。

表3-3　煎药时间表

	第一煎	第二煎
一般药物	20～30分钟	15～20分钟
解表药物	10～15分钟	10分钟
滋补药物	30～60分钟	30分钟
有毒药物	60～90分钟	60分钟

6. 特殊煎法　有些中药成分与质地的特殊性,为保证药物的效果,煎煮方法和煎煮时间也有特殊要求。

(1)先煎:可增加药物的溶解度,降低药物毒性,达到充分发挥药物疗效的目的。

(2)后下:后下药物在其他药物煎煮结束前的5～10分钟放入为宜。后下的目的是避免有些药物的有效成分在煎煮时间较长时挥发或被破坏。例如,芳香气薄、有效成分不耐高温的药物薄荷、木香、沉香、藿香、佩兰等。

(3)包煎:包煎药物应将药物装进纱布袋内再与其他药物同煎。含淀粉黏液质多,易糊化或焦化的药物,如蒲黄、海金沙等;易成糊状的药物,如葶苈子、车前子、紫苏子等药物;质地较轻较细,煎煮时容易漂浮在液面上的药物,如旋覆花、辛夷花、枇杷叶等,含绒毛的药物易刺激咽喉引起咳嗽、恶心、呕吐。

(4)另炖:也称另煎,其目的是避免贵重药物的有效成分被其他药渣吸附而造成浪费,需单独煎服,如人参、鹿茸、燕窝等药物。

(5)烊化:胶质、黏性大且易溶的药物应单独烊化后再与其他药汁兑服,或单独服用。

(6)冲服:一些贵重的药物或挥发性强不宜水煎的药物,需要先将药物研成粉末,再用开水或煎好的药液冲服。

(7)泡服:某些挥发性较强、易出味的药物不宜煎煮,泡服即可。

(8)兑服:一些液体药物在服用时可以与其他药物的煎汁兑入服用。

此外,有些医院使用煎药机器煎药,把中药和水装入煎药机器里自动加热煎药,煎好的药汁直接进入包装机被灌注到专用的塑料袋内,密封好后发给患者服用。

7. 煎煮次数　一般汤剂经水煎2次,有效成分可析出70%～80%,因此临床一般采用二煎法。

(二)中药给药规则

1. 中药的给药途径　传统的中药给药途径主要是内服和外用两种,近年来又增加了注射剂、胶囊剂、气雾剂、膜剂等新剂型。

2. 中药的给药时间　给药时间应与人体内部活动的节律相一致。即阳药用于阳长时,阴药用于阴长时,升药用于升时,降药用于降时。应根据不同的治疗目的和药物的作用及脏腑的四时特点,选择符合生命节律的给药时间。

3. 中药给药方法　丸、片、胶囊、滴丸等采用温开水送服,祛风湿药可用黄酒送服,祛寒药可用姜汤送服。膏、散、丹、细丸及某些贵重细料药物,可不煎煮,采用温水或汤药冲服或含服。番泻叶、胖大海等容易出味的药,可沸水浸泡后代茶饮。呕吐者在服药前可先进服少量姜汁,或先嚼少许生姜片或陈皮,防止呕吐。汤药亦应浓煎,少量多次服用。婴幼儿、危重患者,可将药调化后喂服。对于神志不清、破伤风、昏迷、张口困难、口腔疾患者不能进食可用鼻饲法给药。作用峻烈或有毒性的药物,宜先服少量,逐渐增加,有效则止,慎勿过量。

4. 中药服药温度 分为温服、热服和凉服。一般中药多采用温服,温服既可保护脾胃之阳气,亦可减轻某些药物的不良反应;理气、活血、化瘀、解表、补益剂均应热服,以提高临床疗效;止血、收敛、清热、解毒、祛暑剂均应凉服。

5. 中药服药剂量 中药汤剂一般每日1剂,分2~3次服用,间隔4~6小时为宜;小儿可适当增加次数;病缓者可每日早、晚各服1次;病急者可每隔4小时服1次,使药力持续,以利于顿挫病势。呕吐患者少量多次服;咽喉肿痛者频频含服;发汗、泻下、催吐服药剂量不必拘泥,中病即止。中成药根据剂型及要求给予相应剂量。小儿根据要求和年龄酌情减量。

(三)中药内服法与护理

中药内服法与护理,具体内容可参见下文中医用药"八法"及护理。

(四)中药外用法与护理

1. 药膏的用法与护理 药膏为药粉与饴糖、蜂蜜、植物油、鲜药汁、酒、醋、凡士林、水等赋形剂调和而成的厚糊状软膏。敷于肌肤通过皮肤吸收后,可达到行气活血、疏通经络、祛邪外出等目的。

(1)适用范围:用于痈肿疮疡和跌打损伤各期的瘀血、肿胀、疼痛、骨折等。

(2)操作及护理方法:先清洁局部皮肤,将药膏涂在大小适宜、折叠为4~6层的桑皮纸或纱布上,敷于患处后包扎,关节部位采用"8"字形或螺旋形包扎,2~3天换药一次。

2. 膏药的用法与护理 膏药古称薄贴,又称硬膏,是按处方将药物浸于植物油中煎熬去渣,加入黄丹再煎,凝结后将熬成的药膏摊在布上或纸上而成。

(1)适用范围:用于外科病证初起、已成、溃后各个阶段。

(2)操作及护理方法:膏药使用前,用剪刀将四角减去后烘烤加温,待膏药软化后敷于已清洁的皮肤处。需注意以下几点:① 加热温度不宜过高,避免烫伤;② 敷贴时,适当固定;③ 使用过程中,若局部出现异常(如皮疹、水疱、肿痛、瘙痒等),应立即停止使用;④ 取下膏药后,可用松节油去除局部残留。

3. 熏洗疗法与护理 熏洗疗法是采用药物煎汤或开水冲泡后,进行全身或局部治疗,可选用熏蒸、湿敷、淋洗、浸泡。药物通过皮肤吸收和蒸汽渗透作用,以达到温通经络、活血消肿、祛风除湿、杀虫止痒等目的。

(1)适用范围:可用于跌打损伤、肢体关节疼痛和活动不利,以及各类皮肤疾患等。此外,熏法还可进行室内外空气消毒、灭蚊虫及某些皮肤病疾患的治疗。

(2)操作及护理方法:熏洗药液按医嘱配置,同时需注意以下几点:① 熏洗药液保持于38~42℃,避免烫伤;② 熏浴时间每次20~30分钟,可先熏后洗;③ 熏洗过程中应密切观察病情,出现异常,应随时停止洗浴;④ 妇女月经期间,不宜坐浴。

4. 熨敷疗法与护理 熨敷疗法是在人体特定部位或穴位上,将药物、药液直接加温,或煎汤敷于其上,在温热及药物的作用下,达到行气活血、散寒止痛、祛瘀消肿的目的。熨法有多种,如药熨法、盐熨法、坎离砂熨法和水熨法等。

（1）适用范围：用于虚寒性脘腹痛、寒湿痹痛、跌打损伤、癥闭、泄泻、腹水等。

（2）操作及护理方法：可采用热水袋、热熨袋或将药物加热装入袋中，一般在医生的指导下选用合适的熨敷方法。需注意以下几点：① 温度适宜，低于70℃为宜，时间为30～60分钟，温度不足时可加温复用；② 熨敷期间关心患者对热感的反应，观察局部情况，若有不适随时停止；③ 阳热实证患者避免使用熨敷法。

5. 掺药疗法与护理　掺药疗法是先将药物制成极细粉末掺布于膏药或油膏上，后撒布于病变部位，也可直接将药物粉末撒布于病变部位。

（1）适用范围：一般用于皮肤溃烂、皮肤湿疹、疮疡创面、口腔黏膜炎症、口腔溃疡等。

（2）操作及护理方法：将药粉均匀撒布于消毒后的创面，然后再选用消毒纱布或油膏纱布覆盖，换药频率为1～2天更换一次。

6. 吹药疗法与护理　吹药疗法是采用喷药管，将研制好的精细药物粉末，喷撒于病灶的一种外治法。

（1）适用范围：主要用于口腔、咽喉、耳、鼻等处的炎症、溃疡等掺药法不能达到的部位。

（2）操作及护理方法：准备好喷药管及药末。在吹口腔、咽喉时，洗漱口腔，后端坐靠背椅上，头向后仰，张口屏气，准确定位，压住舌根，手持吹药器，将适量药物均匀吹入患处，吹药结束后，告知患者闭口，半小时内不可以进食进水，每日可吹药2～4次。同时注意以下几点：① 咽喉部吹药时，气流压力不能过大过猛，避免药末直接吹入气管引起呛咳；② 玻璃管不可作为小儿吹药工具，预防咬碎损伤口腔；③ 吹耳、鼻时，先拭净鼻腔和耳道，密切观察病变部位，用吹药器将药末吹至患处。

7. 鲜药捣敷法与护理　鲜药捣敷法是洗净具有药用作用的新鲜植物，将其捣碎，敷于患处，以达到清热解毒、消肿止痛、收敛止血等目的。

（1）适用范围：一般适用于外科阳证（创伤表面浅表出血、红肿热痛、皮肤瘙痒、虫蛇咬伤等）。

（2）操作及护理方法：洗净药物，用手揉烂或捣碎，清洁局部皮肤后敷于患处，如条件允许应给予固定包扎。注意预防感染。

二、中医用药"八法"及护理

中医治法包括治疗大法和具体治法。治疗大法在临床用药中具有普遍性和指导性，属于共性，如中医用药"八法"；具体治法在临床用药中具有具体性和针对性，属于个性，如辛温解表法、滋补肝肾法等。"八法"通常是指汗法、吐法、下法、和法、温法、清法、消法、补法。这八种方法临床上可以单独使用，也可以配合使用。在运用"八法"时，护理十分重要。

（一）汗法及护理

汗法，又称解表法，是在开泄腠理、调畅营卫、宣发肺气等作用下，使在表的外感六淫之邪随汗出而解的一种治法。由于病性有寒热之分，体质有强弱不同，所以汗法又分为辛温解表和辛凉解表两大类型，以及汗法与补法等其他治疗方法的结合。汗法护理要点如下。

（1）药宜热服，服药后，卧床保暖休息，可采用适当的方法助药力发汗，如饮热饮或热稀粥。

（2）发汗应以汗出邪去为宜，即全身微微出汗。应注意避免：① 汗出不彻，则病邪不解；② 汗出太过，则耗气伤津，甚至阳随汗泄而呈亡阳之变。

（3）发汗要适宜。如暑天炎热，发汗宜轻；冬令严寒，发汗宜重；体虚者，发汗宜缓；体实者，发汗宜峻。同时需及时擦干汗液，避免风寒。

（4）调饮食，以清淡易消化为主，忌酸性、生冷等食物。

（5）服用解表发汗药时，要预防汗出过多而伤阴，故应禁用或慎用解热镇痛的西药（如复方阿司匹林等）。

（6）如果出现大汗不止，应及时报告医生，及时处理，以防伤阴耗阳。

（7）凡淋家、疮家、亡血家及剧烈吐下之后均禁用汗法。

（二）吐法与护理

吐法，又称催吐法，是采用涌吐，促使停留在咽喉、胸膈、胃脘等部位的痰涎、宿食或毒物等吐出的一种治法。吐法易伤胃气，体虚气弱、妇人新产、孕妇等禁用或慎用吐法。吐法护理要点如下。

（1）吐法使用的药物分两次服，服第 1 次已吐者，与医生沟通，决定是否需要继续服第 2 次。

（2）服药后不吐者，可采用刺激咽喉部的方法（如压舌板、手指、小勺等），助呕吐。为防止呕吐物误入呼吸道，卧床患者应将其头偏向一侧。

（3）若出现呕吐不止者，可根据催吐药的种类对症处理。例如，服巴豆吐泻不止者，可用冷稀粥解之；服藜芦呕吐不止者，可用葱白汤解之；误服其他有毒物呕吐不止者，可用甘草、贯众、绿豆煎汤解之。

（4）严重呕吐者，需注意密切观察（脉象，血压，神志，呕吐物的色、量、质等），并做记录。及时与医生联系，遵医嘱给予对症处理。

（5）以下患者应慎用或忌用吐法：幼儿、年老体弱、心脏病、高血压、孕妇等。

（6）调饮食：① 呕吐后不宜立即进食，稍后进食；② 呕吐后进食以清淡、易消化的素食为宜；③ 呕吐后不可进食生冷、肥甘厚味或黏腻之品。

（三）下法与护理

下法，又称泻下法，是通过荡涤肠胃，通利大便，泻出肠胃中积滞、积水、瘀血，使停留在肠胃的宿食、燥屎、冷积、瘀血、结痰、停水等从下窍而出的一种治法。因下法有寒下、温下、润下、逐下、攻补兼施的区别，所以运用下法时必须辨证准确，用药精当。下法护理要点如下。

（1）采下法时，为防止滥用误用药物，需区分寒热虚实，分清标本缓急。例如，表里无实热者及孕妇需忌服寒下药；服药期间不可同时服用辛燥、滋补药。

（2）妇女经期、孕期及脾胃虚弱者等禁用或慎用。

（3）下发药，不可久服，中病即止。

（4）服药时间要适宜，如润下药应饭前、空腹时服用。

（5）轻微腹痛是服药后正常现象，待通便后会消失。

（6）用药后，加强病情观察，监测生命体征变化，注意查看排泄物色、质、量等；避免泻下太过而出现虚脱；出现异常不适，立即通知医生，配合处理。

（7）调饮食，服药期间禁忌硬固、油腻、辛辣食物及饮酒，选用清淡、易消化食物，多吃水果和蔬菜。

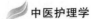

（四）和法与护理

和法，又称和解法，是运用具有疏泄与和解作用的药物，解除半表半里的邪气，恢复协调失和的脏腑、阴阳、表里的一种治法。和法护理要点如下。

（1）服用和解少阳的药物时，避免食用萝卜。

（2）畅情志，服药期间保持心情舒畅。

（3）调饮食，服药期间选用清淡食物，避免进食油腻及辛辣之品。

（4）以下情况应忌用或慎用和法：病邪在表、未入少阳，或邪已入里的实证及虚寒证等。

（五）温法与护理

温法，又称祛寒法、温阳法，通过温里祛寒以治疗里寒证的治法，一般选用具有温热散寒作用的药物。由于里寒证的形成和发展过程中，阳虚与寒邪并存，所以温法又常与补法配合应用。温法护理要点如下。

（1）选用温法时，要因人而宜、因时而宜、因地而宜。例如，素体火旺或阴虚失血者，用药剂量需轻，且中病即止；酷暑之季或南方温热之域，用药宜轻；严寒冬季或素体阳虚者，用药剂量可适当增加。

（2）因药力缓，见效时间长，服用温中祛寒药治疗久病体虚者，需鼓励患者坚持服药。

（3）服用回阳救逆药（如阳气衰微、阴寒内盛或昏迷）者，一般采用鼻饲给药，给药期间，密切观察病情变化；服用温经散寒药时需加强保暖，避免受凉。

（4）服药期间若出现虚火上炎（舌红、咽干、咽喉疼痛等），应及时停药。

（5）调饮食，忌食生冷寒凉、厚腻之品，选用温热饮食。

（六）清法与护理

清法，又称清热法，是清除里热之邪的一种治法，一般选用具有清热、泻火、解毒、凉血等作用的药物。热证易伤津耗气，使用清法时常配伍生津、益气之品。真寒假热、虚阳上越等证，脾胃虚寒者、孕妇等禁用或慎用清法。清法护理要点如下。

（1）因久服损伤脾胃，故热邪清除后及时停药。

（2）药物宜温服或凉服。服药期间，应密切观察病情变化。

（3）服药后注意休息，畅情志，以助药力。

（4）调饮食，用药期间饮食宜清淡，忌食黏腻厚味，可多饮水。

（七）消法与护理

消法，又称消导法，是通过消食导滞、行气活血、化痰利水，以及驱虫的方法，使气、血、痰、食、水、虫等所结成的有形邪实得以消散的一种治法，一般运用具有消散或破消作用的药物。消法护理要点如下。

（1）服药期间，注意加强观察（大便颜色、次数、性状等）。若出现异常表现（泻下如注或伤津脱液等），应及时停药，立即通知医生，及时处理。

（2）为防降低药效服用，服用消食药期间，不可服用补益药、收敛药。

（3）调饮食，饮食宜清淡，避免过饱。

（八）补法与护理

补法，又称补益法，是运用具有补养作用的药物，恢复人体正气的一种治法。其具体内容较多，一般有补气、补血、补阴、补阳等。运用补法要防止"闭门留寇""虚不受补"及滥用补药等。补法护理要点如下。

（1）服药期间,观察血红蛋白、体重等变化情况。

（2）补益药宜饭前空腹服用。遇外感,停服。

（3）补益药见效缓慢,用药时间长,鼓励坚持服药。

（4）调饮食,宜选用与补益药相适宜的药膳,忌食辛辣、油腻、生冷之物;为减缓排泄、增加吸收,服药期间应忌食萝卜和纤维素多的食物。

（5）真实假虚证、脾胃虚弱者等禁用或慎用补法。

以上中医用药"八法"是根据八纲辨证及药物的主要作用归纳总结出来的,随着医疗实践的发展,除吐法极少使用外,实际上临床使用已超出"八法",内容十分丰富。

复习思考题

1. 临床常用方剂有哪些? 有何特点?

2. 临床常见组方原则是什么?

3. 在临床工作中,从人文关怀的角度,应如何准确落实中医用药护理?

4. 中药四气五味的主要内容是什么?

5. 常用中药的种类和药物的功效是什么?

6. 中药的用药禁忌、剂量、毒性有哪些?

第四章
经络腧穴基本知识

 学习目标

知识目标：

1. 阐述经络、腧穴的概念和经络系统组成。

2. 叙述腧穴的分类、作用和常用定位方法。

3. 描述十二经脉体表分布、循行走向和交接规律。

能力目标：

1. 运用经络、腧穴定位方法为患者提供恰当的健康指导。

2. 理解经络的生理功能和临床的关系。

素质目标：

通过本章学习提升学生对中医药文化奥妙的探究兴趣,增强民族自信与文化自信。

案例导入

患者,男,30岁,因"固定性右侧腰痛1年余"来诊。患者工作常需弯腰,主诉疼痛部位与压痛点相符,不向远处传导,患者经常用手指在疼痛点按摩,导致按摩处皮肤粗糙、皮肤颜色加深等反应性改变。查体:压疼点位于第3腰椎横突尖,易触摸出下方骨性突出,向前弯腰无疼痛及活动受限,向左弯腰感觉有牵拉痛,向右弯正常。X线片:第3腰椎细长。

讨论:

1. 根据患者的临床表现,请用经络学说理论来分析患者的病变属性。

2. 为缓解患者疼痛症状,可选用的穴位有哪些?

第一节　经络基本知识

经络是人体组织结构的重要部分,经络学说是研究人体经络的循行分布、生理功能、病理变化及其脏腑相互关系的理论体系,是针灸、推拿、刮痧等护理技术的理论基础。

一、概述

经络为经脉和络脉的总称,是人体运行气血、联络脏腑、沟通内外、贯穿上下的通道。"经"即路径,经脉是经络系统的主干,多以纵行为主,循行于较深的部位,有一定的循行路径;"络"犹如网格,是经脉的分支,其纵横交错,网络全身,深浅部位皆有分布,浮络循行于较浅的部位。

经脉与络脉相互衔接,遍布全身,将人体脏腑、官窍、四肢、皮肤等连接成统一的有机整体,并运行气血,使机体构成统一的联络系统。经络的生理功能和病理变化,对机体可以产生广泛的影响,熟知经络的功能和变化及其影响并应用于临床护理工作中,可增进对疾病的认识,提高中医护理质量,推动中医护理事业发展。

（一）经络系统的组成

经脉与络脉构成经络系统。经脉包括十二经脉,奇经八脉,以及附属于十二经脉的十二经别、十二经筋、十二皮部。络脉包括十五络脉和浮络、孙络等(图 4-1)。

经脉分为正经和奇经两类。正经有十二,故十二经脉又称"十二正经",包括手三阳经、手三阴经、足三阳经、足三阴经。十二正经是经络系统的核心,有一定的起止、循行路径和分布规律。同时它有一定的走向及交接规律,与脏腑有直接的属络关系,相互之间有表里关系,各有专属的穴位。十二经脉与脏腑有直接的络属关系,其"内属于脏腑,外络于肢节",将人体内外连贯起来,成为一个有机整体。

奇经有八条,包括督脉、任脉、冲脉、带脉、阴跷脉、阳跷脉、阴维脉、阳维脉,合称为"奇经八脉",有统率、联络和调节十二经脉的作用。

十二经脉的附属部分包含十二经别、十二经筋、十二皮部。十二经别是十二经脉的最大分支,是十二经脉在胸、腹及头部的重要支脉,起到沟通脏腑,加强表里的联系。因其生理作用、病机变化均与十二经脉一致,故称"别行的正经"。十二经筋是十二经脉之气濡养筋肉骨节的体系,是十二经脉的外周连属部分,具有约束骨骼、屈伸关节、维持人体正常运动功能的作用。十二皮部是十二经脉功能活动反映于体表的部位,也是络脉之气散布之所在,是机体的卫外屏障,起着保卫机体、抗御外邪和反映病理变化。

络脉有别络、浮络和孙络之分。别络是指较大的络脉,是十二经脉在四肢部及躯干前、后、侧三部的重要支脉,共 15 条,包括十二经脉与督脉、任脉各有一条别络,再加上脾之大络,合为"十五别络"。浮络是循行于人体浅表部位且常浮现的络脉,分布广泛,没有定位,起着沟通经脉、输达肌表的作用。孙络是最细小的络脉,属络脉的再分支,分布全身,难以计数。

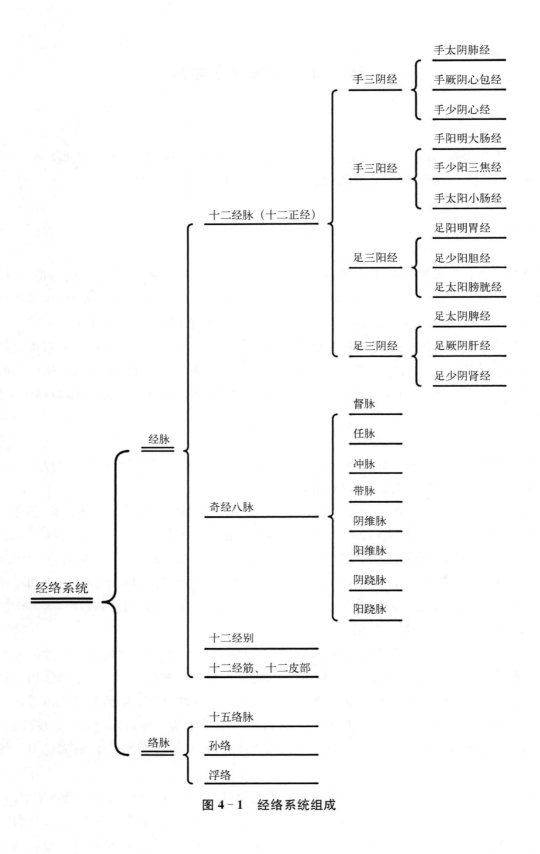

图 4-1 经络系统组成

（二）经络的生理功能

1. 联络脏腑,沟通表里　《灵枢·海论》曰:"夫十二经脉者,内属于脏腑,外络于肢节。"因为人体是由五脏六腑、四肢百骸、五官九窍构成的复杂机体,其各部位均有不同的生理功能,但又共同维持着有序的整体活动,这种有机配合、相互联系,均依靠经络系统的联系、沟通作用。由于十二经脉及其分支的纵横交叉,入里出表、通上达下,相互络属于脏腑,循行流注的规律,将人体的各个脏腑组织器官有机地联结起来,构成了一个内外、表里、左右、上下彼此紧密协调统一的整体。

2. 运行气血,濡养周身　气血是人体生命活动的动力与物质基础,人体的气血须通过经络的传注,才能布散全身,维持机体的生命活动。十二经脉是人体经络系统的核心,气血通过经络循环传注全身,渗透灌注于脏腑组织,且周流不息,以发挥营养濡润脏腑器官的作用。故有《灵枢·本脏》所说:"经脉者,所以行血气而营阴阳,濡筋骨,利关节者也。"

3. 抗御外邪,保卫机体　由于经络能行气血而营阴阳,营气行于脉中,卫气行于脉外,营卫之气密布全身。外邪侵犯人体由表及里,先从皮毛开始,若卫气充实于络脉,络脉散布于全身、密布于皮部,当外邪侵犯机体时,卫气首先发挥其抗御外邪、保卫机体的屏障作用。

4. 协调虚实,调整平衡　经络能运行气血、协调阴阳,当人体出现病证,出现气血不和、阴阳偏盛偏衰,可运用针灸等治法刺激人体穴位,激发经络本身的功能,从而调整人体整体阴阳平衡,从而"泻其有余,补其不足,阴阳平复"(《灵枢·刺节真邪》)。

5. 感应传导,反映症候　经络起源于相应的脏腑,沿一定线路循行于胸腹背、头面、四肢,将人体的内在脏腑与外在的四肢面骸、五官九窍相连接成一个统一的有机整体。临床上出现的内病外现、外病内扰都是通过经络反应症候、传递信息的功能进行的。因此,许多脏腑的病变可在体表相关经络循行径路和分布部位上出现疼痛、过敏、麻木、红肿、逆冷或异常反应。

（三）经络学说的临床应用

经络学说在解释人体生理、病理现象,指导疾病诊断、治疗、护理及预防保健中均有重要的临床意义。

1. 阐释病理变化　人体发生病变时,经络可能成为传注病邪、反映病候的途径。病邪可以通过经络由表达里,或由里达表。脏腑之间有经脉沟通联系,所以经络还可以成为脏腑之间病变相互影响的途径,如心火可下移小肠。脏腑之间的病变可通过经络的传导反映到体表,表现于某些特定部位或相应的官窍,如胃火可见牙龈肿痛等都是经络传到病邪的反映。

2. 指导疾病诊断　由于经络有一定的循行部位和脏腑络属,可以反映所属脏腑的病证,因而在临床上可根据疾病症状出现的部位,结合经络循行规律,诊断相应的疾病。正如《灵枢·官能》所说:"察其所痛,左右上下,知其寒温,何经所在",就是说明经络对临床诊断的重要意义。

3. 指导临床治疗　经络学说常用于指导临床各科的治疗,尤其在针灸、推拿和药物治疗中应用广泛。针灸与按摩是根据某一经或某一脏腑的病变,在病变邻近部位或经络循行远隔部位取穴后,施以针灸或按摩,以调整经络气血功能,实现治疗目的。而穴位的选取,必须依据经络学说,判断疾病属于何经后,根据经络循行分布、路线范围来取穴,即循经取穴。古代医家还在长期临床实践基础上,根据药物对某一脏腑经络的特殊选择性作用,提出"药物归经"理论。例如,治疗头痛,属太阳经的可用羌活,属阳阴经的可用白芷。这就是药物治疗通过经络的传导转输,达到药到病除的作用。

4. 指导预防保健　用调理经络的方法来预防疾病,保健灸法是自古以来的防病治病,通过针灸穴位可对免疫系统进行整体调节从而达到预防和治疗疾病的目的,如灸神阙穴和足三里穴来提高人体免疫抗病能力。

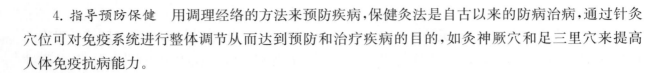

以身试针的皇甫谧

皇甫谧(公元 215—282 年)是魏晋著名学者、医学家、史学家。皇甫谧 42 岁时不幸患风痹,服用中药后好转,随后他潜心攻读医学,经历数载春秋岁月,他以《黄帝内经》对人体经络血脉和一百多个穴位的认知,将特制钢针刺入穴位,以身试针,探索试验针灸效果。他发现医书中对针灸之法表述不清、研判不准的地方,不利于医者实际操作,如若穴位找不准,针灸不但不能治病,还会造成损伤。于是,皇甫谧结合前人成果,并基于自身实践,不断修正完善人体穴位经脉针灸医法。经过 20 多年辛勤耕耘,传世巨作《针灸甲乙经》成书经世。全书共 12 卷、128 篇。前 6 卷论述针灸与穴位基础理论,后 6 卷记载各种疾病的治疗方法,包括病因、病机、症状、诊断、取穴、针灸和预后等。该书进一步明确了穴位的归经和部位,统一了穴位名称,是我国现存最早、最全面的针灸学专著。《针灸甲乙经》流传千古,奠定了中医针灸学科理论基础,开创了世界针灸医学先河,更为后世医者树立光辉典范。

二、十二经脉

十二经脉为十二脏腑所属络的经脉,是经络系统的核心部分,故又称为"正经"。

（一）十二经脉的名称

十二经脉的名称由手足、阴阳、脏腑三部分而组成。根据手、足、阴、阳分为四组,具体分类含义（表 4-1）:上为手,下为足。行于上肢,起于或止于手的经脉称为"手经",行于下肢,起于或止于足的经脉称为"足经"。内为阴,外为阳。阴经分布循行于四肢内侧的经脉,阳经分布循行于四肢外侧的经脉。阴阳三分法:三阴为太阴、少阴、厥阴;三阳为阳明、太阳、少阳。脏为阴,腑为阳。十二经脉与六脏六腑也有特定的配属关系。

表 4-1　十二经脉名称分类表

		内（阴）	外（阳）			内（阴）	外（阳）
手	前	太阴肺经	阳明大肠经	足	前	太阴脾经	阳明胃经
	中	厥阴心包经	少阳三焦经		中	厥阴肝经	少阳胆经
	后	少阴心经	太阳小肠经		后	少阴肾经	太阳膀胱经

（二）十二经脉走向规律

十二经脉走行方向的规律:手三阴经起于胸中,循上肢内侧走向手指端;手三阳经起于手指端,循上肢外侧,走向头面部;足三阳经起于头面部,下行经躯干循下肢外侧,走向足趾端;足三阴经起于足趾端,经下肢内侧走向腹部、胸部(图4-2)。

（三）十二经脉交接规律

阴经与阳经在四肢末端交接,如手太阴肺经和手阳明大肠经在食指端交接、手少阴心经和手太阳小肠经在手小指端交接、足阳明胃经和足太阴脾经在足大趾内端交接、足太阳膀胱经和足少阴肾经在足小趾端交接。同名的手足阳经在头面部交接,如手阳明大肠经与足阳明胃经在鼻翼旁交接、手少阳三焦经与足少阳胆经在目外眦交接。足、手阴经在胸中交接,如足太阴脾经与手少阴心经在心中交接、足少阴肾经与手厥阴心包经在胸中交接(图4-3)。

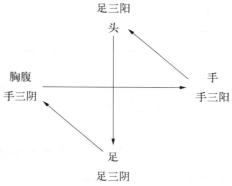

图4-2 十二经脉走向交接规律

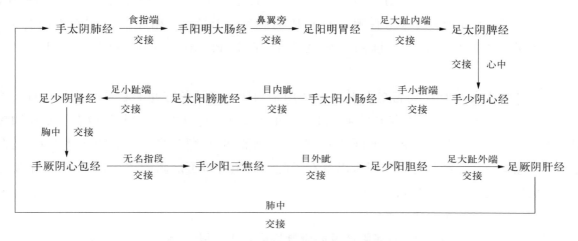

图4-3 十二经脉的流注次序

（四）十二经脉的分布规律

十二经脉左右对称分布于人体两侧,分布于头面、躯干和四肢,基本都有一定的分布规律,多为纵行。手三阳经止于头,足三阳经起于头。手足六条阳经交会于头面部,故称"头为诸阳之会"。手三阴经均从胸部行至腋下;手三阳经行于肩和肩胛部。足三阳经自上而下走行,阳明经行于胸腹面,太阳经行于背腰面,少阳经行于躯体两侧。足三阴经自下而上均行于腹胸面。手经行于上肢,足经行于下肢;阴经行于内侧面,阳经行于外侧面。手足阴经为太阴在前缘、厥阴在中线、少阴在后缘;手足阳经为阳明在前缘、少阳在中线、太阳在后缘。但足厥阴肝经有例外,即内踝尖上8寸以下为厥阴行于前,太阴行于中,少阴仍在后。

（五）十二经脉的表里关系

十二经脉的阳经与阴经之间,通过经脉与脏腑的属络关系,以及经别和别络的相互沟通作用,组成六对"表里相合"关系,其在生理和病理方面相互影响。十二经脉内属于脏腑,阳经属腑,阴经属脏,脏与腑有表里相合的关系,阴经与阳经有表里络属的关系(表4-2)。《素问·血气形志》说:"手太阳与少阴为表里,少阳与厥阴为表里,阳明与太阴为表里,是为手之阴阳也。""足太阳与少阴为表里,少阳与厥阴为表里,阳明与太阴为表里,是为足阴阳也。"

表 4 - 2　十二经脉表里关系表

表	手阳明大肠经	手少阳三焦经	手太阳小肠经	足阳明胃经	足少阳胆经	足太阳膀胱经
里	手太阴肺经	手厥阴心包经	手少阴心经	足太阴脾经	足厥阴肝经	足少阴肾经

三、奇经八脉

奇经八脉是十二经脉之外的重要经脉,交叉贯穿于十二经脉之间,包括督脉、任脉、冲脉、带脉、阴维脉、阳维脉、阴跷脉、阳跷脉。

（一）奇经八脉的特点与功效

奇经八脉与十二正经不同,分布并未遍及全身,其走向也与十二经脉有别,除了带脉外,其他皆由下而上循行。奇经八脉与脏腑没有直接的相互络属关系,相互间也无表里配合关系,"别道奇行"故称"奇经"。奇经八脉的八脉中的督、任、冲脉皆起于胞中,同出会阴,称为"一原三歧"。

奇经八脉纵横交叉于十二经之间,其主要作用是沟通十二经脉之间的联系,将部位相近、功能相似的经脉联系起来,达到统摄有关经脉气血、协调阴阳的作用。对十二经脉气血有着蓄积和渗灌的调节作用。当十二经脉及脏腑气血旺盛时,奇经八脉能加以蓄积;当人体功能活动需要时,奇经八脉又能渗灌供应。奇经与肝、肾等脏,以及女子胞、脑、髓等奇恒之腑的关系较为密切,相互之间在生理与病理上均有一定的联系。

（二）奇经八脉的循行与生理功能

1. 督脉　督脉行于背部正中,诸阳经及阳维脉均会合于督脉。例如,督脉与手足三阳经会于大椎;与足太阳会于百会、脑户;与阳维脉会于风府、哑门。督脉具有统率一身之阳经,调节全身阳经气血的作用,故为"阳脉之海"。督脉起于胞中,"贯脊属肾",肾主生殖,故督脉主司生殖功能,特别是男子生殖功能,历代医家对男子精冷不育,常以补督益肾法治之。督脉上行脊里、入络于脑、上贯心,故生理、病机与脑、髓、心等密切联系。

2. 任脉　任脉循行于腹面正中线,诸阴经均直接或间接交会于任脉。例如,任脉与足三阴会于中极、关元;与阴维脉会于廉泉、天突;与手太阴会于上脘;与足太阴会于下脘;与足厥阴会于曲骨;手三阴通过足三阴与任脉发生联系。任脉具有总任一身之阴经,调节全身阴经气血的作用,故称为"阴脉之海"。任脉起于胞中,与女子月经来潮及妊养、生殖功能有关。任脉为妇人生养之本,故有"任主胞胎"之说。

3. 冲脉　冲脉循行范围广泛,上至头,下至足,后行于背,前布于胸腹,贯穿全身,阴阳表里无所不涉,为一身气血之要冲,能"通受十二经气血"。其上行者,行于脊内渗诸阳;下行者,行于下肢渗诸阴,能容纳和调节十二经脉及五脏六腑之气血,故有"十二经脉之海"和"五脏六腑之海"之称。冲脉起于胞中,又为"血海"。妇女月经来潮及生殖能力与冲任脉气血盛衰有关。

4. 带脉　带脉是全身唯一横行的经脉,环腰一周,犹如束带,总束纵行诸脉,以调节脉气,使之通畅。例如,《太平圣惠方·辨奇经八脉法》说:"夫带者,言束也,言总束诸脉,使得调柔也。"因带脉亏虚,不能约束经脉,多见妇女带下量多、腰酸无力等症。故《傅青主女科》曰:"夫带下俱是湿证,而以带下名者,因带脉不能约束而有此病。"

5. 阴跷脉、阳跷脉　阴跷脉起于足跟内侧,随足少阴等经上行,至目内眦与阳脉会合。阳跷脉起于足跟外侧,伴足太阳等经上行,至目内眦与阴脉会合,沿足太阳经上额,于项后会合于足少阳经。《太平圣惠方·辨奇经八脉法》说:"夫跷者,捷疾也。言此脉是人行走之机要,动足之所由也,故曰跷脉焉。"阴阳跷脉皆起于足,其脉气多发在足内、外踝及髋上至肩、颈项等关节处,二跷阴阳之气交通和谐,使下肢运动灵活跷捷。阴阳跷脉交会于目内眦,阳跷主一身左右之阳,阴跷主一身左右之阴,阴阳气相并,共同濡养眼目,主司眼睑开合。例如,《灵枢·脉度》说:"气并相还,则为濡,目气不荣,则目不合。"《灵枢·寒热病》说:"阳气盛则瞋目,阴气盛则瞑目。"

6. 阴维脉、阳维脉　阴维脉起于小腿内侧,沿腿股内侧上行,至咽喉与任脉会合,主一身之里。阳维脉起于足跗外侧,沿腿膝外侧上行,至项后与督脉会合,主一身之表。阴维脉"维络诸阴";阳维脉"维络诸阳"。阴维脉与足三阴经相交会,最后合于任脉;阳维脉与手足三阳经相交,最后合于督脉。阴阳相辅,对诸阴阳经脉气血起着溢蓄调节作用。

第二节　腧穴基本知识

一、概述

腧穴是人体脏腑经络之气输注于体表的特殊部位。《素问·气府论》称之为"脉气所发",《灵枢·四时气》曰:"在上脘,则刺抑而下之,在下脘,则散而去之。""腧"通"输",简作"俞",意为转输、输注;"穴"为孔隙,是经气所居之处。腧穴通过经络,内连脏腑,外连肌肉、皮肤。脏腑的病变可通过经络反映到体表的腧穴上,也可通过对体表腧穴的刺激,调节人体的脏腑、经络、气血,从而达到防病治病的目的。

（一）腧穴的分类

1. 十四经穴　十四经穴指具有固定的名称和位置,且归属于十四经脉系统的腧穴。十二经脉与任脉、督脉的腧穴称"十四经穴",简称"经穴",是腧穴的主要部分。共有361穴,其中双穴(十二经穴)309穴;单穴(任脉、督脉)52穴。经穴可通过经络的作用治疗各脏腑及经络的疾病。

2. 经外奇穴　奇穴指既有一定的名称,又有明确的位置,但尚未归入或不便归入十四经脉系统的腧穴,又称"经外奇穴",常常对某些病证有着特殊疗效。

3. 阿是穴　阿是穴指无固定名称,亦无固定位置,而是以压痛点或其他反应点作为针灸施术部位的腧穴。《备急千金要方·灸例》称:"故吴蜀多行灸法,有阿是之法,言人有病痛,即令捏其上,若里当其处,不问孔穴,即得便快成痛处,即云阿是,灸刺皆验,故曰:阿是穴。"阿是穴"以痛为腧",并有"天应穴""不定穴""压痛点"等之称。阿是穴无一定数目。

十四经穴指十四经脉所属的穴位,简称经穴。穴位的分经,在《黄帝内经》中已有分散记述,至《针灸甲乙经》已较系统,共载有双穴300个,单穴49个,合计349穴。到清代《针灸逢源》,经穴已达361个,现仍为此数。分别为督脉28穴、任脉24穴、手太阴肺经11穴、手厥阴心包经9穴、手少阴心经9穴、手阳明大肠经20穴、手少阳三焦经23穴、手太阳小肠经19穴、足阳明胃经45穴、足少阳胆经44穴、足太阳膀胱经67穴、足太阴脾经21穴、足厥阴肝经14穴、足少阴肾经27穴。

（二）腧穴的治疗作用

1. 近治作用　所有的腧穴均可治疗其所在部位及邻近组织器官的病证,即腧穴所在,主治所在。一切腧穴主治作用均具有的共同特点。例如,眼睛周围的穴位,如睛明穴、承泣穴、攒竹穴等,具有治疗眼睛疾病的功效;膝关节周围的穴位,如膝眼穴、鹤顶穴等,可以治疗膝关节的疼痛。

2. 远治作用　指腧穴可以治疗其远隔部位的脏腑组织器官的病证。十四经穴主治作用的基本规律体现于此。十四经穴尤其是十二经脉中位于四肢、肘、膝关节以下的经穴,在远治作用方面尤为突出。例如,肺经的腧穴,如少商穴,可以治疗咽喉疾病;足三里穴不仅能治疗小腿的局部病证,还可以治疗本经经过的腹部病证。

3. 特殊作用　除了腧穴的局部治疗和循经远道治疗外,腧穴还有双向良性调节作用。例如,内关穴,既可以治疗心率过快,也可以治疗心动过缓,可以向正常区域调节。相对特异性两个方面,即具有特殊的治疗作用,而与经络所在部位无关,如至阴穴可纠正胎位等。

4. 诊断作用　人体的腧穴通过经络与五脏六腑、四肢百骸紧密地联系在一起。当人体的内部发生病理改变时,可以通过经络在体表的某些腧穴上有所反映。例如,可在有胃肠不适者的足三里、上巨虚等穴处找到敏感的压痛点,也可在有肺脏疾病患者的中府、肺俞等穴处发现压痛点和（或）皮下结节。因此在临床上可通过判断腧穴及其周围部位是否有压痛、肿胀、结节、皮肤脱屑、丘疹及瘀点等病理反应来协助诊断。

（三）腧穴的定位方法

腧穴是针灸施术的部位,针灸治疗讲究理、法、方、穴、术有机结合。"穴"即包含对腧穴的准确定位,需要制定取穴原则,规范取穴方法。

1. 自然标志取穴法　自然标志取穴法因直观、简单、准确,而被当作首选取穴方法,361个经穴中有140多个腧穴可用此法定位,是不可替代的取穴法。自然标志法可分为固定标志法和活动标志法两类。

（1）固定标志法:指利用五官、毛发、爪甲、乳头、脐窝,以及骨度凸起和凹陷、肌肉隆起等部位作为取穴标志而言。该取穴方较为实用、准确。例如,《灵枢·背俞》中提及"胸中大腧在杼骨之端,肺腧在三椎之傍,心腧在五椎之傍,膈腧在七椎之傍,肝腧在九椎之傍,脾腧在十一椎之傍,肾俞在十四椎之傍,皆挟脊相去三寸所"。

（2）活动标志法:指利用关节、肌肉、皮肤随活动而出现的孔隙、凹陷、皱纹等作为取穴标志。《灵枢·本输》:"曲池,在肘外辅骨陷者中,屈臂而得之""小海,在肘内大骨之外,去端半寸,陷者中也,伸臂而得之""天井在肘外大骨之上陷者中也,为合,屈肘而得之"。

2. 简便取穴法　适用简便取穴定位的腧穴为数不多,且部分腧穴也能用骨度分寸取穴法定位,两者之间存在偏差,如列缺、百会、风市等穴既可用简便取穴法定位,又可用骨度分寸法定位,但用两种方法取出的穴位往往出现偏差。

3. 手指同身寸取穴法　手指同身寸包括拇指同身寸、中指同身寸和横指同身寸。指寸定位法源于《千金方》,其中所述"中指上第一节为一寸,亦有长短不定者,即取手大拇指第一节横度为一寸""凡量一夫之法,覆手并舒四指,对度四指上中节上横过为一夫",均为取穴定位测量之法。临床研究发现不同的手指同身寸之间的长度存在差异,如拇指同身寸与中指同身寸的长度有差异,三倍拇指同身寸或三倍中指同身寸的长度与一夫法的长度有明显差异,指寸与骨度寸之间亦存在明显差异。

4. 骨度分寸取穴法　即以骨节为主要标志测量周身各部大小、长短。并依尺寸比例折算作为定穴标准的方法。骨度之法出于《灵枢·骨度》,其中记述了人体各部位骨骼尺寸,被用作量取腧穴的折算长度,采用骨度分寸取穴法确定腧穴位置时,当以《灵枢·骨度》篇中所载各部位骨度标准为准。骨度寸与指寸虽有差异,但临床上不能简单地用指寸去量骨度寸,应利用工具折算,定位才能准确。

表 4-3　常用骨度分寸表

部　位	起　止　点	折量寸	度量法	解　释　说　明
头面部	前发际正中至后发际正中	12	直寸	如前后发际不清,以眉心至大椎穴作 18 寸,眉心至前发际 3 寸,大椎至后发际 3 寸。
	眉间至前发际正中	3	直寸	
	第 7 颈椎棘突下至后发际正中	3	直寸	
	眉间至后发际正中至第 7 颈椎棘突下	18	直寸	
	前两额头发角之间	9	横寸	
	耳后两乳突之间	9	横寸	
胸腹胁部	胸骨上窝至胸剑联合中点	9	直寸	
	胸剑联合中点至脐中	8	直寸	
	肚中至耻骨联合上缘	5	直寸	
	两乳头之间	8	横寸	
	腋窝顶点至第 11 肋游离端	12	直寸	
背腰部	肩胛骨内缘至后正中线	3	横寸	腰背部腧穴以脊椎棘突标志作为定位的依据。胸椎共 12 个、腰椎共 5 个、第 1～4 骶椎棘突在成人时已形成三四个结界,所以总称为"二十一椎"
	肩峰缘至后正中线	8	横寸	
上肢部	腋前、后纹头至肘横纹	9	直寸	腕横纹指两端平桡骨茎突和尺骨茎突的 1 条。
	肘横纹至腕掌侧横纹	12	直寸	

部　位	起　止　点	折量寸	度量法	解　释　说　明
下肢部	耻骨联合上缘至股骨内上髁上缘	18	直寸	内踝尖为内踝向内侧的突起；外踝尖为外踝向外侧的突起。
	胫骨内侧髁下方至内踝尖	13	直寸	
	股骨大转子至腘横纹	19	直寸	
	腘横纹至外踝尖	16	直寸	

二、常用腧穴

（一）奇经八脉常用腧穴

1. 督脉　督脉起于小腹内胞宫,下出会阴部,向后行于腰背正中至尾骶部的长强穴,沿脊柱上行,经项后部至风府穴,进入脑内,沿头部正中线,上行至巅顶百会穴,经前额下行鼻柱至鼻尖的素髎穴,过人中,至上齿正中的龈交穴督脉第一支,与冲、任二脉同起于胞中,出于会阴部,在尾骨端与足少阴肾经、足太阳膀胱经的脉气会合,贯脊,属肾。第二支,从小腹直上贯脐,向上贯心,至咽喉与冲、任二脉相会合,到下颌部,环绕口唇,至两目下中央。第三支,与足太阳膀胱经同起于眼内角,上行至前额,于巅顶交会,入络于脑,再别出下项,沿肩胛骨内,脊柱两旁,到达腰中,进入脊柱两侧的肌肉,与肾脏相联络。督脉主治神志病,热病,腰骶、背、头项局部病证及相应的内脏疾病。例如,颈项强痛、角弓反张等证。

2. 任脉　任脉,奇经八脉之一。任脉与督、冲二脉皆起于胞中,同出"会阴",称为"一源三歧"。《素问・骨空论》:"任脉者,起于中极之下,以上毛际,循腹里,上关元,至咽喉,上颐,循面入目。"任脉行于胸腹正中,上抵颏部。任脉与六阴经有联系,称为"阴脉之海",具有调节全身诸阴经经气的作用。任脉起于小腹内胞宫,下出会阴毛部,经阴阜,沿腹部正中线向上经过关元等穴,到达咽喉部(天突穴),再上行到达下唇内,左右分行,环绕口唇,交会于督脉之龈交穴,再分别通过鼻翼两旁,上至眼眶(承泣穴)下,交于足阳明经。任脉起于小腹内胞宫,下出会阴毛部,经阴阜,沿腹部正中线向上经过关元等穴,到达咽喉部(天突穴),再上行到达下唇内,左右分行,环绕口唇,交会于督脉之龈交穴,再分别通过鼻翼两旁,上至眼眶下(承泣穴),交于足阳明经。任脉主治腹、胸、颈、头面的局部病证及相应的内脏器官疾病,少数腧穴有强壮作用或可治疗神志病。例如,疝气、带下、腹中结块等。

（二）十二经脉常用腧穴

1. 手太阴肺经　手太阴肺经是十二经脉之一。《灵枢・经脉》:"肺手太阴之脉,起于中焦,下络大肠,还循胃口,上膈属肺,从肺系横出腋下,下循臑内,行少阴心主之前,下肘中,循臂内上骨下廉,入寸口,上鱼,循鱼际,出大指之端;其支者,从腕后直出次指内廉,出其端。"该经起自中焦,向下联络大肠,回过来沿着胃的上口贯穿膈肌,入属肺脏,从肺系(气管、喉咙)横行出胸壁外上方(中府),走向腋下,沿上臂前外侧,行于手少阴心经和手厥阴心包经的外面,至肘中(尺泽)后再沿前臂桡侧下行至寸口(桡动脉搏动处),又沿大鱼际外缘出拇指桡侧端(少商)。其支脉从腕后桡骨茎突上方

（列缺）分出，经手背虎口部至食指桡侧端（商阳）。脉气由此与手阳明大肠经相接（图4-4）。该经发生病变，主要表现为胸部满闷，咳嗽，气喘，锁骨上窝痛，心胸烦憞，小便频数，肩背，上肢前边外侧厥冷，麻木酸痛等症。

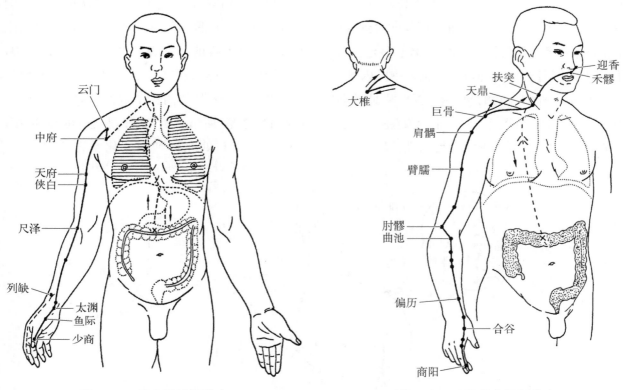

图4-4　手太阴肺经腧穴　　　　　图4-5　手阳明大肠经腧穴

2. 手阳明大肠经　手阳明大肠经是十二经脉之一。《灵枢·经脉》曰："大肠手阳明之脉，起于大指次指之端，循指上廉，出合谷两骨之间，上入两筋之间，循臂上廉，入肘外廉，上臑外前廉，上肩，出髃骨之前廉，上出于柱骨之会上，下入缺盆，络肺，下膈，属大肠；其支者，从缺盆上颈贯颊，入下齿中，还出挟口，交人中，左之右，右之左，上挟鼻孔。"经起自食指桡侧端（商阳），沿食指桡侧上行，出于第一、二掌骨之间，进入两筋（拇长、短伸肌腱）之中（阳溪），沿前臂桡侧进入肘外侧（曲池），再沿上臂前外侧上行，至肩部（肩髃）向后与督脉在大椎穴处相交，然后向下进入锁骨上窝，联络肺脏，通过膈肌，入属大肠。其支脉从锁骨上窝走向颈部，通过面颊，进入下齿槽，回过来挟口唇两旁，在人中处左右交叉，上夹鼻孔两旁（迎香）。脉气由此与足阳明胃经相接（图4-5）。该经发生病变，主要表现为齿痛，颈肿，目黄，口干，鼽衄，喉痹，肩臂疼痛，食指不用和经脉过处灼热肿胀或寒栗不复等症。

3. 足阳明胃经　《灵枢·经脉》曰："胃足阳明之脉。起于鼻之交頞中，旁纳太阳之脉，下循鼻外，入上齿中，还出挟口，环唇，下交承浆，却循颐后下廉，出大迎，循颊车，上耳前，过客主人，循发际，至额颅；其支者，从大迎前下人迎，循喉咙，入缺盆，下膈，属胃，络脾；其直者，从缺盆下乳内廉，下挟脐，入气街中；其支者，起于胃口，下循腹里，下至气街中而合，以下髀关，抵伏兔，下膝膑中，下循胫外廉，下足跗，入中指内间；其支者，下廉三寸而别，下入中指外间；其支者，别跗上，入大趾间，出其端。"本经自鼻翼两旁起始，上至鼻根中，在内眼角处与足太阳膀胱经相交，沿鼻外侧（承泣、四白、巨髎)下行,入上齿中,回出来挟着口的两旁,环绕嘴唇,向下交会于任脉的承浆穴;然后退回来沿着下颌的后下方,浅出于本经的大迎穴,沿着下颌角(颊车),上至耳前,经过足少阳胆经的上关穴,沿鬓发边际,上抵头角(头维),行至额前(神庭)。它下行的支脉,从大迎穴前边直下人迎,沿喉咙,进入锁骨上窝(缺盆)。深入体腔,贯穿膈肌,入属胃腑,联络脾脏。它外行的主干从锁骨上窝向下,经乳部内侧向下挟着脐的两旁,进入到腹股沟(气街)部。它在腹内的一条支脉,从胃下口的幽门部开始,经腹至气街与外行的主干会合。自此合而下行,经大腿前边的髀关、伏兔,下至膝膑中,再向下沿胫骨外侧,走向足背,进入中趾内侧(厉兑)。另有一条支脉,从膝下 3 寸(足三里)处分出,向下到中趾外侧。它的又一条支脉,从足背部(冲阳)分出,至足大趾的内侧端(隐白),脉气由此与足太阴脾经相接(图 4-6)。本经发生病变主要表现为洒淅恶寒,面色发黑,癫狂,腹胀,鼻塞,衄血,口喎颈肿,喉痛,颈部肿痛,沿胸、乳、股、胫外侧及足背部本经脉过处皆痛,饮食不化或消谷善饥等。

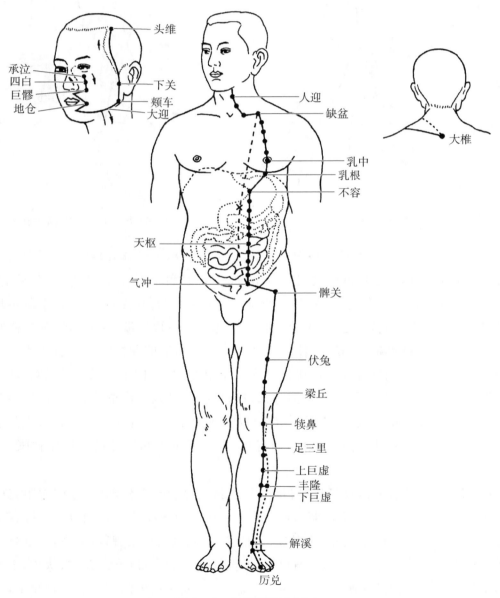

图 4-6 足阳明胃经腧穴

4. 足太阴脾经　足太阴脾经是人体十二经脉之一,简称脾经。《灵枢·经脉》曰:"脾足太阴之脉。起于大指之端,循指内侧白肉际,过核骨后,上内踝前廉,上踹内,循胫骨后,交出厥阴之前,上膝股内前廉,入腹,属脾,络胃,上膈,挟咽,连舌本,散舌下;其支者,复从胃,别上膈,注心中。"足太阴脾经起于足大趾内侧端(隐白穴),沿着大趾内侧赤白肉际上行,经内踝前面(商丘穴),上小腿肚内侧,沿胫骨后缘上行,至内踝上 8 寸处(漏谷穴)交出足厥阴肝经前面,经膝股内侧前缘至冲门穴,进入腹部,属脾络胃,向上通过横膈上行,挟食管旁(络大包,会中府),连系舌根,散于舌下(图 4-7)。该经发生病变主要表现为舌根强痛,腹胀,嗳气,胃痛,呕吐,心烦,泄泻,黄疸,身体沉重,动作不利,不能卧,膝股内侧肿、厥冷,足大趾不用等。

5. 手少阴心经　手少阴心经是十二经脉之一。《灵枢·经脉》曰:"心手少阴之脉,起于心中,出属心系,下膈,络小肠;其支者,从心系,上挟咽,系目系;其直者,复从心系,却上肺,下出腋下,下循臑内后廉,行太阴心主之后,下肘内,循臂内后廉,抵掌后锐骨之端,入掌内后廉、循小指之内出其端。"该经起自心中,出来属于心系(心脏周围的组织),向下通过膈肌,联络小肠。其分支从心系向上夹着食管连于目系;其直行主干又从心系上肺,向下斜出于腋下(极泉),沿上肢内侧后边,行于手太阴肺经和手厥阴心包经之后,至肘中(少海),沿前臂内侧后边,到手掌后豆骨突起处(神门)进入掌内后边,沿小指桡侧出其末端(少冲)。脉气由此与手太阳小肠经相连(图 4-8)。该经发生病变,主要表现为咽干,心痛,口渴,目黄,胸胁痛和上肢前边内侧本脉过处发冷、疼痛、手掌热痛等。

6. 手太阳小肠经　手太阳小肠经,是十二经脉之一,简称小肠经。《灵枢·经脉》曰:"小肠手太阳之脉,起于小指之端,循手外侧上腕,出踝中,直上循臂骨下廉,出肘内侧两筋之间,上循臑外后廉。出肩解,绕肩胛,交肩上,入缺盆,络心,循咽,下膈,抵胃,属小肠;其支者,从缺盆循颈上颊,至目锐眦,却入耳中;其支者,别颊,上䪼,抵鼻,至目内眦,斜络于颧。"该经循行路线起自手小指尺侧端(少泽),沿手掌尺侧缘上行,出尺骨茎突,沿前臂后边尺侧直上,从尺骨鹰嘴和肱骨内上髁之间(小海)向上,沿上臂后内侧出行到肩关节后,绕肩胛,在大椎穴处与督脉相会。又向前进入缺盆(锁骨上窝),深入体腔,联络心脏,沿食管下行,穿膈肌,到胃部,入属小肠。其分支从锁骨上窝沿颈上颊到外眼角,又折回进入耳中(听宫)。另一支脉从面颊部分出,经眶下,达鼻根部的内眼角,然后斜行到颧部(颧髎)。脉气由此与足太阳膀胱经相接(图 4-9)。本经发生病变,主要表现为咽痛,颌肿,耳聋,目黄和肩部、上肢后边内侧本经脉过处疼痛等。

7. 足太阳膀胱经　足太阳膀胱经是十二经脉之一,简称膀胱经。循行部位起于目内眦(睛明穴),上达额部,左右交会于头顶部(百会穴)。本经脉分支从头顶部分出,到耳上角部。直行本脉从头顶部分别向后行至枕骨处,进入颅腔,络脑,回出分别下行到项部(天柱穴),下行交会于大椎穴,

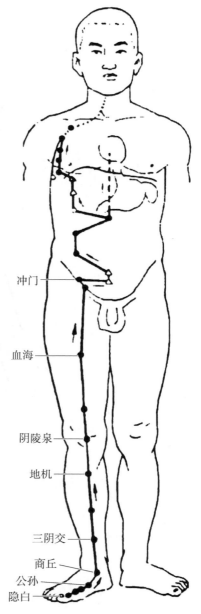

图 4-7　足太阴脾经腧穴

冲门

血海

阴陵泉

地机

三阴交

商丘

公孙

隐白

111

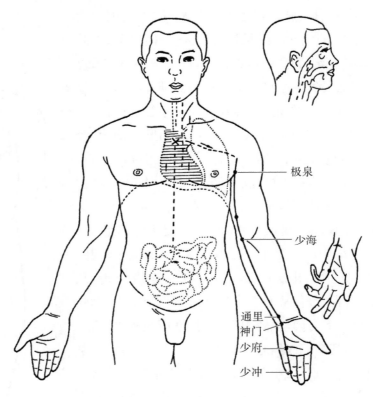

极泉

少海

通里
神门
少府
少冲

图 4 - 8　手少阴心经腧穴

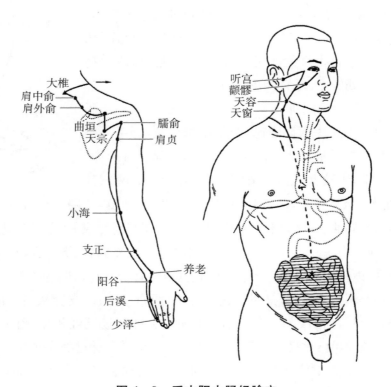

大椎
肩中俞
肩外俞
曲垣
天宗

臑俞
肩贞

小海

支正

养老
阳谷
后溪
少泽

听宫
颧髎
天容
天窗

图 4 - 9　手太阳小肠经腧穴

再分左右沿肩胛内侧,脊柱两旁(1.5寸),到达腰部(肾俞穴),进入脊柱两旁的肌肉,深入体腔,络肾,属膀胱。本经脉一分支从腰部分出,沿脊柱两旁下行,穿过臀部,从大腿后侧外缘下行至腘窝中(委中穴)。另一分支从项分出下行,经肩胛内侧,从附分穴挟脊(3寸)下行至髀枢,经大腿后侧至腘窝中与前一支脉会合,然后下行穿过腓肠肌,出走于足外踝后,沿足背外侧缘至小趾外侧端(至阴穴),交于足少阴肾经(图4-10)。本经发生病变,主要表现为顶头痛,目痛,目黄,泪出,鼻衄,痔疾,癫狂,项、背、腰、骶、大腿后侧、腘窝、腓肠肌、脚部疼痛,足小趾不用等。

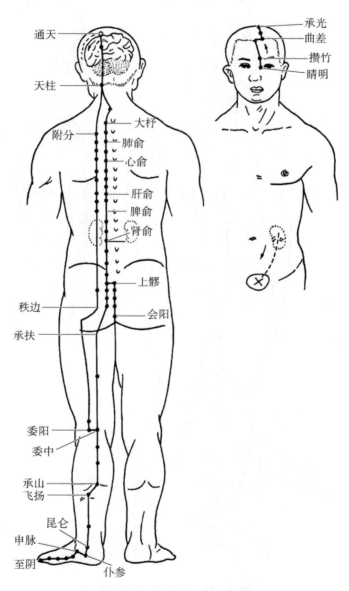

图4-10　足太阳膀胱经腧穴

8. 足少阴肾经　足少阴肾经,是十二经脉之一,简称肾经。《灵枢·经脉》曰:"肾足少阴之脉,起于小趾之下,斜走足心,出于然谷之下,循内踝之后,别入跟中,以上踹内,出腘内廉,上股内后廉,贯脊,属肾,络膀胱;其直者,从肾,上贯肝膈,入肺中,循喉咙,挟舌本;其支者,从肺出,络心,注胸中。"本经自足小趾的下边起始,斜行到足掌心中(涌泉),出行到然骨(舟骨粗隆)的下面,沿着内踝后方,分布在足跟中,由此向上在三阴交处与足太阴脾经、足厥阴肝经相会,然后行至腓肠肌内,浅出腘窝内侧(阴谷),沿大腿内侧后边向上,穿过脊柱,属于肾脏,联络膀胱。它直行的主干,从肾脏出来,向上穿过肝脏和膈肌,进入肺部,沿着气管喉咙,到舌根两侧。它的支脉。从肺脏出来,联络心,流注到胸中,脉气由此与手厥阴心包经相接(图4-11)。本经发生病变,主要表现为饥不欲食,面色发黑,喘息气逆,咳唾有血,目花,心悸,惊恐;口舌干燥,咽喉肿痛,心烦心痛,黄疸,肠澼,脊柱、大腿内后廉痛,下肢肌肉萎缩,足底灼热疼痛等。

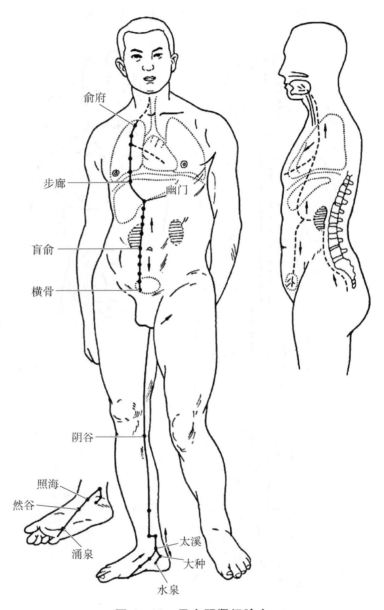

图4-11 足少阴肾经腧穴

9.手厥阴心包经 手厥阴心包络经,是十二经脉之一,简称心包经,也称手厥阴心包络经。该经首载于《灵枢·经脉》,名为"心主,手厥阴心包络之脉"。"心主"即指心包络,居于膻中,为心之宫城,即胸廓正中部位,能代心行令,代心受邪,故称心主,或称心主脉。手厥阴心包经起始于胸中,出来则属于心包络,然后下行穿过膈肌,经历胸部至腹部而络于上、中、下三焦。它的支脉是沿着胸腔而出于胁肋部,从腋下3寸处,上行达腋窝之下,沿着上臂内侧,行于手太阴经与手少阴经之间,进入肘关节中,下行沿前臂内侧行于桡侧腕屈肌腱与掌长肌腱(两筋)之间,进入手掌中,沿中指到达其末端。另一分支是从手掌中分出,沿第 4 指(小指次指间)到达其末端,接于手少阳三焦经(图4-12)。本经发生病变,主要表现为饥不欲食,面色发黑,喘息气逆,咳唾有血,目花,心悸,惊恐;口舌干燥,咽喉肿痛,心烦心痛,黄疸,肠澼,脊柱、大腿内后廉痛,下肢肌肉萎缩,足底灼热疼痛等。

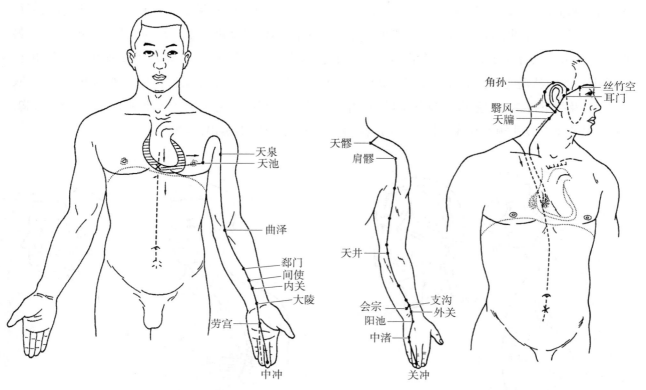

图 4-12 手厥阴心包经腧穴 **图 4-13 手少阳三焦经腧穴**

10. 手少阳三焦经 手少阳三焦经,是十二经脉之一。《灵枢·经脉》曰:"三焦手少阳之脉,起于小指次指之端,上出两指之间、循手表腕,出臂外两骨之间,上贯肘,循臑外,上肩,而交出足少阳之后,入缺盆,布膻中,散络心包,下膈,循属三焦;其支者,从膻中上出缺盆,上项,系耳后直上,出耳上角,以屈下颊至颐;其支者,从耳后入耳中。出走耳前,过客主人前,交颊,至目锐眦。"手少阳三焦经起自无名指尺侧端(关冲),上出于第 4、5 两指之间,沿手背至腕部(阳池),向上经尺、桡两骨之间通过肘尖部、沿上臂后到肩部,在大椎穴处与督脉相会,又从足少阳胆经后,前行进入缺盆(锁骨上窝),分布在膻中(两乳之间),脉气散布联络心包,向下贯穿膈肌,统属于上、中、下三焦。其分支从膻中处分出,向上浅出于锁骨上窝,经颈至耳后,上行出耳上角,然后屈曲向下至面颊及眼眶下部。另一支脉从耳后(翳风)进入耳中,出行至耳前,经客主人前边,在面颊部与前条支脉相交,到达外眼角(丝竹空、瞳子髎)。脉气由此与足少阳胆经相接(图 4-13)。该经发生病变主要表现为耳聋,耳鸣,咽喉肿痛,外眼角痛,汗出,腮肿,耳后、肩、肘、臂部本经脉过处疼痛等。手少阳三焦经腧穴主治头、目、耳、颊、咽喉、胸胁病和热病,以及经脉循行经过部位的其他病证。

11. 足少阳胆经 足少阳胆经是十二经脉之一,简称胆经。足少阳胆经自外眼角(瞳子髎)起始,向上到达头角(头维),再向下行至耳后,治着头颈,行走在手少阳三焦经的前面,至肩上,交出手少阳三焦经之后,在大椎穴处与督脉相会,然后退回向前,进入缺盆(锁骨上窝)。它的一条支脉,从耳后进入耳上,浅出耳前,到达目外眦后方。它的另一条支脉,从外眼角分出,下行到大迎穴部位,上与手少阳三焦经分布在面颊部的那条支脉相会,到达眼眶下边;向下经过颊车穴部位,下行到颈部,与上一条经脉在锁骨上窝处合后,由此下行胸部,贯穿膈肌,联络肝,属于胆,沿着胁肋里面,浅出于腹股沟中央的气街部,绕过阴部毛际,横行进入髀厌(股骨大转子)部。它直行的主干,从锁骨上窝下行腋部,沿着侧胸,经过季胁,下行与前支经脉在股关节部会合,由此向下,沿着大腿和膝部的外侧,向下行走在腓骨前边,直到绝骨(腓骨下端),浅出于外踝骨的前面,沿足背进入第4趾的外侧端(足窍阴)。最后一条支脉,从足背(临泣)分出,沿着第1、2跖骨之间,出足大趾外侧端(大敦),回过来贯穿爪甲,出行在爪甲后方的丛毛之中。脉气由此与足厥阴肝经相接(图4-14)。本经发生病变,主要表现为口苦、叹气、心窝及胁下疼痛、面色灰暗、皮肤干燥、头痛、目外眦痛、颔痛、锁骨上窝及腋下肿痛,瘰疬,疟疾,胸、胁、髋关节及下肢外侧本经脉过处疼痛,足第4趾不用,足外侧灼热,出汗,怕冷等。

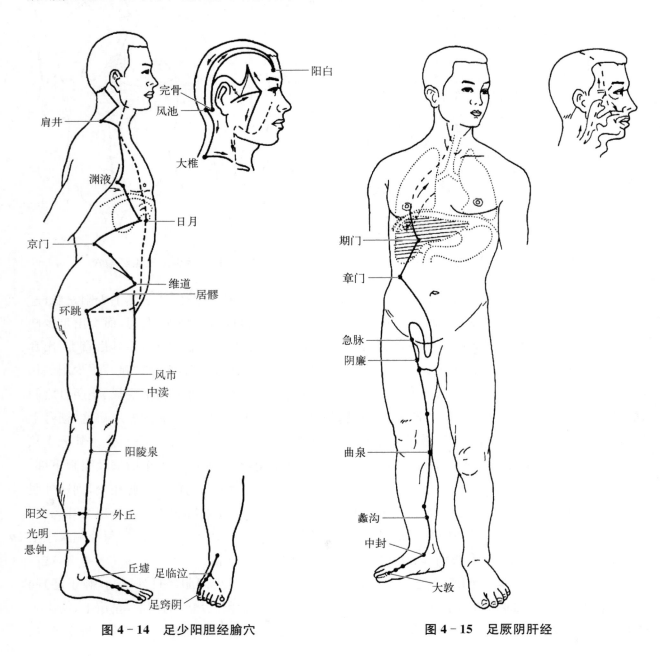

图4-14 足少阳胆经腧穴　　　　　　　图4-15 足厥阴肝经

12. 足厥阴肝经　足厥阴肝经是十二经脉之一,简称肝经。《灵枢·经脉》曰:"肝足厥阴之脉。起于大指丛毛之际,上循足跗上廉,去内踝一寸,上踝八寸,交出太阴之后,上腘内廉,循股阴,入毛中,过阴器,抵小腹,挟胃、属肝、络胆,上贯膈,布胁肋,循喉咙之后,上入颃颡,连目系,上出额,与督脉会于巅;其支者,从目系下颊里,环唇内;其支者,复从肝,别贯膈,上注肺。"足厥阴肝经自足大趾背侧外际(大敦)起始,向上沿着足背内侧到达内踝前 1 寸(中封)的位置,再向上在三阴交穴处与足太阴脾经和足少阴肾经相会,在内踝上 8 寸处交叉到足太阴脾经的后面,上至腘窝内缘(曲泉)沿着大腿内侧,分布于阴毛部位,绕过阴器(外生殖器),到达小腹,挟着胃的旁边,属于肝脏,联络胆腑,向上贯穿膈肌,分布在胁肋部,沿着喉咙的后边,向上进入鼻咽部,联系目系(眼与脑相连的组织),上出额部,与督脉会于巅顶。它的一条支脉,从目系下行到口颊里边,环绕唇内。它的另一条支脉从肝分出,贯穿膈肌,进入肺中,由此回复到手太阴肺经(图 4 - 15)。足厥阴肝经发生病变,主要表现为腰痛、疝气、妇人少腹肿、咽干、面色灰暗、胸满、呕逆、飧泄、遗尿、癃闭等。

 复习思考题

1. 十二经脉的走向及流注次序是怎样的?

2. 腧穴的基本概念及分类是什么?

3. 十二经脉常用腧穴的定位方法是什么?

4. 足三里、内关两穴分布是哪条经脉上的腧穴? 各有什么主治特点?

5.《黄帝内经》称"肾出于涌泉,涌泉者足心也",此句谈及的穴位是哪条经脉上的腧穴? 经常按摩该穴位会有哪些保健作用?

6. 依据所学知识,谈谈常见保健穴位对提升群众健康水平的作用是什么? 以及如何开展穴位按摩技术的普及与推广工作?

第五章
中医一般护理

学习目标

知识目标：

1. 掌握起居护理、饮食护理、情志护理、体质调护的基本方法。

2. 熟悉食物的性味与功效，以及七情致病的预防。

3. 了解饮食宜忌、病后调护的方法。

能力目标：

1. 能为患者提供生活起居护理指导。

2. 能运用中医思维对患者进行病情观察。

3. 能为患者提供病后体质调护措施。

素质目标：

1. 能主动关心、爱护、尊重患者，拥有高尚的职业素养。

2. 提升中医文化自信及传播中医传统文化的使命感。

案例导入

患者，女，53岁。平素畏寒，手足常年不温，至冬季手冷过肘，足冷过膝，每周失眠3～4次，患者刻下：神清，精神较差，尿频，大便溏薄，舌胖，边缘有齿痕，脉沉细无力。

讨论：

1. 根据患者的临床表现，从中医体质学说角度分析患者属何种体质？

2. 阐述患者形成该体质的原因是什么？

3. 针对该患者的体质，应采取哪些中医护理措施以缓解患者畏寒肢冷的症状？

第一节　起居护理

起居护理是指护士为患者提供生活起居方面的专业照护。其目的是保养患者之元气,调和身体之阴阳,增强机体抵御外邪的能力,祛病康复。

一、起居有常

人应始终遵循春季养肝、夏季养心、秋季养肺、冬季养肾的四季养生原则,顺应四时,充足睡眠,慎避外邪,保证机体呈现健康的状态。

（一）顺应四时

中医经典理论认为,人应遵循天地阴阳的自然规律,顺应四季时令的天气变化,饮食有节,起居有度,人与自然相互呼应,内外平衡,延年益寿。人若不顺应四时的变化,饮食无度,纵情声色,生活无律,则阴阳失衡,加速机体衰老,疾病内生或反复难愈。

春季阳气生发,万物复苏,生机盎然,为顺应这一自然规律,人应晚睡早起,晨起于室外散步。春季万物焕发生机,人亦应当伸展肢体、平和呼吸,使全身放松舒展,以顺应春气,违逆者则肝气损伤。饮食上宜多食用辛甘发散之品,如葱、姜、韭菜、大枣等,有助于阳气的升发,并顺应春季肝气的疏泄。不宜多食中医性味为酸味的食物,因酸味入肝,具有收敛的作用,肝气疏泄不及,气机不畅,阳气闭塞于内,损伤阳气。

夏季万物开花结果,枝繁叶茂,为适应这种环境,人应晚睡早起。情志方面,勿过分抱怨天气的炎热,应自主调节情绪,疏通腠理,通畅气血,将阳气疏散于体外,以顺应夏气,违逆者则心气受损。饮食上宜遵循清心泻火消暑热,健脾和胃化湿邪的原则,可多食苦瓜、荷叶、绿豆汤、沙参玉竹老鸭汤、冬瓜汤、酸梅汤、菊花茶等,但不可冰镇食用,以免损伤脾胃之阳气。

秋季阳气渐退、阴气逐生,气候由热转寒。人应早睡早起,顺应"春捂秋冻,不生杂病"的原则,适当增衣,以体感略凉但不寒为宜,使人体逐渐适应外界的变化。秋燥易伤肺,应多食生津润燥的食物,如梨、藕、鸭肉、百合、银耳、杏仁等,不宜多食姜、辣椒、咖喱、八角等辛辣、燥热之品,且烧烤、煎炸、干锅等烹调方式不宜选用,此类方式将减少食物中的含水量,引起机体燥热,而应多以蒸煮的烹调方式为宜。

冬季静谧,寒风凛冽,天地闭塞,阳气潜伏,阴气盛极,万物冬眠,人体阳气也随之潜藏,冬季养生应以敛阴护阳为本。冬季应避免大量出汗,以免损伤阳气,如人体未闭藏保养,则肾气损伤。每日应早睡晚起,藏肾固阳,17:00～19:00期间肾经当值,此时肾经气血最为旺盛,因此晚餐时可多食用补肾之品,如韭菜、鸡蛋、牛肉、羊肉、萝卜,以加强养肾防寒之效,利于夜间睡眠。冬季应注意预防抑郁情绪的产生,宜在阳光充足之时沐浴阳光,避免不良刺激。精神内守,安定宁静,处事不惊,遇事不乱,神形自若,安然度过冬季。

（二）充足睡眠

睡眠是阴阳平衡的过程。天人相应，阳入于阴，阴阳调和，气血通达则睡眠正常。古人云："天地生人以时，动之者半，息之者半。"睡眠是人类最基本的生理需求，也是最重要、最便捷的养生方法之一。患病者气血较常人更为虚弱，睡眠是保证气血调和，充盈恢复的最根本方法。古人始终倡导睡子午觉，即子时大睡，午时小憩。子时即 23 时至次日凌晨 1 时，此段时间阴气极盛，阳气最弱，养阴最佳。如过子时仍不入睡，则损阴耗津，这与现代研究观点相一致。午时同子时一样，均为一日中阴阳交替之时，午时小憩，可使人体气血通畅，快速恢复精力。午时即 11～13 时，但此时天地之间阴气衰弱，阳气最浮，若午睡时间过久，则阳气过度敛藏，不利于升发，人体反而自觉疲乏无力，因此最佳午睡时长应控制在半小时以内。睡眠时卫气运行至阴分，气血流通缓慢，人体的卫外防御机能降低，若有风寒外袭，睡起则引发肌肉关节酸痛、发烧等不适，因此不可当风睡觉，入睡时需防寒保暖。

（三）慎避外邪

对于外界的气候变化，人体可通过自身调节来保持正常生理活动的能力，但其具有一定的限度，患病时人体正气不足，易被风、寒、暑、湿、燥、火及疫疠之气等从外侵入至体内。当节气交替变化时，天气骤变，气候无常，应按时作息，合理膳食，适当运动，调畅情志，防寒保暖，避御外邪，防病养生。

二、劳逸适度

我国古代医家始终强调劳逸结合的重要性，并提出了其中蕴含的阴阳、动静之间的辩证关系。正常的劳动、运动及合理的休息，是保证人体健康的重要条件。阴阳与动静之间既相互对立，又相互统一，两者必须相互结合，动静合一，阴阳才可相互转化。生命在于运动，但前提是在静止的状态下积蓄足够的能量及精气，才可保持运动不止、生生不息的状态。劳逸结合，即顺应动静及阴阳之间的辩证关系，使机体保持充满活力的健康状态。若长期过度劳累或过度安逸，则可导致人体脏腑气血津液及筋骨肌肉功能失调。

（一）过劳所伤

过劳，主要包括劳力过度、劳神过度、房劳过度及久作伤损四方面，凡形与神劳伤太过，加之调摄失宜，则可致五脏精气虚衰，气血津液失常，引发各种疾病。

1. **劳力过度**　劳力过度，指长期执行过于繁重或超负荷的体力活动，过度劳累，或突然用力过猛与用力不当而致病。劳则气耗，劳力太过更易耗伤脾肺两脏之气，表现为消瘦憔悴，面色无华，食少便溏，肢体困倦，头晕目眩，气短懒言，脉虚无力。另外，劳力过度易损伤肌肉筋骨，表现为四肢酸胀肿痛、功能活动障碍等症状。

2. **劳神过度**　劳神过度，又称"心劳"，指用脑过度，思虑不解而劳神。易耗伤心血，损伤脾气而积劳成疾。思虑太过，则损伤心血，气血生化不足，表现为疲乏无力、心慌、头晕失眠、泄泻等症。思虑太过则脾气郁滞，表现为面色苍白、脘腹痞满、食少纳呆、四肢倦怠等症。劳神过度也可导致机体心肝血虚或心肾不交，表现为心悸健忘、遗精带下、口干咽燥、失眠多梦等症。

3. **房劳过度**　房劳过度，又称肾劳，指性生活过度，也包括频繁手淫，或早孕多育等耗伤肾精之事，表现为神疲乏力、腰膝酸软、头晕目眩、耳鸣耳聋、精神萎靡、遗精早泄、月经不调、五心烦热等。

4. **久作伤损**　久作伤损，指长时间从事某项活动，或保持同一种姿势进行劳作，造成机体损伤而成疾。久视则耗伤肝血,肝血不足,表现为目失濡养,双目干涩,视力下降,头晕眼花等;久坐伤肉,气血阻滞,肌肉失养,最为伤脾,表现为食欲不振、精神萎靡、腰膝关节酸软,或又因气血郁滞,血脉瘀滞,出现下肢酸胀麻木等;久立伤骨,人体长时间站立,耗散肾精,表现为阴部潮湿、腰酸腰痛;久行伤筋,筋为人体发力的关键点,肝主筋,一旦行走太过,则损伤肝气。

上述形劳损伤,若经过合理的饮食调护及充足的休息调养,机体过度消耗的气血可逐步恢复。反之,若饮食失当,睡眠缺乏,机体养护不当,则可虚劳成病。

（二）过逸致病

过逸,指未参加适度的体力劳动及体育锻炼,或脑力上的过度松懈。过逸导致人体气血运行不畅,脾胃不运,筋骨柔脆。临床表现为食少,脾胃呆滞,胸闷腹胀,精神不振,头晕耳鸣,肌肉松散,体形肥胖等。

1. 性行懒惰　性行懒惰为逸病产生的最根本病因。养性即养生,善养生者,不仅需防止过劳,还需防止过逸。整日久坐、久卧而疏于动,久而习懒成病,起初体内气机阻滞,常感疲乏,精力不济,可自行恢复。但若气滞日久,正气内虚,肌肉松软无力,终而不胜劳力,此时也较易感风寒邪气。

2. 心神不用　古人云:"养性之道,常欲小劳。"其中劳指劳形或者劳心,不仅要保证一定的体力活动,心神也要经常运用,防止脑力思维呆滞固化。心神不用,则五脏气机阻滞,思维迟钝,表情淡漠,日久导致气滞更甚,伤损五脏,进而外伤形体。

3. 形神俱逸　形神俱逸,指躯体劳动与脑力劳动均不足的状态,活动不足,好逸恶劳,心神不用。形神俱逸之人,脾胃气机升降失调,脾气不运,终而五脏六腑皆气滞不畅,全身症状明显。

此外,饮食不节、过度喂养是导致逸病发展的重要因素之一。整日膏粱厚味饮食,水谷精微壅滞于脾,湿热之邪而生,阻遏中焦,一则使气滞更甚,二则易变生消渴等病。

（三）因病而成劳逸

劳逸过度可成病;反之,因病也可致劳逸,包括因病而劳和因病成逸。

1. 因病而劳　外邪侵犯,因失治误治,邪气留恋不去,正气耗伤,日久而成久虚之体。患者感受四时之气或是六淫之邪,均多为实证。而疾病若迁延日久,气血渐损,则多表现为虚证。虚损太过,正气不复,多不耐劳力,若强劳之可致劳伤。

情志失宜是内伤致病的重要因素之一。情志所伤,扰乱心神,损耗元气。过度劳心、思虑太过,则五脏精气虚衰。

凡坠下跌仆,虽可致瘀血肿痛,但也多动筋伤骨,气损血失,若调摄不慎,复有劳累,则成劳病。

素体不足之人,虽较正常人而言劳累不甚,但若超过其可承受的极限,则心血亏虚,终成劳伤。

2. 因病成逸　因病成逸的病因主要可分为因病致虚和因病致实两大类。因病致虚可成逸,无论外感、内伤,或体虚之人保养不慎,均可致五脏精气不足,表现为语声低微、喜坐喜卧、懒惰懈怠,日久可见气血不运、虚中有滞,而成逸病。悲忧过度,耗伤心肺之精气,损及形体,以致懈怠安卧。而思则气结,思虑过度可致气机不畅,气血不运而喜卧少动,久之成逸病。

因病致实可成逸,气机不降,湿邪中阻。瘀血停聚,阻塞脉络,皆可使气滞血瘀,而成逸病。脾气不运则湿饮停聚,故无论是食伤还是懒惰,皆可致湿邪内停。而湿邪过重易阻遏气机、损伤阳气,故其人多不喜动,久之可成逸病。

因此,护士应紧密结合患者的疾病种类及特点,分析其可能出现的劳逸损伤,提出有效的护理措施,防止患者过劳或过逸的发生。对于已经存在劳逸失度的患者,则采取具有针对性的护理干预,防止疾病的进一步传变。

三、环境适宜

1. 温湿度适宜　居所应温度适宜,病室环境干净、整洁,病室温度维持在 18～22℃为宜。如温度过低,患者感觉寒冷、畏缩、肌肉紧张;如温度过高,患者自觉炎热烦躁,影响消化及呼吸功能,不利于机体散热及体力的恢复。年老者及阳虚阴盛之体多畏寒,室温宜偏高;青年人及阴虚阳亢之体多恶热喜冷,室温宜偏低;外感风寒者,多恶风寒,室温宜偏高,并增添衣被防寒保暖;里热亢盛者,但热不寒,要注意开窗通风,室温宜偏低;夏季若室温过高,可更换防晒窗帘、开窗通风或用电扇调节;冬季若室温过低,应关紧门窗,并增添衣被或开启暖气设备以取暖。居所应湿度适宜,一般室内的相对湿度应以 50%～60%为宜。如湿度过高,可增加每日开窗通风的次数及时间或开启空调除湿功能;如湿度过低,可用湿拖布擦地,或种植喜水性植物,冬季使用加湿器以提高室内湿度。室内空气湿度过高,汗液的蒸发受阻,患者自觉胸部憋闷,呼吸不畅,烦躁不安,食欲不振。脾虚湿盛者或风寒湿痹者对湿度更为敏感,湿度过高将加重疼痛。湿度过低,患者出现皮肤紧绷,喉部干痒,鼻部出血,抗病能力下降。火热亢盛者更易感口干咽燥,尤其是阴虚肺热患者,通常因湿度过低而引发鼻衄、痰涎黏稠、烦躁声哑。

2. 居所安静　清新的空气、静谧的环境,会令人感到心情愉悦,身体舒适安逸。反之若走廊人声嘈杂,病室家属过多,医疗仪器噪声,小儿不停地啼哭,令人感到焦躁不安。患者的心理通常表现为紧张、烦躁、焦虑、担忧,平日不经意发出的声响,对患者而言可能成为一种不良刺激,往往使病情加重。对于心气虚的患者而言,“砰”的开门声,会使其突然感到心悸,走廊的脚步声,会使患者彻夜不眠。医护人员需保持病室内及病区公共区域的安静,做到“四轻”,如发现患者大声喧哗应立即制止,保证每位患者能得到充分的休息和睡眠,养精蓄锐,促进疾病的康复。

3. 辟邪瘟疫　瘟疫是外感疫疠邪气引起的疾病,具有强烈传染性、发病急骤及病情危重凶险的特点。在疫病护理方面,应注意食具、衣物及病室空气的全面消毒,采取相应的隔离治疗方法,以免传染给他人。尤其在传染病流行季节,护士更应加强防疫措施,每日紫外线病室消毒 20～30 分钟,也可嘱患者随身佩戴香囊,利用芳香药物的气味,散布于机体,行走于经络筋骨,增强抗病能力。严格做好流行病学调查,发现异常立即将患者转至专科病房,并对病房内外及走廊等公共区域进行严格的消毒。

第二节　饮 食 护 理

食物是维系生命的源泉,可提供身体所需的能量,是五脏六腑、四肢百骸得以濡养的物质基础,也是人体气血津液的来源。为保证身体健康,邪气不侵,合理膳食及营养均衡尤为重要,饮食不洁及饮食不节是许多疾病发生的重要原因。

一、饮食护理的基本原则

饮食是维系生命的基本要素,助力人体的生长和发育,但若饮食不节或饮食不洁,则可产生各种疾病。饮食不节,包括饮食无规律及饥饱无常,其中过饥或过饱均属饥饱无常。饮食不规律即未按固定的时间进行规律地进食,若长期不定时定量饮食,水谷精微则无法按时输布及布散于全身,食物养分不能得到人体充分的吸收,则损伤脾胃。饮食不洁指进食不卫生或有毒的食物,脾胃运化失司,胃失和降,气机壅滞于肠,不通则痛,腹痛腹胀。脾之升降失调,清浊不分,则成腹泻,重者可导致痢疾、昏迷。

饮食偏嗜也可致病,包括种类偏嗜、寒热偏嗜及五味偏嗜。人体的膳食结构应涵盖谷物、蔬菜、肉类及水果,若偏嗜某一种或某几种类的食物,则脏腑功能紊乱。如过嗜水果,则痰湿内生,过食肥甘厚味,化生内热。饮食宜寒热适中,如多食辛温燥热之品,易使胃肠灼热,出现痔疮、便秘。饮食宜五味调和,五味与五脏相对应,如偏嗜某一性味的食物,则其所对应的脏腑功能偏颇,疾病而生,如嗜食咸味之品,则面色失荣;嗜食甜味,则滋腻脾胃;过食苦寒,则胃寒疼痛。古代中医历来注重食疗,强调药物应与饮食相互协调,可减少药物副作用对人体的伤害,并补益身体。患者服药后病近痊愈之时,应立即加用饮食调护法以顾护正气,将余邪祛尽,若始终只使用药物进行治疗,而不考虑饮食调护,必将损人之正气。因此在护理上应遵循中医理论体系,做好个体化饮食指导。

（一）辨证选择食物

饮食调护应根据患者病证性质的不同,辨证为患者选择适合其个人的食物及饮食方案,遵循"寒者热之,热者寒之,虚则补之,实则泻之"的原则。热证患者宜选用性味寒凉的食物;寒证患者宜选用性味为温性的食物;虚证患者宜多食补益类之品;实热证患者宜多食泻火、攻下之品。

（二）饮食禁忌

患者疾病难愈,或愈而又发,通常与未注意饮食宜忌有关。咳嗽咳痰及黄疸消退中的患者应忌食油腻辛辣及含酒类食物;温病后期患者热邪伤津,应忌食辛辣荤腥;脾虚泄泻患者及产后、经期妇女应忌食寒凉刺激之品;气虚及阳虚者忌苦寒之品;阴虚者忌辛温食物;患有痈疽疔毒者应忌热燥之食。护士在饮食护理中应根据患者的病证进行指导,告知患者日常生活中具体的饮食宜忌。

（三）饮食适量,软硬相宜

食量应因人、因证而宜,不足或太过均不可取。食量太过,脾胃运化不及,运化失常,食滞胃脘,食欲不振,恶心呕吐。食量不足,机体无以吸收足够的水谷精微,久之则正气亏虚,卫阳无力驱邪,气血亏虚,出现神疲乏力,少气懒言,日久百病丛生。根据个体的脾胃功能来选择进食食物的软硬程度,脾胃功能低下的患者,应给予软、精、细的食物;肥胖、便秘患者宜适当食用核桃、松子等相对较硬的坚果,有利于润肠通便。并养成食物在口中细嚼慢咽的习惯。

二、食物的性味和功效

（一）食物的性味

1. 四性　指食物具有寒、热、温、凉四种不同的性质,寒凉与温热是相互对立的两类属性,凉性或寒性与温性或热性相反,但寒与凉,温与热只是程度上的差异。另外,还有一类食物介于寒凉与温热之间,寒或热的性质不显著,称之为平性食物,因此中医又称之为"五性"。

(1)寒性食物:性寒,味苦、甘,具有清热、泻火及解毒的作用,适用于火热病证。寒性食物包括薏苡仁、赤小豆、绿豆、苦瓜、冬瓜、西瓜、萝卜、莴笋、荸荠、小米、高粱、大麦、茶叶等。寒性食物易伤阳气及胃气,故阳气不足、脾胃虚弱者应慎食。

(2)热性食物:性温热,味甘、辛,具有温阳益气、散寒助阳的作用,适用于实寒证。热性食物包括葱白、姜、蒜、香菜、辣椒等。热性食物辛香燥烈,易助火伤津,各种热证、阴虚火旺者忌食。

(3)温性食物:性温,味甘,具有温中散寒、通阳补气的作用,适用于阳虚、气虚或实寒证较轻者进行温补。温性食物包括糯米、羊肉、鸡肉、鲫鱼、桂圆肉、荔枝、花生、胡萝卜、桃子等。温性食物较热性食物性味平和,但仍有一定的助火作用,易伤津耗液。因此,热病、阴虚火旺者应慎用或忌用。

(4)凉性食物:性凉,味甘,具有清热、泻火、养阴、解毒的作用,适用于热性病症的初期、疮疡、痢疾等。凉性食物包括鸭蛋、豆腐、莲子、海带、白菜、梨、柠檬、小麦、小米等。凉性食物较寒性食物平和,也被称为"微寒食物",但过食也易损伤阳气,故阳虚、脾气虚损者应慎食。

(5)平性食物:性平,味甘,这类食物既无寒凉之偏性,又无温热之偏性,其性味较为平和,是日常生活中的基本饮食,一般体质均可食用,具有健脾益胃、补益身体的作用。平性食物包括粳米、玉米、土豆、红薯、牛奶、猪肉、墨鱼、蚕豆、扁豆、番茄、山药、莲肉、香菇、黑木耳、黄花菜等。

2.五味 指食物具有酸、苦、甘、辛、咸五种性味,其既是食物性能的高度概括,又是某些食物真实滋味的具体表达。

(1)酸味:具有收敛、固涩的作用,可增进食欲、固表止汗、敛肺止咳、涩肠止泻、固精缩尿、固崩止带。例如,李子开胃,乌梅涩肠止泻。

(2)苦味:具有能清热解毒、泻火除烦、通利大便等作用。例如,莲子心去火,苦瓜清热。

(3)甘味:具有能补能缓的特点,甘能补、能和、能缓,具有补益脾胃、调和药性及缓解疼痛的作用。例如,山药益气养阴,莲藕健脾益气,大枣补血益味,栗子健脾养胃。

(4)辛味:具有发散通阳、行气活血、解表散寒的作用。例如,肉桂温经通脉,洋葱行气导滞,生姜温中祛寒。

(5)咸味:具有泻下通便、软坚散结、平肝潜阳作用。瘿瘤、结核者可多食海带、紫菜。咸味药多入肾经,具有补肾功效,如知母、黄柏用盐水炮制以增强补肾的功用。

(二)食物的功效

食物的功效是对食物的预防、治疗和保健等作用与疗效的直接概括,是食物治疗疾病的主要依据。食物的功效是由它本身固有偏性,如性味、归经、升降浮沉等特性决定的。护士应具有针对性地选择具有不同功效的食物以祛除病邪。

三、食物的分类

中国居民平衡膳食宝塔共包括5大类食物,分别为谷薯类、蔬菜水果、畜禽鱼蛋奶类、大豆和坚果类以及烹调用油盐。从中医学角度,许多食物既可归类为食物,又可归类为药物,它们之间并无绝对的分界线,而且食物不同于药品,其有药用价值而无毒副作用,可长期服用,即"药食同源"。此处根据食物的功效进行分类描述。

（一）具有保健作用的食物

（1）明目类食物，可增强或改善视力：山药、枸杞子、猪肝、羊肝、青鱼、鲍鱼、螺蛳、蚌。

（2）聪耳类食物，可增强或改善听力：莲子、山药、荸荠、蜂蜜。

（3）生发类食物，可促进头发生长：白芝麻、韭菜子、核桃仁。

（4）乌发类食物，可使须发乌黑：黑芝麻、核桃仁、大麦。

（5）美容养颜类食物，可使肌肤红润有光泽：枸杞子、樱桃、荔枝、黑芝麻、山药、松子、牛奶。

（6）肥人类食物，可强健体魄：小麦、粳米、酸枣、葡萄、藕、山药、黑芝麻、牛肉。

（7）益智类食物，可健脑、增强智力：粳米、荞麦、核桃、葡萄、菠萝、荔枝、龙眼、大枣、百合、山药、茶、黑芝麻、黑木耳、乌贼。

（8）安神类食物，可促进睡眠：莲子、酸枣、百合、梅子、荔枝、龙眼、山药、鹌鹑、牡蛎肉、黄花鱼。

（9）提神类食物，可增强精神，抵抗疲倦：茶、荞麦、核桃。

（10）强筋骨类食物，可强健体质，活络筋骨：栗子、酸枣、黄鳝、食盐。

（11）补肾阳类食物，可改善性功能：核桃仁、栗子、刀豆、菠萝、樱桃、韭菜、花椒、羊肉、海虾、海参。

（二）具有治疗作用的食物

（1）散风寒类食物，用于风寒感冒病症：生姜、葱、芥菜。

（2）散风热类食物，用于风热感冒病症：茶叶、豆豉、杨桃。

（3）清热泻火类食物，用于内火病症：茭白、苦菜、苦瓜、百合、西瓜。

（4）清热凉血类食物，用于血热病症：藕、茄子、黑木耳、食盐、芹菜、丝瓜。

（5）清热解毒类食物，用于热毒病症：绿豆、赤小豆、豌豆、苦瓜、马齿苋、荠菜、南瓜。

（6）清热解暑类食物，用于暑热病症：西瓜、绿豆、赤小豆、绿茶、椰汁。

（7）止咳平喘类食物，用于咳嗽哮喘病症：百合、梨、枇杷、落花生、杏仁、白果、乌梅、小白菜。

（8）健脾和胃类食物，用于脾胃不和病症：南瓜、包心菜、芋头、猪肚、牛奶、芒果、柚、木瓜、板栗、大枣、粳米、糯米、扁豆、玉米、无花果、胡萝卜、山药。

（9）驱虫类食物，用于虫积病症：榧子、大蒜、南瓜子、椰子肉、石榴、醋、乌梅。

（10）消导类食物，用于食积病症：萝卜、山楂、麦芽、鸡内金、薄荷叶。

（11）利尿类食物，用于小便不利、水肿病症：玉米、赤小豆、黑豆、西瓜、冬瓜、葫芦、白菜、鸭肉、鲫鱼。

（12）通便类食物，用于便秘病症：菠菜、竹笋、番茄、香蕉、蜂蜜。

（13）行气类食物，用于气滞病症：香橼、橙子、佛手、柑、荞麦、高粱米、刀豆、菠菜、白萝卜、韭菜、大蒜。

（14）活血类食物，用于血瘀病症：桃仁、油菜、慈姑、茄子、山楂、酒、醋。

（15）止血类食物，用于出血病症：黄花菜、栗子、茄子、黑木耳、刺菜、乌梅、香蕉、莴苣、枇杷、藕节、槐花。

（16）补气类食物，用于气虚病症：粳米、糯米、小米、黄米、大麦、山药、马铃薯、大枣、胡萝卜、香菇、豆腐、鸡肉、鹅肉、鹌鹑、牛肉、青鱼、鲢鱼。

（17）补血类食物，用于血虚病症：桑椹、荔枝、松子、黑木耳、菠菜、胡萝卜、猪肉、羊肉、牛肝、羊肝、海参、草鱼。

（18）助阳类食物，用于阳虚病症：枸杞菜、枸杞子、核桃仁、豇豆、韭菜、丁香、刀豆、羊肉、海虾、淡菜。

（19）滋阴类食物，用于阴虚病症：银耳、黑木耳、大白菜、梨、葡萄、桑椹、牛奶、鸡蛋黄、猪皮。

（三）食疗方

食疗方指在中医理论指导下，利用食物不同的特性来调节机体功能，使身体保持健康或治病防病的一种方法。食疗选用的食材均为日常生活中便于取材的食物，经过合理搭配及精心烹饪而发挥其最大的功用，经年累月，辅助机体平衡阴阳，调节脏腑气机，维持健康状态。根据功效不同，经典食疗方举例如下。

1. 补血虚食疗方　当归黄芪乌骨鸡汤，即选取当归、黄芪各 15 克与乌骨鸡煮汤。其中当归补血、黄芪补气、乌骨鸡滋阴补肾，三者相互配合可补益气血、滋阴补肾。在鸡的种类选择方面，老母鸡偏重于补血，小公鸡偏重于补阳，乌骨鸡偏于补肝肾、益气血，因此在食疗方中，乌骨鸡的滋补功效更为全面。

2. 补肺养颜食疗方　莲子百合粥，即选取莲子 100 克，鲜百合 100 克，冰糖适量煮粥。其中百合滋阴润燥，清心润肺止咳，安神养心，健脾和胃；莲子养心益肾，滋补元气。两者同煮粥，于秋季早、晚加热温食，可补肺健肺，补气润肺，皮肤柔润光滑，美容养颜。

3. 养心食疗方　三参养心汤，即丹参 6 克，西洋参 6 克，太子参 3 克，猪瘦肉 200 克，适用于夏季食用。其中丹参味苦，性微寒，能凉血除烦安神；太子参可益气健脾，生津润肺，虽与心无直接关系，但夏季暑热耗伤气血，加入太子参可益气养阴，西洋参可补气养阴、清热生津，为清补之佳品。

4. 益气养阴食疗方　沙参麦冬饮，即选取沙参、麦冬各 10 克，生扁豆 10 克，煎汤，也可加入梨汁、冰糖顿服。可甘寒生津、清肺益气、生津润燥、止咳化痰，秋季燥伤肺胃者、暑日口干口渴者尤可选用。沙参分为南沙参和北沙参，北沙参偏于清肺热祛痰，南沙参祛痰、强心效果明显，可根据自身需求选择。

四、饮食宜忌

饮食宜忌，俗称忌口、食忌，指无论是健康、亚健康、病中或病后康复期的人群，为避免因摄入某些食物而导致身体不良反应或防止病情的进一步恶化所作出的饮食选择，重视食物的宜食与不宜食。临床上许多疾病迁延难愈或愈后又发，通常与患者忽视日常饮食宜忌有关。一日三餐，以食为天，护士对患者进行有针对性的饮食指导尤为重要，应详细告知其如何正确选择食物及合理搭配。

1. 就四季补宜而言　中医提倡四季五补，即春季宜升补，夏季宜清补，长夏宜淡补，秋季宜平补，冬季宜滋补。依据五脏与四季的对应关系，谓之"春不食肝，夏不食心，秋不食肺，冬不食肾，四季不食脾"。肝旺于春季，春食肝则肝气过旺，克脾土；心旺于夏季，夏食心则心火过旺；肺脏旺于秋季，秋食肺则肺气过旺；肾旺于冬季，冬食肾则肾气过旺，伤心神，以上情况均因脏腑功能失衡而导致疾病发生。

2. 就患者体质而言　体质虚弱者宜补益，忌发散、泻下；体质壮实者及湿热质者不宜温补；体偏阳虚者宜温补，忌食咸、寒食品；体偏阴虚者宜滋阴，忌食辛热、伤津之品；痰湿者以清为补，可多食素食;气虚者宜补益气血,不宜多食耗气之品。

3.就疾病性质而言　热性病宜用寒性或凉性之品,避免辛热刺激;寒性病宜用温性或热性之品,忌食咸、寒之物;皮肤过敏、瘙痒及外科手术后忌食发物;外感风寒初愈,先调理脾胃,避免过早进补,以免加重病情或延缓愈合。

4.就服药而言　服用中药期间应禁食生冷、油腻,避免影响脾胃的运化,不利于药物的吸收,甚则引起腹泻,从而干扰判断腹泻是因药物引起,还是由于食物引起。服用泻下药物时,若食用生冷油腻之物将加重胃肠道反应。同时,服药期间还应禁酒及辛辣厚味,避免体生内热,若患者正在服用温补的药物,则食物之热将加重内热。

5.就特殊生理期而言　在月经期间,应禁食寒凉饮料和食物,避免加重痛经。在妇女妊娠期,胎气盛而化火,因此孕妇饮食在兼顾母婴营养的同时,应避免过食肥甘厚味、辛辣生火之品,否则母体热毒将影响自身并波及胎儿。而产后脾胃运化功能较弱,饮食上应以温补为主,并坚持少食多餐,忌食寒凉、生冷的食物及饮品,避免暴饮暴食,禁食煎炸等硬度较大之物。

第三节　情　志　护　理

情志是人的精神意识对外界事物的反应,人有七情变化,即喜、怒、忧、思、悲、恐、惊。七情是人体对外界客观事物和现象所作出的不同情志反应。七情在正常情况下不会致病,是机体的一种自我保护机制,但当情志活动过于强烈、持久或失调,则引起脏腑气血功能紊乱而致病。

怒,即发怒。肝与怒相对应,肝在志为怒,发怒时面红耳赤,双目充血。怒是一种情绪上的变化,外在表现为对事物的强烈不满、生气,甚至采取粗鲁的行为。

喜,即喜悦,喜爱。心居胸中,两肺之间,隔膜之上,外由心包裹护。喜是心神对外界信息的正性反应,外在表现为快乐、欢愉。心与喜相对应,喜开窍于舌,若过喜则语无伦次、举止失常。

思,即思虑,思考。脾在志为思,脾与胃共同合作完成食物的消化、水谷精微的输布。精神紧张、思虑过度者则脾气郁结,表现为食欲不振、口淡乏味、失眠健忘。

忧、悲,即忧为担忧,忧虑;悲为悲伤。肺与忧、悲相对应,肺开窍于鼻,长期悲忧,则咳嗽难愈,甚则肺部生瘤。忧在外部多表现为担忧不乐、郁郁寡欢、哀转叹息。悲和忧在五行中同属肺,但悲为忧之极,悲包含了伤感和哀痛,悲哀太过则引发心、肝、脾多个脏器的疾病。

恐、惊,即恐为恐惧、害怕;惊为惊慌,惊讶。肾与恐、惊相对应,惊恐时,颜面失色,听力下降,冷汗渗出,甚则耳鸣耳聋,大便失禁。恐与惊两者的区别在于恐多自知,因事而感到害怕,而惊多来源于外部刺激,自己不知情的情况下突然被惊。

一、情志护理的原则

情志护理是指以中医学理论为指导,良好的护患关系为纽带,采用专业的护理措施,改善及消除患者的不良情绪,从而达到防病治病的一种方法。情志护理应根据患者个体的情况,以促进患者的身心康复为目的,采取积极有效的护理措施,避免因不良情志诱发或加重病情。

1. 全面照护　由于环境及角色的改变,患者的情志状态和日常行为不同于健康者,较易产生紧张、悲观、焦虑、抑郁等负性情绪。护士在巡视病房时应仔细观察患者的情志变化,及时处理患者不良的情志反应。除疾病本身外,护士还应充分了解患者的日常生活状况、对自身疾病的想法、存在的问题困惑、家庭角色关系、社会交际等情况,帮助患者树立战胜疾病的信心,以亲切诚恳的态度,帮助患者更快过渡至新的社会角色。

2. 因人施护　患者因职业、年龄、经济状况、生活经历、疾病种类及病程长短等情况的不同,各自心理状态也不尽相同。因此,在情志护理过程中,应特别强调因人施护,护士应根据患者的先天禀赋、家庭情况、自然条件、社会环境、精神因素、疾病特点等进行个体化护理。

3. 乐观豁达　保持心情舒畅,修身养性,能使机体气机顺畅,恬淡虚无,脏腑气血功能平衡调和,有利于身心健康。每位患者的病情不尽相同,但乐观、坦然、豁达的心情均有助于疾病的康复,尤其是癌症患者,必须完善自己的认知及情志系统,方可积攒足够的能量以战胜病魔。护士应向患者说明保持正性积极情绪的重要性,提供情志养生知识及方法,加强患者主动调节情志的积极性。

4. 避免刺激　相较于常人,患者对噪声的敏感性和噪声烦躁感增强。尤其是体质虚弱、癫痫的患者听到轻微的声响即会感到坐立不安、提心吊胆,影响休息及睡眠。安静的环境可使患者心情放松,身体舒适,睡眠充足,增加食欲,能促进疾病的康复。因此护士在工作中应注意"四轻",并提醒家属勿大声喧哗,探视时对患者态度和蔼、语言柔和,避免对患者造成不良刺激。

二、情志护理的方法

情志变化可直接影响人体脏腑气血的变化。情志护理方法种类多样,临床运用时应选择与患者最相适应的方法,以取得较好的护理效果。

（一）说理教育

通过说理教育,往往可使患者自觉地戒除恼怒,调和情志。但言语说理时,也应根据患者的个性进行个体化说导,细致、专业地为患者讲解病情及疾病相关护理知识,教育患者通过自我分析来消除疑虑、调整心态,从而达到缓解情志疾患的目的。进行说理教育时,护理人员应取得患者充分的信任,诚恳且耐心地倾听患者的故事,对其倾诉的内容应具有同理心,严格保护患者的隐私,动之以理,喻之以例,明之以法,改善患者的精神及身体状况。

（二）劝说疏导

与患者进行深入的交流,全面了解患者的境遇及情志变化,获得对方的信任,查找患者真正致病的原因。一旦根因解除,刺激消失,脏腑气机则逐渐协调平衡。护士应详细分析疾病产生的根本原因及疾病发展的演变过程,尤其是疾病发生后,思想情绪的起伏变化。全面了解患者的生活习性、性格特征、文化水平、兴趣爱好及对疾病的认知程度,也可进一步了解患者对疾病的态度是焦虑恐惧,还是积极乐观,战胜疾病的意志是否坚定,并了解家属的个人想法及现存的实际困难,尽可能帮助患者及家属消除各种消极因素,建立良好的情志状态,从而获得较好的护理效果。

（三）移情相制

移情即将注意力转移。《素问·移精变气论》曰："古之治病,惟其移精变气,可祝由而已。"祝由即祝说疾病产生的缘由,转移患者的注意力,缓解精神压力,调节脏腑气机。护士通过言语、行动等祝由方式,提升患者对治病的正念感知,形成良好的精神内守状态,行气活血,激发患者内在祛除病邪的动力。

移情相制即是将患者注意力转移,以一种情抑制另一种情志,达到弱化,甚至消除不良情志,保持良好的精神状态的一种情志护理方法。喜可胜悲,恐可胜喜,怒可胜思,思可胜恐。对于思想始终沉浸于疾病中胡思乱想、忧愁烦闷的患者,可采用移情相制的方法,以不治为乃治,达到不药而愈的效果。正确选择及合理运用五行情志相生相克原理,将有效提升情志护理的质量。

（四）顺情从欲

顺情从欲,即顺从、适应、遵循患者的情志、心理意愿及生理需要,患病期间,患者情绪多反复无常,此时应顺其情、从其意,使患者心情喜畅。对于患者合乎情理的请求及欲望,护士在条件允许的范围内应尽力满足,以排除患者的心障。对于胡思乱想,淫欲邪念等不切实际、违反伦理道德的欲望,则不予以支持,但注意不应呵斥患者,而应当善意诚恳地劝说患者,并为患者提供更优化的解决方案。对于新入院的患者应热情接待,详细介绍病区环境及其相关制度。对病情较重的患者,应耐心解释及宽慰,介绍疾病治愈的案例,缓解患者焦虑、痛苦、抑郁的情绪,鼓励家人陪伴,与医护人员共同尽力满足患者的需求。对完全丧失生活自理能力的患者,应精心照护,并鼓励他们鼓起勇气,坚定生活的信念,避免对自己产生失望、自责的心理。

（五）气功调神

气功是中国传统文化的瑰宝,它在祖国传统哲学的指导下,逐步演变成为集"调身""调息""调心"三调合一的中国传统锻炼方式,它在人类疾病的防治工作中,发挥重大的作用。健身气功将人体的身体与精神分别归纳为"形"与"神",而"气"被认为是联系"形"和"神"之间的纽带,三者相互联结成为一个有机的整体。健身气功中"调身""调息""调心"分别对应人之"形""气""神",其中调心则是通过精神放松,"以一念代万念"及"以念制念"使呼吸平静,身体松静舒缓,摄心如一,练功时排除杂念,调节身心,可提升身体机能,增长智慧。

三、预防七情致病的方法

七情,即喜、怒、忧、思、悲、恐、惊。人的七情与生俱来,并且与脏腑的功能活动有着密切的关系,是人体对外界事物的正常反应。但当人体遇到突发、强烈或长期的情志刺激超出了人体可承受范围时,机体无法调节适应,则脏腑阴阳气血及气机升降失常,导致疾病产生,谓之七情致病。要预防七情致病,必须保持心情舒畅,精神乐观,避免七情过极。

（一）调神养性

中医始终注重"神"的内涵,调神养性,五脏调和,则可延年益寿。调神养性,指采取各项措施使精神内守,清净养神,调畅情志,不为私欲喜怒所干扰。神是生命活动的主宰,泛指精气之活力,是生命存亡的根本及关键。而患病之人对外界的刺激更为敏感,情志易扰,因此精神的调摄至关重要。告知患者凡事需静心,静是一种生命的力量,做到云淡风轻,精无妄伤,神无妄动,平心静气,精神方能充实饱满,形体亦可匀称健壮,从而达到"恬淡虚无,真气从之,精神内守,病安从来"的境界。调神养性的方法诸多,精神内守是调神养性的重要方法之一,以清净为本,恬淡虚无,不过度耗伤心神,心境平和,将精神恪守于内,以镇定之心寂然观照,神气自然在体内留恋。减少糟粕环境对神气的影响,创造清静养神的外部环境。

（二）情志舒畅

人若能做到乐观豁达,情绪稳定,精神愉悦,则人体营卫流通,气血和畅,情志通达,身心健康。通过参加高雅精致、动静皆宜的兴趣活动,如音乐鉴赏、绘画书法、种花养鸟及外出旅游等,可舒畅情怀,陶冶情操,增长智慧,从而达到远离疾病、延年益寿的目的。此外,需不断完善自我,提升化解忧虑、烦恼之事的能力,告知患者生活中必定会经历忧虑、烦恼之事,但若能正确对待,妥当解决,则可及时解脱,升华人生,心理亦得到宽慰。

（三）养心养神

养生的最高境界是养心。养心包括思想、道德、情绪及意念上的控制。在达观宁静的心境下,机体阴阳平衡,精、气、神状态达到巅峰。心喜静,告知患者应清心寡欲,调节精神,不可贪念,胡思乱想,导致气机逆乱,神气躁动。心神笃定,身体自安,养神,可净化人类的心灵及灵魂。神是生命的基础,情志摄生最重要的是养神,养神是精神、认知、感情的多维度修炼。情志健康、神思悠然,精神内守,则邪气无以伤损脏腑。

（四）平和七情

1. 以理胜情　即沉着冷静地分析问题,用理智战胜情志上的冲动情感,使情志活动保持在适度状态而不过激,思虑有度,喜怒有节。喜乐太过或不及,均可使心神受伤。

2. 修身养性　即具备良好的个人修为及品格,遇事能从容不迫,日常生活中能做到淡泊名利、提升格局。避免突然大怒或暴怒,阳气骤然升发太过,血随气逆而呕血,甚至猝然昏扑不省人事。

3. 以静制动　静可养神,抱神以静,形将自正。告知患者应避免情志过极、焦躁迷惘,应静心思考,顺应自然,拥有宽阔的心胸及平和的心态。绘画、写作均为精神养生法,皆可怡心养神,静心淡泊。

4. 以宣消郁　悲伤忧愁时,肺气郁滞,气阴耗损,出现胸闷气短,悲观厌世,意志消沉,倦怠乏力等症状。可使用宣泄的方法应对悲伤抑郁之情,防止长期气机阻遏而生疾患。宣泄的方法诸多,可选择向亲朋好友倾诉、进行体育锻炼、结伴旅行等。

5. 思虑有度　适度的思考可活跃神机,利于大脑的健康。若思虑过度,情志不遂,则气机阻滞,脾胃运化功能下降。高强度思考的时间不宜过长,工作 1 小时后应适当活动片刻,以解除思虑产生的紧张和疲劳感,放松心情。睡前不宜高度紧张思考用脑,以免引起失眠,影响睡眠质量。

6. 慎避惊恐　惊恐对人体的危害极大,过度的惊恐可致正气下陷,损伤心神,肾气不固,出现心神不定,夜不能寐,畏寒肢冷,二便失禁等症状,甚则神志错乱、心惊猝死。应加强心理素质及避免接触易导致惊恐的因素和环境,预防惊恐致病。

思政元素

在《道德经》第八十章中,老子曰:"甘其食,美其服,安其居,乐其俗。"如若每个人均能以其已有的食物为甘,以现有的服装为美,以现有的居所为安,以现有的民俗为乐,没有互相竞争或嫉妒猜疑,这样的生活便将充满喜乐美好! 在如此喜乐美好的环境中生活,身心必定愉悦舒畅,如能始终拥有这般良好的心态,其养生的效果自然不凡。即使我们不能生活在如此祥和,身处纷扰嘈杂的外界环境,但如能修得从容不迫、豁达开朗的好心态,无疑对我们的身心健康有极大的帮助。"甜"比"甘"多一个舌字,代表舌头,可以理解为甜是人体实质性器官去感受的,是有形有象的,可以用具象表达的一种味觉体验。而"甘"超越了物质与身体感官,用心体会到的感觉和能量,已达到心灵层面的共鸣。当一个人回归内心的清净质朴,才能做到无论身处在哪里、吃什么、穿什么,内心依旧充满着幸福欢愉。

第四节　病情观察

中医护理学认为,人是一个有机的整体,局部的病理变化可影响全身,而内脏的病理变化也可从五官、舌脉、四肢、形体等各方面反映出来。病情观察是指医护人员在临床工作中运用四诊的方法全面收集患者的疾病信息,通过望、闻、问、切,分析疾病的病因、病机、病性和病位,综合判断病情。病情观察是护理工作中重要及关键性的内容,它贯穿于整个护理过程。通过及时、准确的病情观察,护士可全面了解患者的现状,并对潜在并发症的预防采取有效的防范措施。

一、病情观察的目的和要求

（一）病情观察的目的

护士通过观察患者的临床表现及监护仪器参数的变化,综合分析、判断为何病何证及其病因、病位和病性,提出护理问题,制订护理计划,为实施针对性的护理措施提供依据。

护士对患者的症状和体征进行动态的观察,可及时、准确地判断疾病的发展趋势,转归及预后。如患者症状减轻,说明病情好转;如患者出现新的症状,则说明病情加重或恶化。舌淡红苔薄白、脉象和缓有力,表示病情好转,反之则为病情加重。食欲是脾胃功能强弱的重要指征,患者食欲增加、精神好转、腹泻腹痛症状改善,表明患者病情好转。重病后患者产生饥饿感时,多表明脾胃功能日渐恢复,体重也随之增长,病情向康复的方向进展。

具有丰富经验的护士可通过专业、细心的观察,及时、准确地掌握患者病情,并预见之后的病情变化及可能发生的并发症,防止患者病情加重并为危重患者赢得抢救时间。如患者血压高低不定,呼吸时快时慢,舌淡苔白,脉沉细,常为正气虚衰的表现;高热患者突然出现体温骤降、神情淡漠、面色苍白、畏寒肢冷、汗流不止、脉微欲绝则为亡阳证候,应及时告知医生,积极配合救治。

口服中药为临床常用的疾病治疗手段,患者服药期间,护士应告知患者服药的时间及注意事项,密切观察服药后的效果,有无出现服药后的不适。服药后病情好转,表明药物对症,服药方法得当。用药后患者常出现各种反应;服用泻下药后出现腹泻,表明药物可能已达到清热泻火之效;服

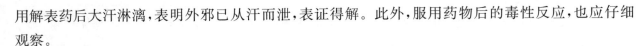

用解表药后大汗淋漓,表明外邪已从汗而泄,表证得解。此外,服用药物后的毒性反应,也应仔细观察。

（二）病情观察的要求

1. 观察内容　明确护士应熟悉患者的病情和当前治疗护理的要求,对疾病的证候进行观察。如郁证患者应重点观察情志变化;痹证患者重点观察肢体屈伸度,肌肉疼痛变化、程度、性质;肺痈患者应重点观察咳嗽的性质与痰液的色、质、量等变化。

2. 观察方法　病情观察是否具备专业性、科学性及准确性,直接影响护士对病情及预后的判断。护士应全面掌握各种病情的观察方法及要点,及时了解病情的变化,如脉搏短绌患者应在同一时间内由两名护士同时听心率和脉率,以准确判断患者的病情。

3. 结果记录　对于患者的各项生命体征及突发异常情况应客观、认真、详细记录。对可计量表示的数据应具体描述,并注意单位的准确,如体温、尿量等;对不可量化的症状和体征,描述要客观、真实,如患者麻木的部位、程度、性质、持续时间等。

二、病情观察的原则和方法

1. 运用四诊　运用望、闻、问、切四诊方法是中医观察病情、收集病情资料的最基本要求。护士运用四诊的方法全面了解患者的局部及全身情况,收集整体的病情信息,进行具有针对性的病情观察及分析,为辨证施护提供有力的依据。因此,护士应具备扎实的中医护理学理论知识、敏锐的观察力、创造性的思维能力,以及时发现患者的病情变化,为治疗抢救赢得时机。

2. 辨证护理　通过四诊获得患者的基本病情信息,再运用脏腑辨证等方法进行分析,进一步明确病性与病位,为辨证施护及制订护理措施提供依据。

三、病情观察的内容

1. 一般状况　包括神色形态、头面、五官、四肢、皮肤、体温、脉象、血压、呼吸、睡眠、饮食、排泄物、体重、大小便、妇女经带等。如神色的改变常能反映机体正气的盛衰,不同的脉象能反映机体脏腑气血的情况,对疾病的治疗和预后判断具有重要意义。

2. 主要症状与体征　全面、详细地了解主要症状与体征出现的时间、部位、性质、诱发因素及伴随症状等。对症状及体征的观察和描述要准确、客观,并注意动态观察。如观察腹水患者腹水的增减情况,可采用称体重、量腹围的方法。

3. 舌象　通过观察舌象,护士可简便、迅速地观察患者的病位深浅、疾病性质、正气的盛衰及病势的进退,并判断疾病的预后。嘱患者将舌自然伸出于口外,充分暴露,舌体放松,光线自然。进食杨梅、咖啡等颜色较重的食物及漱口后不可立即进行舌诊,避免影响舌体颜色及润燥的判断。外感热病者,苔薄白提示疾病初起,如舌质红、苔黄则提示病情较重,热邪较重,舌尖红提示心火热盛;舌体歪斜为中风之兆;舌紫暗舌下脉络瘀紫则为瘀血之征;气血两虚则舌淡;舌苔由厚变薄,由黄变白,由燥变润,则提示病情好转;舌质晦暗,舌苔无根,病多难愈。

4. 脉象　护士以指腹按触不同部位的脉搏来体察脉象的变化。左右手的"寸、关、尺"代表的意义不同,左手的"寸、关、尺"代表"心、肝、肾",右手的"寸、关、尺"代表"肺、脾、肾",因此诊脉时需把脉患者的双手。患者可坐位或卧位,但需保持手臂与心脏居于同一水平,手心向上,腕关节处垫小枕。诊脉前保持平静,避免情绪激动。通过脉象可判断病位、病性、邪正盛衰及病证的进退。浮脉主表证;沉脉主里证;迟、紧脉主寒;数、滑脉主热;虚脉主正气虚;外感热病脉象缓和,提示热势渐退;相兼脉指独立命名的脉象相兼合并。另有鱼翔脉、雀啄脉等怪脉,鱼翔脉脉在皮肤,头定而尾摇,若有若无,似鱼在水中游动,提示亡阳;雀啄脉为脉三五连而歇,如雀啄食,古人认为此脉四日必亡。

5. 各种排泄物　观察患者大小便、痰液、呕吐物、脓液、汗液、月经、白带等排泄物的色、质、量等情况。凡发热恶寒且无汗时,属寒实证;发热恶风有汗者属表虚风热证;汗流不止,活动后更甚者为自汗,属气虚、卫阳不固;夜间睡眠汗出,醒后汗即止的为盗汗,属阴虚。

6. 药物效果与不良反应　药物治疗是临床最常用的治疗方法,应注意观察用药后的病情变化、副作用及毒性反应,如使用峻下剂后观察患者有无虚脱情况,使用甘遂、芫花后观察患者有无腹痛、腹泻等胃肠道不良反应;使用砒霜后观察患者有无中毒症状,以及早发现并发症,及时处理。合理安排用药,用药时注意药物的特性、作用、剂量、个体差异等,严格落实护理查对制度。

7. 情志变化　各种异常的情志改变可损伤脏腑功能而致病或加重病情,反之,不同的疾病也会引起患者不同的情绪变化,如大怒可引起脑出血的发生,脑出血患者久卧于床可能会引起焦虑、抑郁、悲伤等情绪改变,护士应充分了解患者的精神状态及情绪变化。

第五节　病后调护

病后调护是指在病后邪气已衰,正气渐复,脏腑功能逐渐恢复,病情好转,已趋于痊愈时期的调护。康复期间,由于脏腑功能尚未完全恢复,同样应给予合理的饮食调护,加强患者情志护理,鼓励适当锻炼以增强体质,以彻底祛邪外出,固护正气,脏腑气血恢复。若护理不当,易使病邪重在体内复燃,导致脏腑气血逆乱,阴阳失调,而使疾病复发。因此,指导患者做好病症康复期的调护非常重要。

一、防止因风邪复病

风邪,六淫之首。大病初愈之人,气血尚不充足,正气尚未饱满,机体的卫外防御功能仍处于低水平状态,机体易感受六淫之邪而引起疾病的复发。因此,合理饮食、适当锻炼、防寒保暖,对于防止虚邪贼风的侵袭具有十分重要的意义。

（一）扶正护卫

卫气主要由脾胃运化的水谷精微所化生,是水谷之气的精华。卫气属阳,人体的卫气布散于体表,又依赖于肺气的宣发,其功能之一是抵御六淫之邪而引起疾病的入侵,护卫机体。病后初愈时应恢复正气,增强体质,提高机体卫外抗病能力,具体措施如下。

（1）合理饮食,加强营养,补肾益脾。

（2）坚持日光晒背或晒全身,以补人体的阳气,遍体和畅,尤其是三伏天晒背,利于一整年的健康。一般以晨起阳光温煦而不刺烈为晒日光浴最佳时机,并通过与冷空气经常接触,提高卫气的防御能力。

（3）每日进行适宜的活动锻炼,如散步、慢跑、功法、太极拳等,以增强体质。

（4）制定合理的作息时间。春夏之季,天气由寒转暖、由暖转热,应早起广步于庭,吸收万物生发之勃勃生气,提升机体阳气。秋冬之季,气候由热转凉而寒,应早卧晚起,使阳气收敛内藏,不泄于外。

（5）注意节气的变化,及时增减衣物,预防外感或热伤疾病。

（二）慎避风邪

患者在病后康复期间,气血阴阳逐步恢复至平衡状态,但此时身体对外界的适应能力仍较弱,在生活起居方面应做到顺应四时,具体措施如下。

（1）根据四时寒、热、温、凉气候变化,及时增减衣被,以防风寒湿邪外侵。春季不可因天气转暖而顿减衣被。夏季炎热,不可纵意当风及贪凉,以防"贼风"所袭。冬季严寒,外出需佩戴帽子,以免头部当风。

（2）保持室内适宜的温湿度,以防风邪又感它邪而相兼得病。

（3）保持个人卫生,汗出后及时更衣及清洁身体,防止复感外邪。

二、防止因食复病

脾胃为后天之本,气血化生之源。病后初愈,余邪未尽,脾胃尚弱,不可强食、纵食及暴食,否则因饮食不节导致疾病的复发,即所谓因食复病。《素问·热论》曰:"病热少愈,食肉则复,多食则遗,此其禁也。"发热患者退热后食欲恢复,此时若过多进食肉类,则容易再次发烧;若进食太过,则发热容易反复难愈。因发热患者邪气交争于表,脾胃气虚,消化功能尚未完全恢复,若此时过多食肉或突然暴饮暴食,则脾胃负担加重,正气损伤,余邪留恋,反复发热。

（一）合理膳食

病后初愈者,阴阳尚未完全平衡、正气虚而余邪未尽。因此在饮食调理时,应防止补之太过或因补滞邪,在饮食上应做到以下内容。

（1）膳食结构合理,荤素搭配,营养均衡。

（2）饮食宜清淡、温和、易消化,定时定量,少食多餐。

（3）食物及就餐环境应干净卫生,避免生冷寒凉、辛辣刺激、过硬过黏、不洁饮食。

（4）辨证施食,如热病者,应防其过食寒凉之物;寒病者,宜温养避寒,但不宜过火过燥。

（二）注意忌口

对于病后初愈之人,由于体内病邪余焰未熄,因此对于增邪伤正之食,皆应忌口,避免食伤。例如,热病者忌食温燥辛辣之品,皮肤疾患者忌食河鱼、河虾、海鲜等发物。

三、防止因劳复病

因劳复病是指病后初愈,因形体劳倦、劳神劳心及劳房过度等引起疾病的复发。

(一)防形体劳倦

病后初愈之人运动或劳作均应量力而行,防止过度疲劳,但也不可过度安逸,每日应进行必要的形体活动,如散步、太极拳、八段锦等,促进全身气血运行,疏通经络,舒展筋骨,有助于身体完全的康复。活动量以"小劳不倦"为原则,即活动锻炼后患者微微出汗,但精神却不感到疲惫。

(二)防劳神劳心

过度劳神劳心,影响心脾两脏,耗伤阴血,气血亏虚,患者常出现心悸失眠、多梦健忘、腹胀便溏等临床表现。告知患者日常生活中尽可能避免高强度使用脑力及思虑过度,在疾病康复期如不得不进行一定的工作,也应劳逸结合,每工作一小时休息片刻,以舒缓脑力,并切勿熬夜。

(三)防劳房复病

病后初愈,正气亏虚,此时行房事,徒伤正气,应对患者及配偶同时告知在机体未完全康复之时,勿行男女之事,应节育惜精,以免肾精损伤而致病情反复。

四、防止因情复病

过度的精神刺激、强烈的情绪波动可引起气机紊乱、脏腑气血津液失调,致使旧病复发。护士告知患者在病症后期,同样应注意调畅情志,精神恬淡愉快,平和心态,以免因情复病。

(一)保持心情舒畅

病症后期,脏腑功能若需完全恢复仍需一定的时日,患者在此期间易产生焦躁不安、愤怒等不良情绪,而这些不良情绪均可不同程度上影响脏腑功能,加重病情。因此,护士应耐心、专业地做好患者的心理疏导,向患者解释疾病康复需安心静养,不可操之过急。

(二)避免情志过激

七情变化影响人体气机,七情过激损伤脏腑。患者在患病期间,若出现突然的情志变化或过激,将使得病情加重或迅速恶化。因此,患者应避免七情过极,使病情加重,应始终保持心情舒畅、乐观豁达,方可使五脏调和,气机顺畅,促进疾病康复。

第六节　体质调护

体质,即人体的质量,是由先天遗传和后天获得两方面所形成的相对稳定的特性。中医学对于体质的认知最早可追溯《黄帝内经》。历代医家对体质的形成、特征及分类方法,均有不同程度的记载。通过对历代医家有关体质学说的考证及现代发表文献资料的挖掘整理与观点凝练,多学科融合交叉,中医体质学说理论体系逐步建立并不断完善。中医体质学以中医理论为主导,研究不同体质人群的生理病理特点,分析疾病的病变性质和发展趋势,在人们养生保健及疾病防治等方面均具有重要意义。

一、概述

体质禀受于先天,得养于后天,贯穿于人的整个生命过程中。其不仅有个体差异性,也有群体的趋同性。人的体质包含"体"和"质"两个部分。"体",即指人的身体、形体、个体,又可广义上引申为躯体及生理功能。"质",即指人的素质、特质、性质。中医学中的体质,强调先天禀赋和后天获得两方面。

二、体质的形成与影响因素

体质的形成秉承于先天,得养于后天。各种先天遗传及后天的培养因素均会对体质造成不同程度的影响。男性阳气较女性充足,体型较女性健壮;女性性格多细腻,喜静。北方人腠理致密,形体壮实;南方人体型瘦小。临湖临海之人多生痰湿。

（一）先天禀赋

先天因素是个体体质形成的基础,是个体体质强弱的首要条件,对体质的形成具有决定性的作用。一个人的体质来源于父母,若父母身体虚弱,子代禀受于父母之气不足,则子代先天之精不足,即使是同一父母,因所孕育之时父母身体状况的不同,精血质量有所差异,子代的体质也不尽相同。孕母若用苦寒之药过多,胎儿易阳气亏虚;父母气血虚弱,则子代易肾气不足,甚则畸形。

（二）后天环境

由于人体是一个对外开放的组织系统,不断与外界进行多种形式、多个层次的交流,故后天环境因素对人体的影响很大,包括地理环境、饮食、劳逸、精神、疾病等。

1. 环境因素　中医认为天、地、人三者合为一体,人适自然而生,生命活动必然会受到自然因素的影响,社会的发展变迁也会影响人类的体质,出现与其所处时代社会环境相适应的变化趋向。个体所处的社会地位、经济条件、家庭状况及人际关系等都会影响个体的体质。

2. 饮食因素　饮食营养是人类生存的最基本条件,是人体生长发育、提高生理功能、预防疾病和维护健康等不可或缺的因素。脾胃弱则痰湿内生,饮食有节,可使气血阴阳平衡,脏腑功能调和,体质增强。

3. 劳逸因素　适当的体育锻炼可提高身体素质,提升机体免疫力。过度劳累或过度安逸,均可影响脏腑气机的强弱,进而影响到个体的体质,如过逸则导致脾胃功能减弱,患者出现食少、纳呆。

4. 精神因素　长期情志不畅,则气血瘀阻,易成气郁质或血瘀质体质;急躁易怒者久而影响水谷精微运化及代谢,成为痰湿体质。

5. 疾病因素　随着病程的延长、病邪的深入,人体的正气日渐损伤,脏腑功能受到影响,精、气、血、津液化生不足,出现虚弱体质。

（三）体质与年龄变化

生、长、壮、老是人体生命节奏的各个阶段，无论从生理功能或外在形态上，均表现各异。不同的年龄，随着脏腑功能的盛衰变化，体质也随之变化。小儿为稚阴稚阳之体，稚阳未充，稚阴未长。五脏六腑成而未全，均处于未充分的状态，易虚易实，易寒易热，发病急骤，但康复较快；青年时期，机体各方面均处于一生中的最佳状态，也是人体体质最为强健的时期；中年时期体质是由鼎盛开始向衰弱转变的时期；更年期是体质状态的特殊转折点，体质开始从中年向老年的过渡阶段。可见，少年气血未充，青年气血旺盛，老年气血虚衰，体质常易偏颇。体质是与机体发育相同步的生命历程，并随年龄增长而呈现规律性的变化。

（四）体质与性别

男性每日基础代谢较快，在血压、体重、能量消耗等方面一般均高于女性，身体较女性更壮硕，患病后疾病反应较女性更为明显。女性在免疫功能方面较男性强，基础代谢率较低，虽体质较弱，但一般寿命更长。研究表明，男性痰湿、湿热体质较多，女性以气血虚、血瘀体质居多。

三、体质的分类及其特征

体质的分类方法是认识和掌握体质差异性的重要手段。《黄帝内经》中，根据阴阳学说、五行学说等对人类的体质进行了多种不同的分类。如《灵枢·阴阳二十五人》将人的体质划分为木、火、土、金、水五个主型。《灵枢·论勇》中根据人的心理特征将体质分为怯与勇两种类型。以后的历代医家对体质均有深入的研究和探讨。《素问·血气形志》中根据心理特征的差异，将体质划分为5种形志类型，即"五形态"。《灵枢·逆顺肥瘦》中根据患者形体的胖瘦、年龄的壮幼，将体质划分为"肥人""常人""瘦人"三种类型。《灵枢·卫气失常》中又将肥胖者进一步分为"膏人""脂人""肉人"三类。

许多现代医家也对中医体质分类标准进行了不同角度的深入研究，现多以"中医体质学"创始人王琦的体质九分法为标准，中医体质九分法将体质分为平和质、气虚质、阳虚质、阴虚质、痰湿质、湿热质、血瘀质、气郁质、特禀质共9种。

（一）平和质（A型）

平和质是指先天禀赋良好，后天养护得当，精神饱满，以阴阳气血调和、形体匀称、心理健康、面色红润、精力充沛为主要特征的一种体质状态。

体质特征：体形匀称健壮，性格随和开朗。面色红润有光泽，头发浓密有光泽，目光有神，嗅觉灵敏，味觉正常，唇色红润，精力充沛，不易疲劳，耐受寒热，睡眠安和，胃纳良好，二便正常。舌色淡红，苔薄白，脉缓和有力。平素较少患病，对外界适应能力强。

（二）气虚质（B型）

气虚质指由于元气不足，以气息声弱、肌肉松软、疲乏无力、易于汗出为主要特征的体质状态。气虚质者多元气虚弱，主要原因为先天不足、后天失养或病后亏虚。

体质特征：四肢肌肉松软，性格内向，不喜冒险。平日气短懒言，语声低弱，精神萎靡，易感疲乏，易出汗，面色萎黄或淡白，目光乏神，唇色少华，头发无光泽，头晕，健忘，大便正常或不成形，便后仍觉未尽，小便正常或偏多。舌淡红、胖嫩、边缘有齿痕，脉象虚缓或弱。平素身体虚弱，营卫不和,易外感风寒,时常感冒,得病后也易邪气入里,疾病迁延不愈,易患内脏下垂、虚劳等病。

(三)阳虚质(C型)

阳虚质指体内阳气不足,失于温养,以面色苍白、畏寒肢冷、手足不温、全身无力等虚寒现象为主要特征的体质状态。阳虚质者多元阳不足,可由于先天禀赋不足,如父母年老来得子,或由于母体妊娠调养不当,元气不充;或因后天失调,喂养不当,营养缺乏;贪吃生冷饮食,衣着单薄,感受风邪;或中年以后劳倦内伤,房事不节,年老阳衰及肾等所致。

体质特征:形体多白胖,肌肉松软。一般性格沉静内向。平素畏寒肢冷,喜热饮食,精神不振,睡眠偏多,面色㿠白,口唇色淡,毛发易落,易出汗,大便溏薄,小便清长,阳痿早泄。舌淡胖嫩,边有齿痕,苔润,脉沉迟。若发病多为寒证,或易从寒化,易患痰饮、肿胀、泄泻、阳痿等病证。

(四)阴虚质(D型)

阴虚质指由于体内津液、精血等阴液亏少,以阴液亏少、体形偏瘦、口燥咽干、手足心热等表现为主要特征的体质状态。阴虚质者多真阴不足。其成因有先天不足,如孕育时父母气血不足;或年长受孕,早产等;或是后天失养,如房事过度,纵欲耗精;或工作和生活压力大,起居无规律,积劳阴亏;或大病之后,尤其曾患出血性疾病等。

体质特征:体形瘦长,性情急躁,外向好动,活泼。手足心热,平素易口干咽燥,口渴喜冷饮,面色潮红,两目干涩,视物模糊,唇红微干,皮肤偏干,眩晕耳鸣,腰膝酸软,易虚劳失眠,小便短,大便干燥。舌红少津苔少,脉象细弦或数。平素不耐暑、热、燥,易患阴亏燥热之变,或病后易表现为阴虚症状。

(五)痰湿质(E型)

痰湿质指由于水液内停而痰湿凝聚,以体形肥胖、腹部肥满松软、口黏苔腻为主要特征的体质状态。痰湿质者多脾虚失司,水谷精微运化障碍,以致湿浊停滞。成因多见于先天遗传,或后天过食肥甘以及病后水湿停聚。

体质特征:体形肥胖,腹部肥满松软。性格偏温和,多善于忍耐。面部油脂较多,多汗且黏,胸闷,痰多。面色黄胖而暗,眼泡微浮,容易困倦,平素舌体胖大,口黏腻或甜,舌苔白腻脉滑,喜食肥甘,大便正常或不实,小便量少或浑浊。易患消渴、中风、胸痹等病证。对梅雨季节及潮湿环境适应能力差,易患湿证。

(六)湿热质(F型)

湿热质指湿热内蕴,以油光垢面、口苦等为主要特征的体质状态。湿热质者多湿热蕴结,形成于先天禀赋或久居湿地。

体质特征:性格多急躁易怒,平素油光垢面,易生粉刺痤疮,舌质偏红苔黄腻,容易口苦口干,身重困倦。心烦懈怠,眼睛红赤,大便燥结,或黏滞,小便短赤,男性阴囊潮湿,女性带下量多,脉象多见滑数。易患疮疔、黄疸、火热等病证。对潮湿或气温偏高环境适应性差。

(七)血瘀质(G型)

血瘀质指体内有血液运行不畅的潜在倾向或瘀血内阻的病理基础,以血瘀、肤色晦暗表现为主要特征的体质状态,胖瘦均见。血瘀质者多血脉瘀滞不畅。多因先天遗传,后天损伤,起居失度,久病血瘀等所致。

体质特征:形体偏瘦,性格低郁,容易烦躁,失眠多梦。面色晦暗,皮肤粗糙,色素沉着,易患疼痛,口唇暗淡或紫,舌质暗有瘀点,或片状瘀斑,舌下静脉曲张,脉象细涩或结代。眼眶黯黑,鼻部暗沉,毛发脱落,皮肤干燥,女性多见痛经、闭经,或经色紫黑有块、崩漏。易患出血、中风、胸痹等病。不耐受风邪、寒邪。

(八)气郁质(H型)

气郁质指由于长期情志不畅,气机郁滞而形成的以性格内向不稳定、神情郁郁、敏感多疑、忧虑脆弱为主要表现的体质状态。气郁质者多气机郁滞。其形成与先天遗传及后天情志所伤有关。

体质特征:形体偏瘦。性格内向不稳定,忧郁脆弱,敏感多疑。平素忧郁面容,神情多烦闷不乐。胸胁胀满,或走窜疼痛,多伴善太息,或嗳气呃逆,或咽间有异物感,或乳房胀痛,睡眠较差,食欲减退,惊悸怔忡,健忘,痰多,大便偏干,小便正常,舌淡红,苔薄白,脉象弦细。易患郁证、脏躁、百合病、不寐、梅核气、惊恐等病证。对精神刺激适应能力较差,不喜阴雨天气。

(九)特禀质(I型)

特禀质是指由于先天或后天等因素造成的一种特殊体质,包括先天性、先天因素包括生理缺陷与疾病,过敏反应等。后天因素包括环境因素、药物因素或反复接触过敏原等导致。

体质特征:形体正常,或有畸形,或有先天生理缺陷。胎传性疾病为母体影响胎儿个体生长发育及相关疾病特征。过敏体质者易出现药物过敏,易患花粉症,遗传疾病如血友病,以及中医所称"五迟"(立迟、行迟、发迟、齿迟和语迟)、"五软"(头项软、口软、手软、足软、肌肉软)等,胎传疾病如胎寒、胎热、胎惊、胎肥、胎痫、胎弱等。

四、体质调护

(一)平和质(A型)

1. **精神调摄**　平和质在心理特征方面表现为稳定的心理素质,包括乐观积极面对生活的态度、遇事不慌从容应对、自信随和善于交际,机体适应环境的能力及抵抗疾病的能力较强。平和体质的人,可培养一些高雅的兴趣爱好,如琴棋书画、禅修茶艺、曲艺舞蹈等,以陶冶情操,净化心灵,乐观豁达,积极向上。同时,可通过打球、爬山、跑步、散步、太极拳、太极剑等运动调畅气机,调养气血,消除偏激的情绪,及时释放生活中的负面情绪。

2. **饮食调护**　平和质的人具有阴阳调和、血脉通达、五脏匀平的生理特征,其饮食调护的首要原则是膳食平衡,要求食物的选择多样化,合理搭配,体现中国传统膳食平衡的整体观,不可贪补。根据中医学阴阳五行的观点,在平衡膳食、饮食有节的基础上,平和质者还应注意性味的调和,根据季节选择应季食物,不宜过于偏食寒性或热性的食物,以保持机体的阴阳平衡,维持健康状态。

3. **起居调适**　即使是阴阳和调之人,也应起居有常。起居有常即起卧作息和日常生活的各个方面具有一定的规律并合乎自然界和人体的生理常度。生活中饮食有节,不妄作劳,顺应四时,调摄起居,饭后宜缓行百步,不宜食后即卧。规律作息,劳逸结合,保持充足睡眠,二便通畅,则可延年益寿。例如,春季宜"夜卧早起,广步于庭",夏季宜"夜卧早起,无厌于日",秋季宜"早卧早起,与鸡俱兴",冬季宜"早卧晚起,必待日光"。

4. **运动养生**　坚持运动锻炼,可使机体精力充沛,体质增强。根据不同人群的年龄、性别、兴趣、基础疾病、活动耐力的个体化差异,选择适宜的锻炼方法、时间及强度。体育锻炼能在不同方面

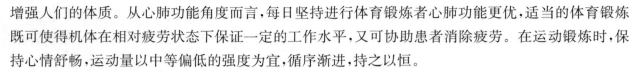

增强人们的体质。从心肺功能角度而言，每日坚持进行体育锻炼者心肺功能更优，适当的体育锻炼既可使得机体在相对疲劳状态下保证一定的工作水平，又可协助患者消除疲劳。在运动锻炼时，保持心情舒畅，运动量以中等偏低的强度为宜，循序渐进，持之以恒。

（二）气虚质（B型）

1. **精神调摄**　脾为气血生化之源，思虑过度，气结于中，脾不升清，水谷不化，气血生化无源，伤及心血，神失所养。肺藏魄，主一身之气，悲则气消，悲忧伤肺，气为血之母，气衰则血运行不畅。因此告知气虚质患者不宜过思过悲。宜多参加健康有益的社交活动，与不同的人群沟通交流，求同存异，丰富思维，养成乐观豁达的生活态度，避免过度紧张及身心疲劳，塑造平和稳定的心态。

2. **饮食调护**　脾主运化，气虚质者可选用健脾益气之品，如小米、粳米、地瓜、扁豆、黄鱼、菜花、胡萝卜、香菇等。气虚者多伴脾胃虚弱，饮食宜清淡易消化，少食薄荷、胡椒、大蒜、紫苏等，必要时可选用补气食疗方。

3. **起居调适**　气虚质者卫阳不足，起居有常，规律作息，中午适当午睡小憩，夜间保持充足的睡眠。注意保暖，避免剧烈运动后汗出感受风邪。勿过于劳作，以免损伤正气。可选择体力活动要求较低的锻炼，以疏通气血，促进脾胃的运化，改善气虚体质，不可过于劳作，以免耗伤正气。

4. **运动养生**　可进行柔和舒缓的运动，如简化太极拳、八段锦等。此外，经常按揉足三里穴，可补中益气、健脾和胃，改善气虚。气虚质者的体能偏弱，可适当增加锻炼次数，减少每次锻炼的总负荷量，控制运动时间，循序渐进。不宜做负荷量大、出汗量过多的运动，忌用猛力或憋气而耗损元气。可嘱患者每日行提肛运动，防止脏器下垂，具体方法：全身放松，臀部和大腿夹紧，将注意力集中在会阴肛门部，吸气时收腹，收缩并提升肛门，停顿2～3秒之后，再缓慢放松呼气，一提一松为一次，如此反复10～15次。

（三）阳虚质（C型）

1. **精神调摄**　阳虚质者性格多沉静、内向，常常情绪不佳，易于悲伤消极。平日应注重情绪的调节，心平气和，保持平静愉悦。善于自我排遣或向他人倾诉，尽量减少不良情绪的刺激。遇不顺心之事，应从正反两面进行分析，及时消除情绪中的消极因素，多听角音及徵音，振奋阳气，增加人体活力，如古琴曲《流水》《渔歌》等。

2. **饮食调护**　平日宜多食羊肉、鸡肉、韭菜、生姜、辣椒、胡椒等温阳散寒的食物，以温补为主，年老体弱者可少量多次补养。少食蟹、虾、柚子、芹菜、绿豆、蚕豆、黄瓜、柿子、西瓜等寒凉之品。即使在炎热的夏日也勿过食生冷食物，防止脾胃虚寒。

3. **起居调适**　阳虚质者多耐春夏不耐秋冬，秋冬季节应增衣添被，以养护阳气，尤其注意各关节、背部、腰部及下肢保暖。夏季暑热多汗，易导致阳气外泄，应尽量避免强力劳作，以免大汗伤阳，也不可贪凉饮冷，尽量少开空调，如无法避免，在空调房内应加披外套。避免长期处于阴暗潮湿寒冷的环境中工作和生活，在天气晴朗时宜多参加户外活动。注意足部、背部及下腹部的保暖，并保持充足的睡眠。

4. **运动养生**　动则生阳，阳虚者应每日坚持不懈地加强锻炼，以振奋阳气。在形式上，可选择一些舒缓的运动，如五禽戏中的虎戏具有益肾阳、强腰骨作用。阳虚质人畏寒，易受风寒侵袭，锻炼时应注意外避风寒，不宜在阴冷天气或潮湿之处锻炼，阳光充足的上午为最佳室外锻炼时间。每次运动量不宜过大，以免耗伤阳气。夏季不宜做过分剧烈的运动，冬季应避免在大风、大寒、大雪、雾露及空气污染的环境中锻炼,同时也应尽量避免游泳锻炼,易受寒湿影响。

（四）阴虚质（D型）

1. **精神调摄**　阴虚质者精血或津液亏损,性情较为急躁,心烦易怒,此因阴虚不能制火,火扰神明之故。纠正不良阴虚体质,首先应注重精神调摄,少与人争,避免身处嘈杂环境,正确对待顺境和逆境,遇事安定情绪,从容不迫,日常加强自我修养,如阅读、书法、下棋、音乐鉴赏等。

2. **饮食调护**　饮食上应多食滋阴潜阳的食物,如芝麻、糯米、蜂蜜、牛奶、鸭肉、鱼类、豆腐、百合、绿豆、冬瓜、荸荠、乌梅等。少食羊肉、韭菜、花椒、辣椒、葱、蒜等性温燥烈的食物,同时葱、姜、蒜等具有温热性味的调味品亦应少食。阴虚质者多大便秘结,宜晨起空腹饮一杯水,利于排便。食物中可加入糙米、全麦等粗纤维谷类,或服用润肠通便的丸剂,如麻仁丸、五仁丸以助排便。

3. **起居调适**　保持充足的睡眠,以藏养阴气。节制房事,惜阴保精。衣着清凉柔和,材质以蚕丝制品为主。避免工作过度紧张、长期熬夜、剧烈运动,高温酷暑的工作生活环境等将加重阴虚,不宜泡温泉、蒸桑拿。秋冬季节气候干燥,更易伤阴,居室环境应安静,保持空气湿润,睡前1小时内勿饮茶或运动锻炼,避免引起刺激影响睡眠。起居应有规律,应早睡早起,午间保证10～30分钟的午休时间,避免熬夜、剧烈运动及高温酷暑下作业。

4. **运动养生**　宜选择太极拳、太极剑、八段锦等动静结合、节奏柔缓的传统保健锻炼项目,以涵养肝气、明目扶肝。锻炼时应控制出汗量,及时补水及电解质。运动量以中小强度为宜,避免在炎热的夏天,或闷热的环境中进行剧烈运动,以免大量出汗,耗伤阴液。

（五）痰湿质（E型）

1. **精神调摄**　痰湿质者性格温和稳重,善于隐忍,不急躁。情志方面鼓励其多增加社交活动,培养广泛的兴趣爱好,增长学识,拓展视野。合理安排休息及工作,多听振奋、激进的音乐,如《赛马》《战马奔腾》等曲目,以开阔胸怀,调畅气机,改善体质,增进健康。

2. **饮食调护**　饮食宜清淡,多食用宣肺健脾、补益肾气、化湿通利三焦的食物,如冬瓜、荷叶、赤小豆、扁豆、山楂等。体形肥胖的痰湿质人,应少食肥甘厚腻之品。

3. **起居调适**　居所湿度稍低,空气干燥,衣物以棉、麻、丝等透气材质为主,衣着宽松,利于汗液蒸发,排出湿气。平日多进行户外活动,经常晒背,以舒展阳气,通达全身。遇湿冷的气候时,应减少室外的活动,避免雨淋感受寒湿。入睡时如鼾声过重,应调低枕头高度,必要时就医。此外,也不可过于安逸,整日卧床休息。

4. **运动养生**　痰湿质者,形体多肥胖,腹部松软,故应选择合适自己的运动方式,以紧实肌肉、强健身体,如散步、快走、慢跑、功法及简单的舞蹈。运动应循序渐进,长期坚持,运动环境宜温暖,加速机体代谢。但应尽量避免游泳等长期浸泡于水中的运动,不利于化痰除湿。

（六）湿热质（F型）

1. **精神调摄**　湿热质者易心烦气躁,活泼外向。五志过极,易于化火,情志过极,或耗伤阴血,或助火生热,易于加重体内湿热。告知患者应安神定志以舒缓情志,修身养性,心态平和地对待喜与忧、苦与乐、顺与逆,保持稳定的心态。平日宜多聆听曲调悠扬的乐曲,如《高山流水》。

2. **饮食调护**　宜清淡饮食,多食健脾利湿之品,多食用赤小豆、绿豆、空心菜、荠菜、黄瓜、丝瓜、葫芦、冬瓜、藕、西瓜、荸荠等甘寒、甘平的食物,少食羊肉、辣椒、花椒、胡椒、韭菜、生姜等甘酸滋腻的食物,以及火锅、烹炸、烧烤等辛温助热的食物。尽量避免食用生冷食物,脾阳失运,痰湿内生。

3. **起居调适** 避免居住于潮湿闷热处,如湿度过高,加用除湿器。衣物以棉、麻、丝等宽松透气的材质为主,勿光脚穿鞋。生活规律,不宜熬夜或过度疲劳,保持二便通畅,防止湿热郁聚。勤换衣被,保持身体清爽干燥,性生活后及时清洁私处。夏季避免长时间处于空调房内,空调吹出的寒风使腠理闭塞,汗液无法正常排出,而内化成痰湿。戒烟禁酒以免积热生湿。淋雨后及时沐浴擦干身体,晾晒衣物。

4. **运动养生** 湿热质是以湿热内蕴为主要特征的体质状态,在心肺功能允许的情况下,尽量选择进行大强度、运动负荷较大的锻炼,如中长跑、游泳、爬山、各种球类、武术等,以消耗机体的热能,排出体内多余的水液,以清热利湿。运动时应避开暑热,夏季气温高、湿度大,宜选择在清晨或傍晚较凉爽时锻炼,有助于调理脾胃,清热化湿。

（七）血瘀质（G 型）

1. **精神调摄** 血瘀质者常自觉心烦、急躁、健忘,或忧郁、苦闷、多疑。偏于好动易怒者,需修身养性及磨炼意志。合理安排工作和学习,培养高雅的兴趣爱好,陶冶情操,运用理性思维来面对问题、解决问题,做到发之于情、止之于理。

2. **饮食调护** 宜选用具有活血化瘀功效的食物,如茄子、海藻、紫菜、海带、桃子、金橘、萝卜、葡萄、山楂、绿茶、黑豆等活血、散结、行气、疏肝、解郁作用的食物,少吃肥肉等滋腻之食。

3. **起居调适** 居所宜温暖、明亮,通风良好,以暖色调为主。血得温则行,得寒则凝。血瘀质者常血行不畅,因此要避免寒冷刺激,防止气血郁滞的加重,尤其注意足部的保暖,可每日姜片煮水泡脚,微微发汗为宜。日常生活中需动静结合,不可贪图安逸,以免加重血瘀,但需注意血瘀体质之人心血管机能较弱,活动负荷不宜过大,活动时间不宜过长,应以中小负荷,多次数进行锻炼。

4. **运动养生** 运动有助于血瘀质患者疏经通络、调畅气血,调和五脏六腑。可选择易筋经、导引功法、太极拳、八段锦、五禽戏、摆臂散步、摩腹散步等。运动时注意是否出现胸闷胸痛、呼吸困难、疲劳、恶心、眩晕、头痛、四肢剧痛等症状,如出现上述症状,应立即停止运动,至医院进一步检查。

（八）气郁质（H 型）

1. **精神调摄** 气郁质者性格内向,孤独多疑,忧郁脆弱,易产生不良的心态。居所宜安静舒适、避免声音及强光刺激。根据"喜胜忧"情志相胜的原则,平日宜乐观开朗、处事随和、宽以待人、广结善缘、知足常乐、兴趣高雅。易于发怒者,应加强心性的修养,培养强大的意志力,克服冲动,以利气血和畅,营卫流通,消除不良情绪。

2. **饮食调护** 肝主疏泄,调畅气机,并能促进脾胃运化。气郁体质者宜多食小麦、葱、蒜、金橘、玫瑰花、山楂、黄花菜、海带、海藻、萝卜等具有行气散结、疏肝解郁作用的食物。

3. **起居调适** 气郁质者有气机郁结倾向。日常生活中应学会调畅情志,衣服柔软宽松,贴身衣物以全棉制品为宜,适当增加户外活动,尤其是春天万物生长之时,风和日暖,勃勃生机,更利于机体生发阳气,放松身心,和畅气血,减少抑郁情绪。

4. **运动养生** 适当的运动锻炼有利于调理气机,鼓动气血。在身体可承受范围内应尽量增加户外活动的机会,可选择跑步、登山、游泳、打球、武术等大强度、大负荷的运动,以利于肝气疏发,改善睡眠质量。也可主动学习某项体育运动,在掌握技能中提升成就感及对运动的兴趣。患者也可选择下棋、瑜伽、打坐放松训练等体育项目,促进人际交流,改善抑郁情绪。

（九）特禀质（I型）

1. 精神调摄　特禀质者对外界环境的适应能力较差或对外界刺激过于敏感，表现为不同程度的内向、敏感、自卑、抑郁等不良反应。告知患者不应以自己的体质特点而自卑，而应把自我的防护看作是日常生活的一部分，欣然接纳自己，积极寻求解决问题的最好办法，乐观积极面对生活，停止否认及逃避负性情绪，不断成熟。必要时主动告诉他人自身的不足之处，获取他人的同理和帮助，或找到相同体质者作为同伴，寻找共鸣，分享生活中的经验，解答心中的疑虑，发泄胸中的苦闷。

2. 饮食调护　记录自己对特定食物的过敏情况，并制定个体化的营养食谱。过敏体质者饮食宜清淡，忌生冷、辛辣、肥腻及酒、鱼、虾、蟹、奶等各种"发物"，以免动风生痰，助邪发病。

3. 起居调适　过敏体质者在季节更替之时，应及时增减衣被，减少外界对机体的刺激。居室应通风良好，保持室内清洁，床单、被褥等应经常洗晒，洗涤水温宜高于60℃，以杀死尘螨，并尽量不使用地毯。室内装修后不宜立即居住，应打开窗户，令甲醛、甲苯等化学气味充分挥发数月后再进入。春季室外花粉、柳絮、草籽较多时，应减少室外活动时间，可选择清晨或雨后花粉量少时段外出，防止过敏。花粉季节勿晾晒衣物于室外，自驾车中可安装空气净化器，外出戴口罩。不宜养宠物，以免对动物皮毛过敏。起居应作息规律，保持充足睡眠。

4. 运动养生　可每日练习六字诀呼吸操中的"吹"字诀，以调养先天，培补肾精肾气。唇部发音要点为"吹"必须发成唇音，三个音节（ch、u、i）的发音长度应有所区别，弱化"ch"音，延长"u"的发音时间，收音时的"i"自然带出即可。在动作方面，应手抱腹前，掌带脉，抵腰眼，腰间下滑前摆，吹字诀的主要动作均是围绕腰间进行，可补益肾气，充盛髓海，增强智慧。

知 识 链 接

欧阳修——修身养性倚"五友"

　　欧阳修兴趣高雅，在"琴、棋、书、画、诗"这文人"五友"方面均有所涉猎，并颇有钻研。但由于为政不得志，苦闷难排，忧郁寡欢。求医多时，并未明显改善，痛苦万分。为化解忧愁，他便寻求"五友"的帮助，在与"五友"交往的过程中，全然投入，身临其境，心全然安定，心绪自调。

　　在掌握琴、棋、诗、书、画技能的过程中，心无旁骛，不徐不疾，泰然自若，此时全身精、气、神调和，心灵纯净。因此，欧阳修亦劝他人与"五友"为伴，以舒畅精神，宁静淡泊，天人合一，健康长寿。

 复习思考题

1. 在临床护理中，应如何告知患者在日常生活中做到劳逸结合？
2. 患者预防七情致病的具体护理措施有哪些？
3. 如何向患者解释中医传统养生的重要性？
4. 寒痰病症患者应如何进行饮食调护？
5. 患者为何需要做到顺应四时？

第六章
常用中医护理技术

学习目标

知识目标:

1. 掌握灸法、拔罐法、刮痧法、耳穴贴压法、穴位按摩法、贴敷法、热熨法、熏洗法、中药保留灌肠等操作的适用范围、操作方法及注意事项。

2. 熟悉针刺法的分类,比较适用范围与操作方法的不同。

能力目标:

1. 能够运用中医护理适宜技术解决临床护理问题。

2. 能够比较不同中医护理技术在使用过程中的优缺点。

素质目标:

通过本章学习增强学生对中医药文化的思想认同、理论认同、情感认同。

案例导入

患者,男,50岁。因突发头晕头痛 2 小时,右侧肢体活动不利,言语不清,送至医院急诊。查体:T 37.5℃,P 90 次/分,R 16 次/分,BP 180/100 mmHg,神志淡漠,面红,口角㖞斜,小便短赤,舌红,苔白腻,脉滑数。

讨论:

1. 根据患者的临床表现,你认为该患者疾病诊断和辨证分型是什么?

2. 根据病情,该患者的辨证施护要点有哪些?

3. 可采用哪些中医护理适宜技术促进患者康复?

第一节　针　刺　法

针刺法，又名针法、刺法，是在中医基本理论指导下，利用金属制成的各种不同型号的针具，采用一定的手法，刺激人体腧穴的一种操作技术。通过刺激腧穴来激发经络之气，调整脏腑气机，以疏通经络、行气活血、调和阴阳、扶正祛邪，而达到防病治病的目的。临床常用的针刺法有毫针刺法、皮肤针法、皮内针法、水针法、耳针法、三棱针刺法等。

一、毫针刺法

毫针刺法是临床上运用最广泛的一种针刺方法。

（一）毫针的构造和规格

1. 毫针的构成　目前临床所用的毫针多由不锈钢制成，但也有用金、银或合金制成的。其结构可分为针尖、针身、针根、针柄、针尾五部分（图6-1）。

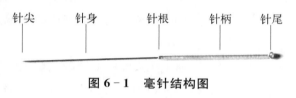

图6-1　毫针结构图

2. 毫针的规格　主要是指针身的粗细和长短。临床上一般以粗细为28～31号（0.30～0.38 mm）、长短为1～3寸（25～75 mm）的毫针最为常用。

（二）适用范围

各种急、慢性疾病。

（三）用物准备

治疗盘，一次性毫针，皮肤消毒液，无菌干棉球，镊子，弯盘，必要时备毛毯、屏风。

（四）操作方法

1. 单手进针法　即用刺手的拇、食指持针，中指指端紧靠穴位，中指指腹抵住针身下段，当拇、食指向下用力按压时，中指随势屈曲将针刺入，直刺至所要求的深度，此法用于短针进针。

2. 双手进针法

（1）指切进针法：用左手拇指或食指指端切按在腧穴位置的旁边，右手持针，紧靠左手指甲面将针刺入腧穴。此法适用于短针进针。

（2）夹持进针法：以左手拇、食二指夹持消毒干棉球，夹住针身下端，露出针尖1～2 mm，将针尖固定于针刺穴位的皮肤表面，右手持针柄，使针身垂直，在右手指力下压时，左手拇、食指同时用力，两手协同将针刺入皮肤。此法适用于肌肉丰满部位及长针的进针。

（3）舒张进针法：用左手拇、食二指将所刺腧穴部位的皮肤向两侧撑开，使皮肤绷紧，右手持针，使针从左手拇、食二指的中间刺入。此法主要适用于皮肤松弛部位的腧穴。

（4）提捏进针法：用左手拇、食二指将所刺腧穴部位的皮肤捏起，右手持针，从捏起的上端将针刺入。此法主要适用于皮肉浅薄处的腧穴。

3.进针的角度和针刺的深度

(1)进针的角度：指进针时针身与皮肤表面所成的夹角(图6-2)。

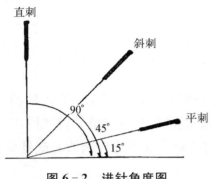

图6-2　进针角度图

1)直刺：指针身与皮肤表面呈90°左右垂直刺入。此法适用于人体大部外腧穴。

2)斜刺：指针身与皮肤表面呈45°左右倾斜刺入。此法适用于肌肉较浅薄处或内有重要脏器或不宜于直刺、深刺的腧穴。

3)平刺：即横刺或沿皮刺,指针身与皮肤表面呈15°左右沿皮刺入。此法适用于皮薄肉少部位的腧穴。

(2)针刺的深度：指针身刺入人体内的深浅程度。一般根据患者体质、年龄、病情及针刺部位而定。

1)体质：身体瘦弱宜浅刺,身强体肥宜深刺。

2)年龄：年老体弱及小儿宜浅刺,中青年身体强壮者宜深刺。

3)病情：阳证、新病宜浅刺,阴证、久病宜深刺。

4)部位：头面和胸背及皮薄肉少处的腧穴,宜浅刺;四肢、臀、腹及肌肉丰满处的腧穴,宜深刺。

4.得气与行针手法

(1)得气：亦称针感,指将针刺入腧穴后,通过捻转、提插等手法,使针刺部位产生特殊的感觉和反应。当这种经气感应产生时,术者会感到针下有徐和沉紧感;同时患者会相应出现酸、麻、重、胀的感觉,且这种感觉可沿一定的部位、方向扩散传导。得气与否直接关系到针刺的治疗效果。故《针灸大全·标幽赋》道:"气至速而效速,气迟至而不治。"

(2)行针：又名运针,指进针后为了使之得气或增强针感而施行的操作方法。一般分为基本手法和辅助手法两类。

1)基本手法：有提插法和捻转法两种。提插法,指将针刺入腧穴后,使针在穴内进行上、下进退的操作方法。反复上下提插,可加大刺激量。操作时应注意幅度相同,指力均匀。捻转法,指将针刺入腧穴后,以右手拇指和中指、食指持住针柄进行一前一后的来回旋转捻动的操作方法。捻转的幅度越大,频率越快,刺激量也越大。操作时应注意捻转的前后角度应一致,避免单向捻转。

2)辅助手法：① 循法,指用手指在所刺腧穴的四周或沿经脉循行部位进行徐和循按的方法。此法有激发经气的作用。② 刮柄法,指将针刺入腧穴后,拇指或食指的指腹抵住针尾,用食指或中指的指甲,由下而上地频频刮动针柄。此法有促使得气和增强针感的作用。③ 弹柄法,指以右手的拇指和食指轻轻叩弹针柄,使针身产生轻微的震动,使经气速行。④ 震颤法,指将针刺入腧穴后,右手持针柄,用小幅度、快频率的提插捻转动作,使针身产生轻微的震颤,可以促使得气或增强祛邪扶正的作用。

5.补泻手法　针刺补泻是根据《灵枢·经脉》中"盛则泻之,虚则补之,热则疾之,寒则留之,陷下则灸之"这一基本原则而确立的两种方法。即通过针刺腧穴,采用适当的手法激发经气以补益正气、疏泄病邪而调节脏腑经络功能,促使阴阳平衡而恢复健康。补法泛指能鼓舞人体正气,使得低下的功能恢复旺盛的方法。泻法泛指能疏泄病邪,使亢进的功能恢复正常的方法。补泻效果的产生主要取决于机体的功能状态、腧穴特性、针刺手法。针刺手法是产生补泻作用的主要手段。

（1）补法：进针慢而浅，提插、捻转幅度小，频率慢，用力轻，留针后不捻转。出针后多揉按针孔。多用于虚证。

（2）泻法：进针快而深，提插、捻转幅度大，频率快，用力重，留针时间长，并反复捻转，出针后不揉按针孔。多用于实证。

（3）平补平泻：进针深浅适中，采用均匀的提插、捻转，幅度、频率中等。进针、出针用力均匀。适用于一般患者。

6. 留针与出针

（1）留针：指进针后将针留置在穴内一定时间，以便于继续施行手法和加强针刺的功用。一般病证可在针下得气后留针 20～30 分钟；对一些慢性、顽固性、疼痛性、痉挛性等疾病，可延长留针时间，甚至长达数小时。

（2）出针：以左手捏消毒干棉球压住针孔周围皮肤，右手持针轻微捻转，先将针退至皮下，然后迅速将针起出，以防出血。最后检查针数，防止漏针。

（五）注意事项

（1）治疗室内要经常保持清洁安静、空气流通、温度适宜，定期进行空气消毒。

（2）针前做好患者的思想工作，以解除各种顾虑。为患者安排舒适的体位，以利于治疗。

（3）做好针具的检查工作，对有弯曲、锈蚀、带钩、断裂的针应剔除不用。采用正确的进针方法，并注意进针角度和深度。在行针、留针期间，不宜将针身全部刺入皮内。进针、行针的手法不宜过猛过速，以免弯针、断针。

（4）严格无菌操作，针刺前应对针具、患者皮肤、术者手指进行消毒。

（5）患者在饥饿、疲劳、精神紧张时不宜针刺，体弱者不宜强刺激。针刺过程中应密切观察患者的反应，如有针刺意外情况发生，应正确及时处理。

（6）患者的胸、背部不宜直刺或深刺，以免损伤心肺。妇女怀孕 3 个月以内，不宜针刺小腹部的腧穴；若怀孕 3 个月以上，腹部、腰骶部的腧穴及合谷、三阴交、昆仑、至阴等一些通经活血的腧穴均不宜刺针。小儿囟门未闭合者，头部不宜针刺。

（7）皮肤有感染、溃疡、瘢痕、肿瘤、出血倾向及高度水肿者，局部不宜针刺。

（8）对尿潴留患者在针刺小腹腧穴时，应掌握针刺方向、角度和深度，避免误伤膀胱。

（9）留针时应记录针数，出针时再进行核对，以防遗漏。

（10）针具用后，集中处理。

（11）嘱患者针刺后勿马上洗澡，以防感染。

（六）针刺意外情况的护理和预防

1. 晕针 针刺过程中患者出现头晕目眩、恶心欲呕、胸闷心慌、面白肢冷，甚者晕厥，称为晕针。

（1）原因：患者体质虚弱、精神紧张，或疲劳、饥饿、大汗、大泻、大出血之后，或选择体位不当，或针刺手法过重，或夏季天气闷热、诊室空气不流通。

（2）症状：患者突然出现精神疲倦，头晕目眩，面色苍白，恶心欲吐，心慌，汗出肢冷。严重者出现晕厥，唇甲青紫，二便失禁，血压下降，脉象微弱。

（3）护理：立即停止针刺，将针全都起出。让患者平卧；注意保暖，轻者给饮温开水或糖水后即可恢复正常。重者在上述处理的基础上，可遵医嘱针刺人中、素髎、内关、足三里，灸百会、关元、气海等穴位,即可恢复。若仍不省人事者可考虑其他治疗或采用急救措施。

(4)预防:对初诊、精神紧张或体质虚弱者,应先做好解释说明工作,消除患者顾虑;采用卧位,选穴宜少,手法要轻。若患者处于饥饿、疲劳、大渴时,应嘱其稍许进食、充分休息、适当饮水后再行针刺。同时应注意室内通风,保持空气新鲜。密切观察患者神色,一旦有晕针先兆,及时处理。

2. 滞针　指在行针时或留针后,操作者感到针下涩滞,提插、捻转、出针均感困难,同时患者感到疼痛异常的现象,称滞针。

(1)原因:患者精神紧张而致局部肌肉痉挛。或单向捻转太过,而致肌纤维缠绕针身。或留针时间过长,有时也可出现滞针。

(2)症状:针在体内提插、捻转、出针均感困难,同时患者感觉局部疼痛。

(3)护理:对惧针者,应进行精神抚慰,分散其注意力,或进行循按、叩弹针柄,或在附近再刺一针,以宣散气血,待痉挛缓解后再起针。因单向捻转而致者,可向反方向将针捻回,并用刮柄法、弹柄法,使缠绕的肌纤维回释,即可消除滞针。

(4)预防:对精神紧张者,应做好解释工作,减轻或打消患者顾虑。操作时避免单向捻转,应注意与提插法配合,可避免肌纤维缠绕。

3. 弯针　指进针后,针身在体内发生弯曲的现象,称弯针。

(1)原因:进针时用力过猛、过速,以致针尖碰到坚硬的组织,将针折弯。或患者在针刺、留针过程中移动体位,或针柄受外力撞击、压迫。

(2)症状:针柄改变了进针或留针时的方向,捻转不动,提插、出针均感困难,患者感到局部疼痛。

(3)护理:针轻微弯曲,可将针慢慢起出。若弯曲角度过大,应顺着弯曲方向将针起出。若由患者移动体位所致,应协助患者恢复原来体位,待肌肉放松后,再起针。

(4)预防:手法要熟练,避免进针过猛、过速。体位要舒适,应嘱咐患者在针刺过程中不要随意改变体位,注意保护针刺部位,使针柄免受外力撞击。

4. 断针　或称折针,指针身折断在人体内。

(1)原因:针具质量欠佳,针身或针根有损伤剥蚀,进针前未检查。或针刺时将针身全部刺入。行针时强烈地提插、捻转,肌肉猛烈收缩。留针过程中随意变动体位。弯针、滞针处理不当。

(2)症状:针身折断,断端部分针身尚露于皮肤外,或断端全部陷入体内。

(3)护理:发现断针,嘱咐患者不要变动原有体位,以防断针向肌肉深部陷入。若断端露于体外,可用手或镊子将残针起出。若断端与皮肤相平或微露于皮肤表面,可用左手拇、食二指垂直向下轻压针身两旁,使断针显露后,右手持镊子将针起出。若断端全部陷入体内,应报告医生,在X线定位下,手术取针。

(4)预防:针刺前应认真检查针具,不合格者,应剔出不用。避免过猛、过强的行针。针刺时不宜将针身全部刺入腧穴。行针、留针时应嘱咐患者不要随意改变体位。发生滞针、弯针时应及时正确处理。

5. 血肿　指针刺部位出现皮下出血而引起肿痛,称为血肿。

(1)原因:针尖带钩弯曲,损伤皮肉。或针刺时刺破血管。

(2)症状:出针后,针刺部位出现肿胀疼痛,继而皮肤呈现青紫色。

（3）护理：微量皮下出血而致的小块青紫，一般不必处理，可自行消退。若局部肿胀疼痛较剧，青紫面积较大时，先冷敷止血，再做热敷或局部按摩，以促使瘀血消散。

（4）预防：仔细检查针具，熟悉人体解剖部位，避开血管针刺。出针时立即用消毒干棉球按压针孔。

二、皮肤针法

皮肤针法是以多支短针浅刺人体一定部位的治疗方法。以多针浅刺，刺皮不伤肉，如拔毛状为特点。根据针数和式样的不同，有不同的名称，如"梅花针""七星针""罗汉针"、滚动式皮肤针等。现代皮肤针法由《黄帝内经》中记载"毛刺""扬刺"等刺法发展而来，主要作用机制在于通过对人体体表的一定部位进行浅刺，激发并调节脏腑功能，以达到防治疾病的目的。

（一）适用范围

皮肤针法多适用于头痛、胁痛、腰背痛、皮肤麻木、神经性皮炎、斑秃、顽癣、高血压、失眠、慢性胃肠疾病、消化不良、痛经、近视等。

（二）用物准备

治疗盘、皮肤针、皮肤消毒液、棉签、弯盘。

（三）操作方法

1. 持针式　手握针柄，用无名指和小指将针柄末端固定于手掌小鱼际处，针柄尾端露出手掌1～1.5 cm，再以中指和拇指夹持针柄，食指按于针柄中段，这样可以充分利用手腕弹力。

2. 叩刺法　将针具及皮肤消毒后，针尖对准叩刺部位，使用手腕之力，将针尖均匀而有节奏弹刺在皮肤上。弹刺时落针要稳、准，针尖与皮肤呈垂直接触；提针要快，发出短促而清脆的"哒"声。

3. 刺激强度

（1）弱刺激：用较轻腕力进行叩刺，使局部皮肤潮红、患者无疼痛为度。适用于老弱妇儿、虚证患者和皮肉浅薄部位。

（2）中刺激：用力介于强、弱两种刺激之间，局部皮肤潮红，但无渗血，患者稍觉疼痛为度。适用于一般疾病和多数患者。

（3）强刺激：用较重腕力进行叩刺，以局部皮肤隐隐出血、患者有疼痛为度。适用于年壮体强、实证患者和肌肉丰厚处。

4. 叩刺部位　一般可分为循经叩刺、穴位叩刺和局部叩刺三种。

（四）注意事项

（1）仔细检查针具。皮肤针尖必须平齐、无钩，针柄与针头联结处牢固。

（2）严格遵循无菌操作原则，针刺部位及针具均应消毒。

（3）注意针刺手法。叩刺时针尖须垂直向下，避免斜、钩、挑，以减少患者不适。

（4）局部皮肤溃疡、破损处不宜使用本法。

（5）叩刺局部皮肤，如有出血者，应进行清洁及消毒，以防感染。

（6）循经叩刺时，每隔 1 cm 左右叩刺一下，一般可循经叩刺 8～16 下。

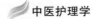

三、皮内针法

皮内针刺法又叫"埋针""掀针",是一种专于腧穴的皮内或皮下,进行较长时间埋藏留针的方法,是古代留针方法的发展,如《素问·离合真邪论》"静以久留"的刺法。其作用机制为将特制的不锈钢小针具刺入皮内,固定留置较长时间,给局部以弱而长时间的刺激,调整经络脏腑功能,达到防病治病的目的。皮内针分图钉型和麦粒型两种。

（一）适用范围

皮内针多适用于需要长时间留针的慢性顽固性疾病和经常发作的疼痛性疾病。例如,神经性头痛、三叉神经痛、牙痛、痹病、胃痛、月经不调、痛经、高血压哮喘、遗尿等。

（二）用物准备

治疗盘、针盒（皮内针）、皮肤消毒液、棉签、镊子、胶布、弯盘。

（三）操作方法

皮内针、镊子和埋刺部皮肤消毒后,实施相应的皮内针刺法。

1. 麦粒型皮内针法　用镊子夹住针柄,沿皮下横刺入真皮内,针身埋入皮内 0.5～1 cm,然后用胶布顺针身方向固定留在皮肤外的针柄。

2. 图钉型皮内针法　用镊子夹住针圈,将针尖对准穴位刺入,使环型针柄平附于皮肤上,用胶布固定。此针较多用于耳穴。

皮内针留置时间,天气热时,一般 1～2 天,天气冷时 3～7 天。留置期间,每隔 4 小时左右用手按压埋针处 1～2 分钟,以加强刺激、增强疗效。

（四）注意事项

（1）关节附近不可埋针,因活动时会引起疼痛。胸腹部因呼吸时会活动,亦不宜埋针。

（2）埋针时严格遵循无菌操作原则,以防感染。

（3）埋针后,如患者感觉疼痛或妨碍肢体活动时,应将针取出,选穴重埋。

（4）埋针期间,针处不可着水,避免感染。热天出汗较多,埋针时间勿过长,以防感染。

四、水针法

水针又称穴位注射,指将药物注入穴位以防治疾病的一种疗法。它把针刺刺激与药物对穴位的渗透刺激作用结合在一起,发挥综合作用,从而提高对疾病的疗效。

（一）适用范围

水针的适用范围很广,毫针治疗的适应证大部分可采用本法,如痹病腰腿痛等。

（二）用物准备

治疗盘、药物、无菌注射器及针头、砂轮、皮肤消毒液、镊子、棉签、弯盘。

（三）操作方法

首先协助患者取舒适体位,选择大小适宜的一次性消毒注射器和针头,抽好适量的药液。其次确定注射腧穴,常规消毒局部皮肤。最后右手持注射器（排除空气）,另一手紧绷皮肤,针尖对准穴位(或阳性反应点),快速刺入皮下,然后缓慢进针,得气后回抽无血,即可将药液注入。

（四）注意事项

（1）严格三查七对及无菌操作规程,防止感染。

（2）注意药物的性能、药理作用、剂量、有效期、配伍禁忌、副作用和过敏反应。凡能引起过敏反应的药物,必须先做皮试,结果阴性者,方可使用。副作用较严重的药物,不宜采用。

（3）按医嘱处方选穴操作,准确掌握穴位的部位、深度。每穴药量,一般四肢部为 1～2 mL,胸背部可注入 0.5～1 mL,腰臀部通常注入 2～5 mL。肌肉丰厚处可达 10～20 mL。

（4）药液不可注入血管内,注射时如回抽有血,必须避开血管后再注射。患者有触电感时,针体应往外退出少许后再进行药液推注。药液一般不能注入关节腔、脊髓腔。

（5）操作前应检查注射器有无漏气,针尖是否有钩等情况。

（6）须注意预防晕针、弯针、断针,如发生晕针等情况,处理方法同毫针刺法。

五、电针法

电针是在针刺得气后,在针上通以接近人体生物电的微量电流以治疗疾病。此法的优点是能代替人做较长时间的持续运针,节省人力,且能比较客观地控制刺激量,针与电的结合可以提高治病的疗效,如神经性麻痹及疼痛等。但由于刺激量大,能引起肌肉的强烈收缩,应防止晕针、弯针和断针的发生。

（一）适用范围

电针的适用范围基本和毫针刺法相同,故其治疗范围较广。临床常用于各种痛证、痹证和心、胃、肠、膀胱、子宫等器官的功能失调,以及癫狂和肌肉、韧带、关节的损伤性疾病等,并可用于针刺麻醉。

（二）用物准备

电针治疗仪 1 台,余物同毫针刺法。

（三）操作方法

1. 选穴　电针法的处方配穴与毫针刺法相同。一般选用其中的主穴,配用相应的辅助穴位,多选同侧肢体的 1～3 对穴位为宜。

2. 电针方法　针刺入穴位得气后,将输出电位器调至"0"位,负极接主穴,正极接配穴,也可不分正负极,将两根导线任意接在两个针柄上,然后打开电源开关,选好波型,慢慢调高至所需输出电流量。通电时间一般在 5～20 分钟,用于镇痛则一般在 15～45 分钟。如感觉弱时,可适当加大输出电流量,或暂时断电 1～2 分钟后再行通电。当达到预定时间后,先将输出电位器退至"0"位,然后关闭电源开关,取下导线,最后按一般起针方法将针取出。

3. 刺激强度　当电流开到一定强度时,患者有麻、刺感,这时的电流强度称为"感觉阈"。如电流强度再稍增加,患者会突然产生刺痛感,能引起疼痛感觉的电流强度称为"痛阈"。感觉阈和痛阈因人而异,并且在各种病理状态下差异也较大。故在应用过程中,电流强度应以患者能耐受为宜。并且也可在治疗过程中根据患者对电流强度的耐受程度变化做出适当调整。

（四）注意事项

（1）电针刺激量较大，需要防止晕针，体质虚弱、精神紧张者，尤应注意电流不宜过大。

（2）调节电流时，不可突然增强，以防止引起肌肉强烈收缩，造成弯针或断针。

（3）电针仪器最大输出压在 40 W 以上者，最大输出电流应限制在 1 mA 以内，防止触电。

（4）毫针的针柄如经过温针火烧之后，表面氧化不导电，不宜使用。若使用，输出导线应夹持针体。

（5）心脏病患者应避免电流回路通过心脏。尤其是安装心脏起搏器者，应禁止应用电针。在接近延髓、脊髓部位使用电针时，电流量宜小，切勿通电太强，以免发生意外。孕妇亦当慎用电针。

（6）应用电针要注意"针刺耐受"现象的发生，所谓"针刺耐受"就是长期多次反复应用电针，使机体对电针刺激产生耐受，而使其疗效降低的现象。

（7）电针仪在使用前须检查性能是否完好，如电流输出时断时续，须注意导线接触是否良好，应检查修理后再用。干电池使用一段时间如输出电流微弱，须更换新电池。

第二节 灸 法

灸，烧灼的意思。灸法是指用某些燃烧材料熏灼或温熨体表的一定部位，借灸火的热力和药物的作用，通过刺激经络腧穴达到温经通络、活血行气、散寒祛湿、消肿散结、回阳救逆及预防保健的作用。《医学入门》云："药之不及，针之不到，必须灸之。"施灸的材料很多，但以艾叶制成的艾绒为主。因其味苦，辛温无毒，主灸百病。

一、适用范围

灸法主要适用于慢性虚弱性疾病及风寒湿邪为患的病证。如中焦虚寒性呕吐、腹痛、腹泻；脾肾阳虚、元气暴脱所致久泄、遗尿、遗精、阳痿、虚脱、休克；气虚下陷所致脏器下垂；风寒湿痹而致腰腿痛。

二、用物准备

治疗盘、艾条或艾炷、火柴、凡士林、棉签、镊子、弯盘、浴巾、屏风。间接灸时还应备用姜片、蒜片、食盐、附子饼等。

三、操作方法

（一）艾炷灸

将艾绒用手搓成圆锥形的艾炷，大小可根据病情而定。燃烧一个艾炷，叫 1 壮。

1. **直接灸** 将大小适宜的艾炷直接放在皮肤上施灸的一种方法。根据施灸程度的不同,分为瘢痕灸和无瘢痕灸。施灸时,每壮必须燃尽,然后除去灰烬,继续易炷再灸,一般灸 7～9 壮,灸后局部起疱化脓,愈后留有瘢痕,叫瘢痕灸。每壮不必燃尽,当燃剩 2/5 左右,患者有灼痛感时,即易炷再灸,连灸 3～7 壮,以局部皮肤充血、红润为度,灸后不化脓、不留瘢痕,叫无瘢痕灸。

2. **间接灸** 又称隔物灸,即在艾炷与皮肤之间隔上某种药物而施灸的方法。

根据不同的病证选用不同的隔物,如隔姜灸、隔蒜灸、隔盐灸。

（二）艾条灸

采用点燃的艾条悬于选定的穴位或病痛部位之上,通过艾的温热和药力作用刺激穴位或病痛部位,达到温经散寒、扶阳固脱、消瘀散结、防治疾病的一种操作方法。

1. **温和灸** 将点燃的艾条对准施灸部位,距离皮肤 2～3 cm,使患者局部有温热感为宜,每处灸 10～15 分钟,至皮肤出现红晕为度。

2. **雀啄灸** 将点燃的艾条对准施灸部位 2～3 cm,一上一下进行施灸,如此反复,一般每穴灸 10～15 分钟,至皮肤出现红晕为度。

3. **回旋灸** 将点燃的艾条悬于施灸部位上方约 2 cm 处,反复旋转移动范围约 3 cm,每处灸 10～15 分钟,至皮肤出现红晕为度。

（三）温针灸

温针灸是针刺与艾灸相结合的一种方法。将针刺入腧穴得气后,将纯净细软的艾绒捏在针尾上,或用一段 2 cm 左右的艾条插在针尾上,点燃施灸。待艾绒或艾条烧完后除去灰烬,将针取出。

四、注意事项

（1）灸时应防止艾火脱落,烧伤皮肤和点燃衣服被褥。

（2）施灸顺序,临床上一般是先灸上部,后灸下部;先腰背部、后胸腹部,先头身、后四肢。壮数是先少而后多,艾炷是先小而后大。

（3）黏膜附近、颜面、五官和大血管的部位,不宜采用瘢痕灸。实证、热证、阴虚发热、孕妇腹部和腰骶部也不宜施灸。

（4）灸后局部出现微红灼热属正常现象,无须处理,如局部出现水疱,小者可任其自然吸收,大者可用消毒针挑破,放出水液,涂以消毒液,以消毒纱布包敷。

第三节 穴 位 按 摩 法

穴位按摩法,又称推拿法,指通过特定手法作用于人体体表的特定部位或穴位的一种治疗方法,具有疏通经络、滑利关节、强筋壮骨、散寒止痛、健脾和胃、消积导滞、扶正祛邪等作用,从而达到预防保健、促进疾病康复的目的。

一、适用范围

穴位按摩法的应用范围很广,在伤科、内科、妇科、儿科、五官科及保健美容方面都可以使用,尤其是对于慢性病、功能性疾病疗效更好。

二、用物准备

治疗盘、润肤介质、治疗巾、大浴巾。酌情备用糖水及外用药。

三、按摩手法

(一)成人穴位按摩手法

成人穴位按摩应遵循有力、柔和、均匀、持久、渗透的原则。

1. 推法　用指、掌或肘部着力于人体一定穴位或部位上,做单方向直线移动。

用手指操作称指推法;用肘部操作称肘推法;用掌操作称掌推法。操作时,指、掌或肘要紧贴体表,用力要稳,速度要缓慢、均匀,适用于全身各个部位。

一指禅推法是用拇指指腹或指端着力推拿部位,以肘为支点,前臂做主动摆动,带动腕部摆动和拇指关节做屈伸活动。手法频率为每分钟 120～160 次。常用于头面、胸腹和四肢等处。

2. 拿法　用拇指和食、中二指,或用拇指和其余四指相对用力,在一定的穴位或部位上进行节律性地捏提。操作时,用劲要由轻而重,不可骤然用力,动作要缓和而有连贯性。适用于四肢、肩、颈、腋下。

3. 按法　用指、掌或肘在患者体表的一定穴位或部位上着力按压,按而留之。用手指操作的,称为指按法;用掌操作的,称为掌按法;用肘尖部位操作的,称为肘按法。操作时着力部位要紧贴体表,不可移动,用力要由轻而重,不可用暴力。适用于全身各部。

4. 摩法　用手指指面或手掌掌面附着在体表的腧穴或部位上,以腕关节连同前臂做有节律的环旋抚摩运动。用手指指面操作的,称指摩法;用手掌掌面操作的,称掌摩法。操作时时关节自然屈曲,腕部放松,指掌自然伸直,动作缓和而协调,仅在皮肤上做有节律的环旋抚摩活动,而不带动皮下组织。频率每分钟为 120 次左右。适用于全身各部,常用于胸腹、胁肋及颜面部。

5. 揉法　用手指罗纹面、手掌大鱼际、掌根或全掌着力吸附于一定的穴位或部位上,做轻柔缓和的旋转运动。用手指罗纹面操作的,称指揉法;用手掌操作的,称掌揉法。操作时以腕关节连同前臂环旋转动来带动指、掌的着力部位在一定的穴位上揉动。动作要协调,用力以使皮下组织随之回旋运动为度。操作过程要持续、均匀、柔和且有节律。

(1)拇指揉法:以拇指罗纹面着力按压在施术部位,带动皮下组织做环形运动的手法。以拇指罗纹面置于施术部位上,余四指置于其相对或合适的位置以助力,腕关节微屈或伸直,拇指主动做环形运动,带动皮肤和皮下组织,每分钟操作 120～160 次。

(2)中指揉法:以中指罗纹面着力按压在施术部位,带动皮下组织做环形运动的手法。中指指间关节伸直,掌指关节微屈,以中指罗纹面着力于施术部位上,前臂做主动运动,通过腕关节使中指罗纹面在施术部位上做轻柔灵活的小幅度的环形运动,带动皮肤和皮下组织,每分钟操作 120～160次。为加强揉动的力量,可以食指罗纹面搭于中指远侧指间关节背侧进行操作,也可用无名指罗纹面搭于中指远侧指尖关节背侧进行操作。

(3) 掌根揉法:以手掌掌面掌根部位着力按压在施术部位,带动皮下组织做环形运动的手法。肘关节微屈,腕关节放松并略背伸,手指自然弯曲,以掌根部附着于施术部位上,前臂做主动运动,带动腕掌做小幅度的环形运动,使掌根部在施术部位上环形运动,带动皮肤和皮下组织,每分钟操作 120～160 次。

在临床治疗的实际运用中,上述这些基本操作方法可以单独或复合运用,也可以选用属于经穴推拿技术的其他手法,如按法、点法、弹拨法、叩击法、拿法、掐法等,视具体情况而定。

6. 摇法　用一手握住(或扶住)被摇动关节近端的肢体,另一手握住关节远端的肢体,做缓和回旋的转动。操作时动作要缓和,用力要稳,摇动的幅度要由小到大,因势利导,适可而止。常用于四肢关节、颈项及腰部。

7. 擦法　用小鱼际侧掌背部以一定的压力附着在患者体表的一定部位上,通过腕关节屈伸的连续往返摆动(连同前臂的旋转)。使手掌背部近 1/2 的面积在选用的部位上做连续不断的往返擦动。操作时,掌背尺侧部要紧贴体表,不可跳跃进行或拖动摩擦。肘关节屈曲呈 120°,动作要协调而有节律,压力要均匀。擦动频率一般为每分钟 140 次左右。适用于颈、腰、背、臂、四肢部。

8. 搓法　用两手掌面对置地夹住或托抱患者肢体的一定部位,相对用力做往返的快速揉搓。操作时,双手用力要对称、均匀,搓动要快,移动要缓,动作要自然流畅。适用于腰、背、胁肋及四肢部,以上肢最为常用。

9. 捏法　用拇指和其他手指对置在一定部位(经筋、肌肉、韧带)相对着力夹挤,并可沿其分布或结构形态辗转移动。操作时压力应均匀,动作应连贯而有节律性。适用于全身各部,常用于头颈部、四肢及背脊处。

10. 抖法　用双手握住患者上肢或下肢远端,微用力做连续的小幅度的上下颤动,使关节有松动感。操作时颤动的幅度要小,频率要快。适用于四肢部,以上肢部为常用。

11. 点法　用指端或屈曲的指间关节部着力于施术部位,持续地进行点压,称为点法。此法包括有拇指端点法、屈拇指点法和屈食指点法等,临床以拇指端点法常用。

(1) 拇指端点法:手握空拳,拇指伸直并紧靠于食指中节,以拇指端着力于施术部位或穴位上。前臂与拇指主动发力、进行持续点压。亦可采用拇指按法的手法形态、用拇指端进行持续点压。

(2) 屈拇指点法:屈拇指,以拇指指间关节桡侧着力于施术部位或穴位,拇指端抵于食指中节桡侧缘以助力。前臂与拇指主动施力,进行持续点压。

(3) 屈食指点法:屈食指,其他手指相握,以食指第一指间关节突起部着力于施术部位或穴位上,拇指末节尺侧缘紧压食指指甲部以助力。前臂与食指主动施力,进行持续点压。

12. 叩击法　用手特定部位,或用特制的器械,在治疗部位反复拍打叩击的一类手法,称为叩击类手法。各种叩击法操作时,用力应果断、快速,击打后将术手立即抬起,叩击的时间要短暂。击打时,手腕既要保持一定的姿势,又要放松,以一种有控制的弹性力进行叩击,使手法既有一定的力度,又感觉缓和舒适,切忌用暴力打击,以免造成不必要的损伤。

（二）小儿穴位按摩法

小儿穴位按摩法，要结合小儿生理上脏腑娇嫩、形气未充、生机蓬勃、发育迅速，病理上易感外邪、起病容易、传变迅速、易趋康复的特点，手法特别强调轻快柔和、平稳着实。选穴多为小儿特有穴位，多分布于小儿两肘以下。另外，临床上小儿以外感病和内伤饮食者居多，手法多用解表、清热、消导为主的方法。

1. 推法

（1）直推法：以拇指桡侧，或者指面，或者食、中二指指面做直线推动。

（2）旋推法：以拇指指面做顺时针方向推动。

（3）分推法：用两手拇指桡侧，或者指面，或者食、中二指指面自穴位向两旁分向推动。

操作时要有节律，每分钟100～300次。由指尖推向指根为补法；反之则为泻法。来回反复推为平补平泻，又称清法。

2. 揉法　以中指或拇指指端，或掌根，或大鱼际，用力吸附于一定部位或穴位，做顺时针或逆时针方向旋转揉动。操作时以腕部发力，用力轻柔而均匀，手指不可离开皮肤，不可摩擦。频率为每分钟200次。

3. 运法　以拇指或中指指端在一定穴位上由此及彼做弧形或环形推动。注意运法宜轻不宜重，宜缓不宜急，要在体表做旋绕摩擦推动，不带动深层组织。频率为每分钟80～120次。

4. 按法　以拇指或掌根用力向一定部位或穴位下按。操作过程中注意压力由轻而重，富有渗透性。

5. 摩法　以手掌或食、中、无名指指面附于一定部位或穴位上，以腕关节连同前臂做顺时针或逆时针方向环形移动摩擦。操作时用力要轻，动作要缓，速度要均匀，频率为每分钟150～180次。

6. 捏法　用拇指桡侧缘抵住皮肤，食、中指前按，三指同时用力提拿皮肤，双手交替捻动向前；食指屈曲，以食指中节桡侧顶住皮肤，拇指前按，两指用力同时提拿肌肉，双手交替捻动向前。操作时捏起皮肤多少与用力大小要适当，切不可拧转，需直线前进。

（三）穴位按摩在护理中的应用

1. 头痛　患者坐位，用一指神推法从印堂向上沿前额发际至头维、太阳，往返3～4遍，并配合按揉印堂、鱼腰、太阳、百会等穴；再用拿法从头顶至风池，往返4～5遍；最后用弹法从前发际至后发际及头两侧，往返2～3遍。时间约为5分钟。

2. 牙痛　患者坐位，在颊车、下关穴处用一指禅推法治疗3～4分钟；再结合掐、揉合谷、内庭，治疗3～4分钟。

3. 胃痛

（1）患者仰卧位，术者坐于患者右侧，先用一指禅推法、摩法在胃脘部治疗，使热量渗透于胃腑；然后按、揉中脘、气海、天枢等穴，同时配合按、揉足三里，治疗约10分钟。

（2）患者俯卧位，用一指禅推法，从背部脊柱两旁沿膀胱经顺序而下至三焦俞，往返4～5遍；然后用按、揉法治疗肝俞、脾俞、胃俞、三焦俞，治疗约5分钟。

（3）患者坐位，拿肩井，循臂肘而下3～4遍，在手三里、内关、合谷等穴做强刺激；然后再搓肩臂及两胁部，由上而下往返4～5遍，治疗5分钟。

4. 腹胀

（1）患者仰卧位，术者用摩法在腹部沿升结肠、横结肠、降结肠顺序推摩3分钟，并在腹部做环形摩法 3 分钟;按中院、天枢及双侧足三里约 3 分钟。

（2）患者俯卧位,按两侧脾俞、胃俞、大肠俞,用掌推法沿腰际两侧轻轻操作 2 分钟。

5. 便秘

（1）患者仰卧位,术者用一指神推法在中脘、天枢、大横穴位处治疗,每穴约 1 分钟;然后按顺时针方向摩腹 10 分钟。

（2）患者俯卧位,用一指禅推法沿脊柱两侧从肝俞由上而下进行往返治疗 3～4 遍;再用按、揉、摩法在肾俞、大肠俞、八髎、长强等穴处治疗,往返 2～3 遍,治疗约 5 分钟。

6. 失眠

（1）患者仰卧位,术者坐于患者头部前方,用按法和揉法在睛明穴治疗 5～6 遍,再用一指禅推法从印堂向两侧沿眉弓至太阳穴往返 5～6 遍,并点按印堂、攒竹、鱼腰、太阳等穴位。术者用指推法从印堂向下沿鼻两侧至迎香,再沿颧骨至耳前听宫穴,往返 2～3 遍。术者用指推法从印堂沿眉弓向两侧推至太阳穴,往返 3～4 遍;再搓推脑后及颈部两侧,并点按两侧风池穴,往返 2～3 遍;最后点按百会、双侧神门及足三里穴。治疗约 10 分钟。

（2）患者仰卧位,术者按顺时针方向摩腹,并点按中脘、气海、关元穴,治疗约 6 分钟。

四、注意事项

（1）根据患者的年龄、性别、病情、病位,帮助患者取合适的体位,并采用合适的按摩手法。

（2）施术者操作前应定期修剪指甲,避免损伤患者皮肤。

（3）为减少阻力或提高疗效,术者手上可蘸水、滑石粉、液状石蜡、姜汁、酒等润肤介质。

（4）在腰、腹部施术前,应嘱患者先排尿。

（5）操作中要随时遮盖不需暴露的部位,防止患者受凉。注意观察患者全身情况,如其出现面白肢冷或剧烈疼痛,应立即停止操作。

（6）手法应熟练,并要求柔和、有力、持久、均匀,运力能达组织深部,禁用暴力和相反力,以防组织损伤。一般每次 15～20 分钟。

（7）严重心脏病、出血性疾病、癌症、急性炎症及急性传染病者,以及皮肤有破损部位均禁止按摩。孕妇的腰腹部禁止按摩。

第四节　拔　罐　法

拔罐法,指以罐为工具,利用燃烧、抽吸、蒸汽等方法形成罐内负压,使罐吸附于腧穴或相应体表部位,使局部皮肤充血或瘀血,达到温通经络、祛风散寒、消肿止痛、吸毒排脓等防治疾病的中医外治技术,包括留罐法、闪罐法及走罐法等。

一、适用范围

拔罐法具有温经通络、除湿散寒、消肿止痛、拔毒排脓的作用。其适用范围较为广泛,如风湿痹痛、各种神经麻痹,以及一些急慢性疼痛,如腹痛、腰背痛、痛经、头痛等均可应用;还可用于感冒、咳嗽、哮喘、消化不良、胃脘痛、眩晕等脏腑功能紊乱方面的病症。此外,如丹毒、红丝疔、毒蛇咬伤、疮疡初起未溃等外科疾病亦可用拔罐法。

二、用物准备

治疗盘、罐(包括玻璃罐、陶罐、竹罐、抽气罐等)数个、润滑剂、止血钳、95%酒精棉球、打火机、广口瓶、清洁纱布或自备毛巾,必要时备屏风、毛毯等。以上用物可根据拔罐方法选用。

三、操作方法

(一)罐的种类

1. 竹罐　用直径 3～5 cm 坚固无损的竹子,截成 6～8 cm 或 8～10 cm 长的竹管,一端留节做底,另一端做罐口,用刀刮去青皮及内膜,制成形如腰鼓的圆筒,用砂纸磨光,使罐口光滑平正。其优点是取材容易、经济易制、轻巧、不易摔碎。缺点是容易燥裂漏气,吸附力不大。

2. 陶罐　用陶土烧制而成,罐的两端较小,中间略向外凸出,状如瓷鼓,底平,口径大小不一,口径小者较短,口径大者略长。优点是吸力大,但质地较重,容易破碎。

3. 玻璃罐　是在陶制罐的基础上,改用玻璃加工而成,其形如球状,罐口平滑,分大、中、小三种型号。其优点是质地透明,使用时可直接观察局部皮肤的变化,便于掌握时间,临床应用较普遍。其缺点也是容易破碎。

4. 抽气罐　是用类似于小药瓶大小瓶子,将瓶底切去,磨平滑瓶口的橡胶塞须保留完整,以便于抽气时使用。现有用透明塑料制成的抽气罐,上面加置活塞,便于抽气。

(二)拔罐方法

1. 火罐法

(1)闪火法:用镊子或止血钳夹住 95%酒精棉球,点燃后在罐内绕一圈后,立即退出,然后速将罐扣在施术部位。

(2)投火法:将乙醇棉球或纸片点燃后投入罐内,迅速将罐扣在施术部位。此法适用于侧面横位拔罐。

(3)贴棉法:将乙醇棉球贴在罐壁内中部,点燃后迅速扣在施术部位。

2. 水罐法　煮锅内加水或加水后放入中药包,将竹罐投入锅内煮 5～10 分钟,用长镊子将罐夹出,罐口朝下,迅速用湿毛巾紧扣罐口,再立即将罐扣在应拔部位上,留罐 10～20 分钟。观察水罐吸附情况,如患者感到过紧疼痛或烫痛,应立即起罐。

3. 负压吸引法　选定穴位后将玻璃罐口按扣在局部皮肤上,连续抽气数次,吸牢后可留置 20～

30分钟。留置过程中,可从玻璃罩外观察皮肤呈现稍微红肿或有细小出血点,若无其他变化和不适,可增加负压,继续留置10分钟左右起罐。

（三）拔罐法的应用

1. 留罐 拔罐后留置10～15分钟,使局部皮肤充血。起罐时,以一手指按压罐口皮肤,使空气进入罐内,罐体即可取下。

2. 走罐 又称推罐,先在罐口或吸拔部位上涂一层润滑剂,将罐吸拔于皮肤上,再以手握住罐底,稍倾斜罐体,前后推拉,或做环形旋转运动,如此反复数次,至皮肤潮红、深红或起瘀点为止。适用于急性热病或深部组织气血瘀滞之疼痛、外感风寒、神经痛、风湿痹痛及较大范围疼痛等。

3. 闪罐 以闪火法或抽气法使罐吸附于皮肤后,立即拔起,反复吸拔多次,直至皮肤潮红发热的拔罐方法,以皮肤潮红、充血或瘀血为度。适用于感冒、皮肤麻木、面部病症、中风后遗症或虚弱病症。

4. 针罐 此法是将针刺与拔罐相结合的一种方法。在针刺得气留针时,将罐拔在以针为中心的部位上,留罐与针5～10分钟,然后起罐起针。

四、注意事项

（1）凝血机制障碍、呼吸衰竭、重度心脏病、严重消瘦、孕妇的腹部、腰骶部及严重水肿等不宜拔罐。

（2）拔罐时要选择适当体位和肌肉丰满的部位,骨骼凹凸不平及毛发较多的部位均不适宜。

（3）面部、儿童、年老体弱者拔罐的吸附力不宜过大。

（4）拔罐时要根据不同部位选择大小适宜的罐,检查罐口周围是否光滑,罐体有无裂痕。

（5）拔罐和留罐中要注意观察患者的反应,患者如有不适感,应立即起罐;严重者可让患者平卧,保暖并饮热水或糖水,还可揉内关、合谷、太阳、足三里等穴。

（6）起罐后,皮肤会出现与罐口相当大小的紫红色瘀斑,为正常表现,数日方可消除,如出现小水疱不必处理,可自行吸收,如水疱较大,消毒局部皮肤后,用注射器吸出液体,覆盖消毒敷料。

（7）嘱患者保持体位相对固定;保证罐口光滑无破损;操作中防止点燃后乙醇下滴烫伤皮肤;点燃乙醇棉球后,切勿较长时间停留于罐口及罐内,以免将火罐烧热烫伤皮肤。拔罐过程中注意防火。

（8）闪罐:操作手法纯熟,动作轻、快、准;至少选择3个口径相同的火罐轮换使用,以免罐口烧热烫伤皮肤。

（9）走罐:选用口径较大、罐壁较厚且光滑的玻璃罐;施术部位应面积宽大、肌肉丰厚,如胸背、腰部、腹部、大腿等。

（10）留罐:儿童拔罐力量不宜过大,时间不宜过长;在肌肉薄弱处或吸拔力较强时,则留罐时间不宜过长。

第五节 刮 痧 法

刮痧法是指在中医经络腧穴理论指导下,应用边缘钝滑的器具,如牛角类、砭石类等刮板或匙,

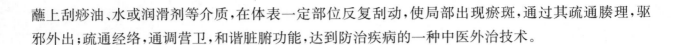

蘸上刮痧油、水或润滑剂等介质,在体表一定部位反复刮动,使局部出现瘀斑,通过其疏通腠理,驱邪外出;疏通经络,通调营卫,和谐脏腑功能,达到防治疾病的一种中医外治技术。

一、适用范围

适用于外感性疾病所致的不适,如高热头痛、恶心呕吐、腹痛腹泻等;各类骨关节病引起的疼痛,如腰腿痛、肩关节疼痛等症状。

二、用物准备

治疗盘、刮痧板(牛角类、砭石类等刮痧类板或匙)、介质(刮痧油、清水、润肤乳等)、毛巾、卷纸,必要时备浴巾、屏风等物。

三、操作方法

(一)刮痧工具

(1)刮痧板:多用水牛角和黄牛角制成。

(2)硬币、铜钱:取边缘较厚而又没有缺损的硬币或铜钱。

(3)小蚌壳:取边缘光滑的蚌壳,多为渔民习用。

(4)其他:边缘光滑而没有破损的瓷碗、瓷酒盅、瓷汤匙、不锈钢汤匙、嫩竹片、玻璃棍等亦可。

(二)刮痧方法

(1)先充分暴露刮治部位,并做适当清洁。

(2)施术者单手握板,将刮痧板放置掌心,用拇指和食指、中指夹住刮痧板,无名指小指紧贴刮痧板边角,从3个角度固定刮痧板。刮痧时利用指力和腕力调整刮痧板角度,使刮痧板与皮肤之间夹角约为45°,以肘关节为轴心,前臂做有规律的移动。

(3)一般要求先刮项部,再刮脊椎两侧部,然后再刮胸部及四肢部位。刮背时,应向脊柱两侧,沿肋间隙呈弧线由内向外刮,每次8~10条,每条长6~15 cm。

(4)如果有出血性疾病,如血小板减少症者,无论头部还是其他部位都不能刮痧。如果有神经衰弱,最好选择在白天进行头部刮痧。

(5)每个部位一般刮20~30次,局部刮痧一般5~10分钟,或以患者能耐受为度。

(三)常用的刮痧手法

1. 轻刮法　刮痧板接触皮肤下压刮拭的力量小,被刮者无疼痛及其他不适感。轻刮后皮肤仅出现微红,无瘀斑。本法宜用于老年体弱者、疼痛敏感部位及虚证患者。

2. 重刮法　刮痧板接触皮肤下压刮拭的力量较大,以患者能承受为度。本法宜用于腰背部脊柱两侧、下肢软组织较丰富处、青壮年体质较强及实证、热证、痛症患者。

3. 快刮法　刮拭的频率在每分钟30次以上。此法宜用于体质强壮者,主要用于刮拭背部、四肢,以及辨证属于急性、外感病证的患者。

4. **慢刮法** 刮拭的频率在每分钟 30 次以内。本法主要用于刮拭头面部、胸部、下肢内侧等部位,以及辨证属于内科、体虚的慢性的患者。

5. **直线刮法** 又称直板刮法,即用刮痧板在人体体表进行有一定长度的直线刮拭。本法宜用于身体比较平坦的部位,如背部、胸腹部、四肢部位。

6. **弧线刮法** 刮拭方向呈弧线形,刮拭后体表出现弧线形的痧痕,操作时刮痧方向多循肌肉走行或根据骨骼结构特点而定。本法宜用于胸背部肋间隙、肩关节和膝关节周围等部位。

7. **摩擦法** 将刮痧板与皮肤直接紧贴,或隔衣布进行有规律的旋转移动,或直线式往返移动,使皮肤产生热感。此法适宜用于麻木、发亮或绵绵隐痛的部位,如肩胛内侧、腰部和腹部;也可用于刮痧前,使患者放松。

8. **梳刮法** 使用刮痧板或刮痧梳从前额发际处,即双侧太阳穴处向后发际处做有规律的单向刮拭,如梳头状。此法适宜用于头痛、头晕、疲劳、失眠和精神紧张等病证。

9. **点压法(点穴法)** 用刮痧板的边角直接点压穴位,力量逐渐加重,以患者能承受为度,保持数秒后快速抬起,重复操作 5～10 次。此法适宜用于肌肉丰满处的穴位,或刮痧力量不能深达,或不宜直接刮拭的骨关节凹陷部位,如环跳、委中、犊鼻、水沟和背部脊柱棘突之间等。

10. **按揉法** 刮痧板在穴位处做点压按揉,点压后做往返或顺逆旋转。操作时刮痧板应紧贴皮肤不滑动,每分钟按揉 50～100 次。此法适宜用于太阳、曲池、足三里、内关、太冲、涌泉、三阴交等穴位。

11. **角刮法** 使用角形刮痧板或让刮痧板的棱角接触皮肤,与体表成 45°,自上而下或由里向外刮拭。此法适宜用于四肢关节、脊柱两侧、骨骼之间和肩关节周围,如风池、内关、合谷、中府等穴位。

12. **边刮法** 用刮痧板的长条棱边进行刮拭。此法适宜用于面积较大部位,如腹部、背部和下肢等。

四、注意事项

(1) 治疗时,室内要保持空气流通,如天气转凉或天冷时应用本疗法要注意避免感受风寒。用力应均匀,力度适中;对不出痧或出痧少的部位不可强求出痧,禁用暴力。

(2) 刮痧工具必须边缘光滑,没有破损。不能干刮,应及时蘸取润肤介质保持润滑,以免刮伤皮肤。

(3) 刮痧过程中要随时观察病情变化,如患者出现面色苍白、出冷汗等,应立即停刮,并报告医生,配合处理。

(4) 形体过于消瘦、有皮肤病变、有出血倾向者不宜用刮痧疗法;五官孔窍及孕妇的腹部、腰骶部禁刮。

(5) 刮痧后应保持情绪稳定,避免发怒、烦躁、焦虑情绪等不良刺激;禁食生冷、油腻之品。

(6) 使用过的刮具,应清洁消毒处理后备用(注:牛角刮痧板禁用于水疱)。

(7) 刮痧间隔时间一般为 3～6 天,或以痧痕消退为准,3～5 次为一个疗程。

第六节 耳穴贴压法

耳穴治病具有操作简单、易于掌握的特点,其临床常用的有耳穴贴压法、耳穴毫针刺法、耳穴埋针法、耳穴放血法等。耳穴贴压法是在耳针疗法的基础上发展起来的一种保健方法,即用胶布将药豆或磁珠准确地粘贴于耳穴处,给予适度的揉、按捏、压,使其产生热、麻、胀、痛等刺激感应,以达到治疗目的的一种外治疗法。此法又称耳穴埋豆法、耳郭穴区压迫疗法。

一、基本概念

（一）耳郭与耳穴

1. 耳郭的表面解剖（图6－3）

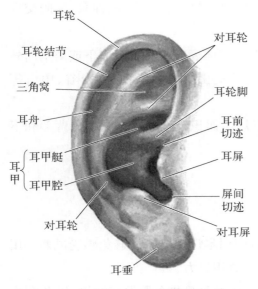

图6－3 耳郭的表面解剖图

（1）耳轮:耳郭最外圈的卷曲部分。

（2）耳轮脚:耳郭深入到耳腔内的横行突起部分。

（3）耳轮结节:耳轮后上方稍突起处。

（4）耳轮尾:耳轮末端与耳垂的交界处。

（5）对耳轮:在耳轮内侧,与耳轮相对的隆起部。其上方有两分叉,向上分叉的一支称对耳轮上脚,向下分叉的一支称对耳轮下角。

（6）三角窝:对耳轮上、下角之间的三角形凹窝。

（7）耳舟:耳轮与对耳轮之间弯曲的凹窝。

（8）耳屏:耳郭前面的瓣状突起,又称耳珠。

（9）对耳屏:对耳轮下方与耳屏相对的隆起部。

（10）屏间切迹:耳屏与对耳屏之间的凹陷。

（11）屏轮切迹:对耳屏与对耳轮之间的稍凹陷处。

（12）耳垂:耳部下部无软骨之皮垂。

（13）耳甲艇:耳轮脚以上的耳腔部分。

（14）耳甲腔:耳轮脚以下的耳腔部分。

2. 耳穴的分布

人体发生疾病时,常会在耳部的相应部位出现"阳性反应点",如压痛、变形、变色、水疱、结节、丘疹、凹陷、脱屑、电阻降低等,这些反应点就是防治疾病的刺激点,即耳穴。

耳穴在耳部的分布有一定的规律,一般来说,耳部好像一个倒置的胎儿,头部朝下,臀部朝上。其分布规律:与头面部相应的穴位在耳垂或耳垂邻近;与上肢相应的穴位在耳舟;与躯干和下肢相应的穴位在对耳轮和对耳轮上、下脚;与内脏相应的穴位多集中在耳甲艇和耳甲腔;消化道在耳轮脚周围环形排列(图6-4)。

3.耳穴的作用

(1)耳中(膈)

定位:耳轮角处,即耳轮1区。

应用:血虚、血瘀、血热引起的皮肤疾患,如顽固性的皮肤瘙痒、荨麻疹。

(2)直肠

定位:耳轮脚棘前上方的耳轮处。

应用:便秘。

(3)耳尖

定位:耳郭向前对折的上部尖端处。

应用:头面五官科各种急性炎症,如麦粒肿、目赤肿痛、咽喉肿痛、面神经炎、荨麻疹、湿疹、痤疮、皮肤瘙痒等。

(4)风溪

定位:耳轮结节前方,指与腕之间,耳舟1、2区交界处。

应用:皮肤过敏,皮肤瘙痒;荨麻疹,湿疹;指掌角化症;痤疮。

(5)交感

定位:耳轮下脚的末端与耳轮交界处。

应用:自主神经功能紊乱诸证,如失眠、多汗、颜面潮红等。

(6)子宫(内生殖)

定位:在三角窝前1/3的凹陷处。

应用:月经不调,痛经,闭经,崩漏;白带过多,盆腔炎;黄褐斑,痤疮;肥胖。

(7)神门

定位:三角窝内,对耳轮上下脚分叉处稍上方。

应用:失眠,多梦,心烦,疲惫;头痛,面痛,齿痛;荨麻疹,湿疹,瘙痒;戒断综合征。

(8)盆腔

定位:在三角窝后3/1的下部。

应用:带下病,盆腔炎,附件炎。

(9)肾上腺

定位:耳屏游离缘下部尖端。

应用:低血压,气血不足,面色㿠白,头晕眼花;过敏性皮肤病。

(10)皮质下

定位:对耳屏内侧面。

应用:神经衰弱,失眠多梦,记忆力下降;神经性头痛;身体虚弱。

(11)对屏间

定位:对耳屏游离缘的尖端。

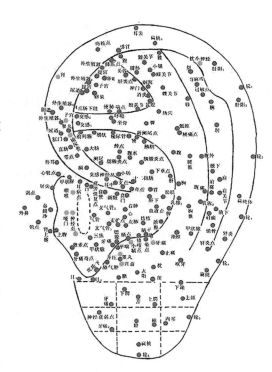

图6-4 耳穴分布图

应用：皮肤过敏,皮肤瘙痒。

(12) 口

定位：耳轮脚下方前 1/3。

应用：面瘫;口腔炎,口角炎,口周痤疮。

(13) 胃

定位：耳轮脚消失处。

应用：消化不良,腹胀;失眠、口臭;痤疮,酒糟鼻;肥胖。

(14) 大肠

定位：耳轮脚上方的前 1/3 处。

应用：便秘,肥胖,痤疮。

(15) 肾

定位：对耳轮下脚下方的后部。

应用：早衰,脱发,神经衰弱;月经不调。

(16) 肝

定位：耳甲艇的后下部。

应用：月经不调,痛经,经前期紧张症;更年期综合征;瘾症;黄褐斑,痤疮。

(17) 脾

定位：耳甲腔的后下方。

应用：脾胃虚弱,气血不足,形容失养枯萎;便秘,腹泻,食欲不振;白带过多,崩漏。

(18) 心

定位：耳甲腔正中凹陷处。

应用：神经衰弱;口舌生疮,声音嘶哑;瘾症。

(19) 肺

定位：耳甲腔中央周围。

应用：声音嘶哑,咽喉炎;皮肤瘙痒,荨麻疹,痤疮,扁平疣;便秘。

(20) 三焦

定位：耳甲腔底部,内分泌内侧,耳孔外。

应用：便秘,腹胀;单纯性肥胖。

(21) 内分泌

定位：耳甲腔底部,屏间切迹内。

应用：月经不调,痛经;更年期综合征;肥胖;黄褐斑,痤疮。

(22) 面颊

定位：耳垂第 5、6 区交界线周围区。

应用：面部保健美容按摩;面瘫,面痛;痤疮,黄褐斑,扁平疣。

(二) 耳穴探查方法

1. 观察法　用眼直接观察耳部的形态、色泽等方面的病理性改变,如硬结、丘疹、凹陷、水疱、充血、脱屑等阳性反应点。

2. 按压法　可以用探针、火柴棒、毫针柄等在与疾病相应的耳区周围进行按压寻找压痛点。

3. 电阻测定法　可以用耳穴探测仪或经络探测仪在耳郭探查导电性能良好的良导点。

二、适用范围

耳穴压豆法适用于多种疾患,如胆石症、胆囊炎、腹痛、痛经、颈椎病、失眠、高血压、眩晕、便秘、哮喘、尿潴留等。

三、用物准备

治疗盘、药豆(如王不留行)等或磁珠、皮肤消毒液、棉签、镊子、探棒、胶布、弯盘等。

四、操作方法

进行耳穴探查,找出阳性反应点,并结合病情,确定主、辅穴位。皮肤消毒后,左手手指托持耳郭,手用镊子夹取割好的方块胶布,中心粘上准备好的药豆或磁珠,对准穴位紧贴压其上,并轻轻揉按 1～2 分钟。每次以贴压 5～7 穴为宜,每日按压 3～5 次,隔 1～3 天更换 1 次,两组穴位交替贴压,两耳交替或同时贴用。常用按压手法如下。

(1)对压法:用食指和拇指的指腹置于患者耳郭的正面和背面,相对按压,至出现热、麻、胀、痛等感觉,食指和拇指可边压边左右移动,或做圆形移动,一旦找到敏感点,则持续对压 20～30 秒。对内脏痉挛性疼痛、躯体疼痛有较好的镇痛作用。

(2)直压法:用指尖垂直按压耳穴,至患者产生胀痛感,持续按压 20～30 秒,间隔少许,重复按压,每次按压 3～5 分钟。

(3)点压法:用指尖一压一松地按压耳穴,每次间隔 0.5 秒。本法以患者感到胀而略沉重刺痛为宜,用力不宜过重,具体可视病情而定。

五、注意事项

(1)贴压耳穴应注意防水,以免脱落。

(2)夏天易出汗,贴压耳穴不宜过多,时间不宜过长,以防胶布潮湿或皮肤感染。

(3)耳郭皮肤有炎症或冻伤者不宜采用。

(4)对过度饥饿、疲劳、精神高度紧张、年老体弱者及孕妇按压宜轻,急性疼痛性病症的患者宜重手法强刺激,习惯性流产者慎用。

(5)根据不同病症采用相应的体位,如胆石症取右侧卧位、冠心病取正坐位、泌尿系结石取病侧在上方的侧卧位等。

第七节 热 熨 法

热熨法是将药物或其他物品加热后，在患病部位或特定穴位适时来回或回旋运转，借助温热之力，将药性由表达里，通过皮毛腠理，循经运行，内达脏腑，疏通经络，温中散寒，畅通气机，镇痛消肿，调整脏腑阴阳，从而防治疾病的一种方法。临床常用方法有药熨法、坎离砂法、葱熨法、盐熨法、大豆熨法及热砖熨法。

一、适用范围

热熨法主要适用于由脾胃虚寒引起的胃脘疼痛、腹冷泄泻、呕吐，或者跌打损伤等引起的局部瘀血、肿痛，或者扭伤引起的腰背不适、行动不便等，以及风湿痹病引起的关节冷痛、麻木、沉重、酸胀等病症。

二、用物准备

治疗盘、治疗碗、竹筷、陈醋、双层纱布袋、凡士林、棉签、坎离砂成品（或药物、盐、麸皮、晚蚕沙等）、炒锅、电炉，必要时备大毛巾、屏风。

三、操作方法

（一）药熨法

将药物加白酒或醋一起放入锅中混匀，文火炒至 60～70℃装袋，用大毛巾保温（用时 50～60℃）。根据病情取合适体位，暴露药熨部位。患处涂一层凡士林，将药袋放到患处或相应穴位用力来回推熨，力量要均匀，开始时用力要轻，速度可稍快，随着药袋温度的降低，力量可增大，同时速度减慢。药袋温度过低时，及时更换药袋。每次 15～30 分钟，每日 1～2 次。药熨过程中要注意观察局部皮肤，防止烫伤。药熨后擦净局部皮肤，协助患者取舒适卧位。

（二）坎离砂法

将坎离砂放入治疗碗内加陈醋，以坎离砂湿润为宜，拌匀后装入布袋，待发热备用。局部皮肤涂凡士林，将坎离砂布袋放在患处皮肤上，来回推熨，以患者能耐受为宜。冬季可用浴巾或棉被裹住保温。每次可熨 20～30 分钟，每日 1～2 次。坎离砂可反复使用，每次用时加入陈醋，直至不能发热时再更换。

四、注意事项

（1）孕妇腹部及腰骶部、大血管处、皮肤破损及炎症、局部感觉障碍处忌用。

（2）操作过程中应保持药袋温度，温度过低则需及时更换或加热。

（3）药熨温度适宜，一般保持50～60℃，不宜超过70℃，年老、婴幼儿及感觉障碍者，药熨温度不宜超过50℃。操作中注意保暖。

（4）药熨过程中应随时听取患者对温度的感受，观察皮肤颜色变化，一旦出现水疱或烫伤时应立即停止，并给予适当处理。

第八节　熏　洗　法

熏洗法是将药物煎汤煮沸后，利用药液所蒸发的药气熏洗患部，待药液稍温后，再洗涤患部的一种技术。根据所用药物不同，分别具有疏通腠理、行气活血、清热解毒、消肿止痛、祛风除湿、祛腐生肌、发汗解表、杀虫止痒等作用。熏洗法可分为四肢熏洗法、眼部熏洗法、坐浴法。

一、适用范围

熏洗法主要用于治疗体表急性炎症及风湿肿痛等病症。

二、用物准备

熏洗盆、药液、治疗盘、浴巾、水温计、弯盘、镊子、纱布，眼部熏洗时另备治疗碗、有孔巾、药液等。

三、操作方法

（一）四肢熏洗法

将煎好的药液倒入盆内，加热水至所需量，患肢架于盆上，用浴巾围盖患肢及盆，使蒸汽熏蒸患部，待温度适宜后，再将患肢浸泡在药液中浸洗。

（二）眼部熏洗法

将煎好的药液倒入治疗碗内，碗口盖上纱布，中间露一个小孔，患眼对准小孔进行熏蒸，待药温适宜时，用镊子夹纱布蘸药液洗患眼。

（三）坐浴法

操作前向患者做好解释，以取得患者合作。能够下床活动者可指导患者自己坐浴。将坐浴药物，如中药汤剂加入开水半盆，趁热放在坐浴椅上，患者暴露臀部，坐在坐浴盆上先用热药液熏，待温度降至不烫手时再用纱布浸湿，洗涤局部，坐浴结束，擦干臀部。坐浴时间每次20～30分钟，每日1次，肛门部疾患常在解大便后坐浴。如有伤口时，浴盆及溶液应为无菌。坐浴后按常规给予伤口换药。

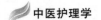

四、注意事项

（1）熏洗时，冬季应保暖，夏季宜避风寒，以免感冒加重病情。暴露部位尽可能加盖衣被。熏洗后，要立即将皮肤拭干。

（2）注意药液温度适宜，掌握好患部与盛药液器皿的距离，消除或减少因药液温度过高，烫伤或灼伤患部的风险；但药液温度也不可过冷，以免影响治疗效果。

（3）对伤口部位进行熏洗、浸渍时，应按无菌技术操作进行。

（4）被包扎的患部，熏洗时揭去敷料，熏洗完毕，应更换敷料，重新包扎。

（5）孕妇及月经期禁用坐浴。

（6）一般每日熏洗1次，每次20～30分钟，根据病情不同也可每日2次。

第九节　贴　敷　法

贴敷法分干性贴敷法和湿性贴敷法两种。干性贴敷法又称穴位贴敷法，指在一定的穴位上贴敷药物，通过药物和穴位的共同作用以治疗疾病的一种外治方法。其中某些带有刺激性的药物贴敷穴位可以引起局部发疱化脓，又称为"天灸"或"自灸"，现代也称发疱疗法。若将药物贴敷于神阙穴，通过脐部吸收或刺激脐部以治疗疾病时，又称敷脐疗法或脐疗。湿性贴敷法，简称湿敷法，是将无菌纱布用药液浸透，敷于局部的一种治疗方法。此法具有通调腠理、清热解毒、消肿散结的作用。

一、适用范围

贴敷法适用范围相当广泛，包括多种临床急、慢性疾患，还可用于防病保健。

1. 内科疾病　感冒、咳嗽、哮喘、自汗、盗汗、胸痹、不寐、胃脘痛、泄泻、呕吐、便秘、食积、黄疸、胁痛、头痛、眩晕、口眼㖞斜、消渴、遗精、阳痿等。

2. 外科疾病　疮疡肿毒、关节肿痛、跌打损伤等。

3. 妇科疾病　月经不调、痛经、子宫脱垂、乳痈、乳核等。

4. 五官科疾病　喉痹、牙痛、口疮等。

5. 儿科疾病　小儿夜啼、厌食、遗尿、流涎等。

二、用物准备

（一）穴位贴敷法

治疗盘、膏药或新鲜中草药，根据需要准备添加的药末、酒精灯、火柴、剪刀、胶布、绷带。必要时准备好备皮刀、滑石粉。

（二）湿敷法

治疗盘、药液及容器、敷布（4～5 层纱布制成）、凡士林、镊子、弯盘、橡胶单、中单、纱布。

三、操作方法

（一）穴位贴敷法

（1）根据所选穴位，采取适当体位，使药物能敷贴稳妥。贴药前，定准穴位，用温水将局部洗净，或用乙醇棉球擦净，然后敷药。

（2）对于所敷之药，无论是糊剂、膏剂或捣烂的鲜品，均应将其固定好，以免移动或脱落。

（3）一般情况下，刺激性小的药物，每隔 1～3 天换药 1 次；不需要溶剂调和的药物，还可适当延长至 3～7 天换药 1 次；刺激性大的药物，应视患者的反应和发疱程度确定贴敷时间，数分钟至数小时不等，如需再贴敷，应待局部皮肤基本正常后再敷药。

（4）对于寒性病证，可在敷药后，在药上热敷或艾灸。

（二）湿敷法

根据患部，嘱患者取合理体位，暴露湿敷部位，下垫橡胶单、中单，局部涂以凡士林。将药液倒入容器内，置敷布于药液中浸透，用镊子拧干、抖开、折叠后敷于患处（温度以不烫手为度）。每隔 5～10 分钟以无菌镊子夹纱布浸药后，淋药液于敷布上，保持湿度和温度，每次湿敷 30～60 分钟。湿敷完毕后，擦干局部药液，取下弯盘、中单、橡胶单，协助患者穿好衣服。

四、注意事项

（一）穴位贴敷法

（1）凡用溶剂调敷药物时，须现调现用。

（2）若用膏药贴敷，应掌握好温度，以免烫伤或贴不住。

（3）对胶布过敏者，可改用其他方法固定贴敷药物。

（4）对刺激性强、毒性大的药物，贴敷穴位不宜过多，贴敷面积不宜过大，贴敷时间不宜过长，以免发疱过大或发生药物中毒。

（5）对久病体弱消瘦，以及有严重心脏病、肝脏病等的患者，使用药量不宜过大，贴敷时间不宜过久，并在贴敷期间注意病情变化和有无不良反应。

（6）对于孕妇、幼儿，应避免贴敷刺激性强、毒性大的药物。

（7）对于残留在皮肤的药膏等，不可用汽油或肥皂等有刺激性的物品擦洗。

（二）湿敷法

（1）冬季注意保暖，防止受凉。

（2）药液温度不宜过热，避免烫伤。

（3）严格无菌操作，避免交叉感染。

（4）敷布应大于患部。

（5）治疗过程中应密切观察局部皮肤反应，如出现苍白、红斑、水疱、痒痛或破溃等症状时，应立即停止治疗，并做相应处理。

第十节　中药保留灌肠

中药保留灌肠是将中药药液从肛门灌入直肠或结肠，使药液保留在肠道内，通过肠黏膜的吸收达到清热解毒、软坚散结、泄浊排毒、活血化瘀等作用的一种操作方法。临床上常用中药保留灌肠法有直肠注入法和直肠滴注法两种。

一、适用范围

本法具有导便通腑、清热解毒的作用。临床上多用于内科的肠道疾患、便秘、高热持续不退，妇科的盆腔炎、盆腔肿块等疾患。

二、用物准备

治疗盘、弯盘、煎煮好的药液、一次性灌肠袋、水温计、纱布、一次性手套、垫枕、中单、液态石蜡、棉签等，必要时备便盆、屏风。

三、操作方法

患者取侧卧屈膝位，暴露臀部，臀下垫橡皮布、治疗巾、置垫枕以抬高臀部 10 cm。测量药液温度（39～41℃），液面距离肛门不超过 30 cm，用液态石蜡润滑肛管前端，排液，暴露肛门，插肛管时，可嘱患者张口呼吸以使肛门松弛，便于肛管顺利插入。插入 10～15 cm 缓慢滴入药液（滴入的速度视病情而定），滴注时间 15～20 分钟。滴入过程中随时观察询问患者耐受情况，如有不适或便意，及时调节滴入速度，必要时终止滴入。中药灌肠药量不宜超过 200 mL。药液滴完，夹紧并拔除肛管，协助患者擦干肛周皮肤，用纱布轻揉肛门处，协助取舒适卧位，抬高臀部。

四、注意事项

（1）灌肠前，嘱患者排尽小便，做适当的解释说明工作，防止其精神紧张。

（2）导管插入肛门时不可用力过猛，以免损伤肠道。

（3）导后需观察大便次数、颜色、质量，如有特殊臭气或夹有脓液、血液等，应留取标本。

（4）儿童及肛门松弛者，操作时应将便盆置于臀下，以免沾污衣服。

（5）肛门、直肠、结肠术后，大便失禁，孕妇急腹症和下消化道出血的患者禁用。

（6）慢性痢疾，病变多在直肠和乙状结肠，宜采取左侧卧位，插入深度15～20 cm为宜；溃疡性结肠炎病变多在乙状结肠或降结肠，插入深度18～25 cm。

（7）当患者出现脉搏细速、面色苍白、出冷汗、剧烈腹痛、心慌等，应立即停止灌肠并报告医师。

（8）灌肠液温度应在床旁使用水温计测量。

 复习思考题

1. 常见的针刺意外情况的预防与处理方法有哪些？

2. 常用耳穴的定位与主治有哪些？

3. 艾灸的适用范围是什么？

4. 穴位按摩疗法如何应用在护理中？

5. 拔罐、灸法、刮痧法、熏洗法的操作方法及注意事项有哪些？

第七章
中医养生保健

知识目标：

1. 掌握中医养生保健的概念和基本内容。

2. 熟悉常用中医养生方法和传统运动养生方法。

3. 了解中医养生保健在中医护理学中的应用。

能力目标：

1. 能够用实例说明中医养生方法在日常生活中的应用。

2. 能够运用中医养生方法在临床开展健康指导。

3. 能够根据不同情况选择、制定中医养生计划和方案。

素质目标：

通过本章学习增强学生对中医养生保健的思想认同、理论认同、情感认同。增强文化自信，传承和发展中医养生文化，充分发挥中医护理在健康事业发展中的作用。

案例导入

患者，女，57岁。主诉：颈部疼痛3年余。

现病史：患者3年前自觉肩部不适，后逐渐发展为颈部疼痛。以右侧较剧，无头晕，无手指麻木。患者情绪焦虑。

体检：颈部活动可，双侧枕外隆凸下缘压痛，左侧第二颈椎横突压痛明显。臂丛牵拉试验(一)，霍夫曼征(一)。

CT：第三、第四颈椎及第五、第六颈椎椎间盘轻度后方膨出。颈椎退行性改变。

讨论：

1. 根据患者的临床表现，制定中医养生方案。

2. 运用中医养生知识开展健康指导。

第一节 概 述

养生又称为摄生、道生,即保养生命、养身之意;保健,即保护健康之意。中医养生保健,是指在中医理论指导下,根据生命发展的规律,有意识地通过各种手段和方法颐养生命、增强体质、预防疾病,从而达到保持健康和延年益寿的目的。中医养生保健重在整体性和系统性,目的是预防疾病,治未病。

一、中医养生的特点

中医养生保健是历代养生学家和劳动人民以他们的智慧和实践经验创造的一种独特的保健方法,蕴含了中医基础理论的精华。它的发展轨迹从理论到实践、再由实践经验中提炼出新的研究成果,如此循环往复而不断发展和完善,其特点如下。

（一）以中医理论为指导

整体观念和辨证论治是中医学的两大基本特点。中医养生保健以中医基础理论为指导,以"形神合一""天人相应"的整体观念为出发点,去认识人体生命活动及其与自然、社会的关系。特别强调人与自然和社会环境的协调,讲究体内气机升降,以及生理与心理的协调一致,并用脏腑经络、阴阳五行学说理论来阐述人体生老病死的规律;把精、气、神作为人之"三宝",是养生保健的根本所在,从而确定了指导养生实践的种种原则。

辨证论治是中医治疗疾病的基本法则,中医养生实践亦强调辨证施养。早在《黄帝内经》中就有对人与自然环境的三因制宜,主张养生要因人、因地、因时制宜,全面配合,辨证施养。中医养生保健一方面强调从环境、精神、衣食、运动、爱好等各方面进行较为全面的综合调养;另一方面又非常重视根据时令,地域,个人的体质、年龄、性别、职业等不同情况区别对待,有针对性地选择养生方法。反对千篇一律、体现中医养生的动态整体平衡和辨证施养的思想。

（二）以和谐适度为宗旨

中医认为阴阳是人体生命活动的根本属性,而阴阳平衡又是人体健康的基本标志,倘若失度,使机体固有的功能超常使用,皆能破坏其生理稳态,影响健康。养生保健贯穿在整个日常生活中,强调整体协调,和谐适度,使体内阴阳平衡,守其中正,保其冲和,从而达到健康长寿。晋代养生家葛洪提出"养生以不伤为本"的观点。因此,遵循自然及生命过程的变化规律,掌握适度,注意调节也是中医养生的宗旨。具体表现在情志活动、饮食五味、体力房事等方面的适度。

（三）以预防为核心

预防疾病是中医养生保健的重要意义之一。早在《黄帝内经》中就提出"不治已病治未病"的防病养生谋略。防止疾病的发生、演变及复发是中医养生保健理论的核心内容。古往今来的医学家、养生家发明和总结了很多延年养生的方法,如金元时期朱丹溪亦说,"与其救疗于有疾之后,不若摄

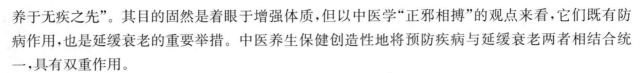

养于无疾之先"。其目的固然是着眼于增强体质,但以中医学"正邪相搏"的观点来看,它们既有防病作用,也是延缓衰老的重要举措。中医养生保健创造性地将预防疾病与延缓衰老两者相结合统一,具有双重作用。

（四）以适应广泛为模式

养生保健的目的是防病。因此,养生保健是人一生相伴、长期实践的活动。人的每个年龄阶段都存在着养生的内容,不同体质、性别、地区的人也都有相应的养生措施,其适应的范围非常广泛,包括所有未病、患病、病愈之人。随着社会的发展,生活水平的日益提高和人们对长寿期盼值的攀升,同时随着养生保健方法的普及性、群众性与推广性。中医养生保健正成为大众自觉、自发的行为,已逐渐成为人们生活的重要组成部分。

二、中医养生的基本原则

中医养生保健是中国传统文化的精粹,是随着中医理论体系的形成,在对人体进行养生保健及使疾病康复的过程中,逐步完善的理论体系,其基本原则主要有以下几方面。

（一）正气为本

所谓"正气"泛指人体一切正常功能活动和抗病康复能力。气的盛衰和运行的正常与否决定着人体的强弱寿夭。所谓"正气内存、邪不可干",正气充盛,可保持体内阴阳平衡,更好地适应外在变化,故中医养生提出了"正气为本"为养生的根本原则。保养正气,就是保养精、气、神。通过发挥人体的自身的主观能动性,从调神养心、固肾保精、调养脾胃、慎避邪气等多方面入手,以达到强身健体、防病抗老、美容延年的养生目的。

（二）天人相应

人生于天地之间,所有的生命活动都与自然界息息相关,不论日月运行、昼夜晨昏,还是季节气候、地理环境,各种变化都会对人体的生理、病理产生影响,从而直接影响人的情志、气血、脏腑,导致疾病的产生。因此,中医养生强调"天人相应",即人的生命活动必须主动顺应天地万物的变化规律,维系和协调内外关系,从而达到养生的目的。

一方面,自然界存在着以四时、昼夜、朔望为标志的年、月、日等周期性节律变化,并由气候和物候的变化所呈现出生、长、化、收、藏规律等。人只有顺应自然,保持人体与自然环境和谐统一才能达到养生保健防病的目的;另一方面,人具有自然属性也具有社会属性。人应主动调适心理和行为,使人与社会和谐统一。社会安定是人民安居乐业、健康长寿的保障。

（三）形神并养

"形"即形体,"神"即神志、意识、思维。形与神两者相互影响,密不可分。它们的辩证关系形成了中医学"形神合一"的理论。"形"为"神"之体,"形"是"神"的物质基础。形体不断地从自然界获取物质,进行新陈代谢,维持生命活动。神产生及发挥作用有赖于五脏六腑化生的气血,需养形以全神。《景岳全书》言:"内形伤则神气为之消靡。""神"为"形"之主,"神"对"形"具有主导作用。人体的生命活动以五脏为中心,以神为主宰,需调神以健形。

中医养生保健强调形神共养,两者兼顾,相得益彰,最终达到"形与神俱,而尽终其天年"的目的。形神共养是要求人在日常生活中既要重视形体的保健,更要重视精神和心理的调养。具体应用就是通过规律生活,合理饮食,适当运动,使人气血调畅,形体强健,情志安和。

（四）动静互涵

动和静,是物质运动的两方面或两种不同表现形式。人体生命运动始终维持着动静对立统一的整体性,保持着动静和谐的状态,从而保证人体正常的生理活动功能。阳气主动,是人体运动的根本;阴精主静,是人体物质的本源。中医养生保健基于中医学理论对生命动静的认识,强调动静结合的养生法则。

1. 静以养神　静是指精神上的清净及形体上相对安静的状态。心境安宁淡泊,摈除杂念,真气就能深藏从顺,则精神持守于内而不耗散,疾病就不会发生。方法有少私寡欲、四时调神、调摄情志等。

2. 动以养形　动包括运动和劳动。运动可促进血气畅达,疏通经络、防病健身。常用的运动方式有舞蹈、功法练习、体育锻炼等。

3. 动静适宜　《二程集·论学》言:"动静节宜,所以养生也。"只有做到动静适宜,动静兼修,才能"形神共养",从而达到养生保健的目的。

（五）综合调摄

健康是指人的躯体、精神与社会关系等各个方面都处于一个相对良好的状态,因此养生实践活动应伴随着生命过程的各个环节,绝非一朝一夕、一法一式所能奏效。综合调摄就是根据实际情况综合运用多种养生方法有重点而且全面地进行养生保健活动。例如,通过调摄精神、功法导引、药养食疗、日常养护与个人卫生等方法,实施全面综合调养,并根据不同生命个体具体情况有的放矢,且持之以恒,方能内养外调、扶正祛邪、补偏救弊、导气归经,取得养生保健的最佳效果。

（六）辨因施养

影响生命健康的因素很多,时间、地域、性别、年龄、职业、境遇、体质等因素对于人体的健康有着重要的影响,主要包括天、地、人三方面。辨因施养主张因人、因时、因地制宜的养生原则,从辨证分析的角度,通过观察个体的反应状态和体质差异,充分考虑个体所在的地域和时间的不同,进行针对性的养生保健调理,很好地体现出中医养生保健的价值和特色。

第二节　传统运动养生

人类的生命活动具有运动的特征,生、长、壮、老、已是人类生命的自然规律,健康与长寿是人类普遍的愿望。历代的医学家、养生家通过不断实践,积累了丰富的传统运动养生保健的理论与方法,创造出很多具有养生功效的健身运动方法,从而形成了独特的理论体系,成为中国传统养生学的重要组成部分。

一、传统运动养生的概念

传统运动养生是指运用导引、吐纳、武术、按跷等传统运动方法进行锻炼,通过活动筋骨关节、

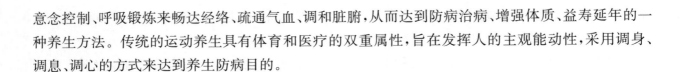

意念控制、呼吸锻炼来畅达经络、疏通气血、调和脏腑,从而达到防病治病、增强体质、益寿延年的一种养生方法。传统的运动养生具有体育和医疗的双重属性,旨在发挥人的主观能动性,采用调身、调息、调心的方式来达到养生防病目的。

二、传统运动养生的特点和功能

传统运动养生法强调和注重机体内外的协调统一,和谐适度。之所以能健身、治病、益寿延年,是因为它有一套较为系统的理论、原则和方法。其特点和功能主要归纳如下。

（一）传统运动养生的特点

1. 整体观念、内因为主　整体观是中医学理论的基本思想,同样适用于中国传统运动养生。根据"五脏一体""天人相应"等整体观内涵,来说明运动健身中形、神、气、血、表、里的协调统一,以养精、练气、调神为运动的基本要点,使机体的功能全面改善,以此达到养生防病目的。

2. 未病先防、既病防变　中医认为"未病先防,既病防变",是强身健体之本。传统运动养生学根据"治未病"原理,融合和创编了如吐纳、导引、武术等多种养生功法,采用调身、调息、调心的方式来使人体气血充盈,经络畅通,调节脏腑,平衡阴阳,从而达到抵御邪气、祛病强身的目的。患病以后,可通过运动来调动机体的功能,防止疾病的进一步发展及转变。

3. 形神兼备、内外合一　传统运动养生强调练功时应形神兼备、内外结合。"内"指内在的情志活动和气息运动;"外"指外在的形体活动。运动养生特别强调意念,呼吸和躯体运动的配合,即意守、调息、动形的统一。三者之间协调配合,尽力达到形、神、意、气的协调统一,使形体内外和谐,身心得到全面的调理。

4. 简便易练、普及开展　传统运动养生法内容丰富、形式多样,锻炼价值高,可以不受体质、年龄、性别、时间、场地和器械的限制。人们可以根据自己的需要和条件,选择合适的项目开展锻炼。传统运动养生方法简便易练的特点十分有利于在群众中普及和推广。

（二）传统运动养生的功能

1. 培补元气　人体的健康状况,取决于元气的盛衰,元气是生命之本。传统运动养生学非常重视培补人体元气,根据肾为先天之本,命门为真火之源的理论,总结出意守丹田、命门之法,通过意守和吸抵撮闭的呼吸锻炼,使肾中元精充固,"精化为气",元气自足,充沛的元气能激发和推动脏腑的运行,这对于维持机体的健康具有重要的意义。

2. 平衡阴阳　阴阳的动态平衡是维持人体正常生理活动的基础。《黄帝内经》指出"阴胜则阳病,阳胜则阴病"。传统运动养生强调"阴平阳秘"。如春夏季,以练静功为主,以防耗阳;秋冬季,以练动功为主,以防阴盛。因时、因人、因地制宜地开展传统运动养生方法可平衡阴阳,从而更好地发挥医疗保健作用。

3. 疏通经络　经络学说不仅是中医学的一大特色,也是中国传统运动养生学的重要理论依据之一。传统运动养生功法,一是通过肢体活动并配合意念循经络运行;二是通过直接沿经络的意识导引或按摩拍打来实现疏通经络这一机制,以促进百脉调和、气血充盈,达到防病治病的目的。

4. 调和气血　正常情况下,气血之间维持着一种相辅相成的动态平衡状态,故"血气不和,百病乃变化而生"。传统运动养生通过意守、调息、调心、调身,达到调和气血的作用,维持气血的动态平衡。在练静功时,有意识地意守病灶部位,以意领气,使气推动血至病灶;而在练动功时,则通过意念和动作的配合,使气推动血至病灶,以改善病灶部位血供,加强营养,修复组织,恢复健康。

5. 调心安神　传统运动养生练功可以通过刺激人体产生多种大脑化学物质,使人感到身心轻松,经常锻炼还可以增强自信心,减少压力和焦虑,可以陶冶情操,保持健康的心态。

三、传统运动养生的方法

中国传统运动养生方法种类繁多,内容丰富,既有自成套路的系统运动养生方法,又有形成民间风俗的运动养生方法,无论哪种形式都具有养生和强身健体的作用。比较有代表性的有八段锦、太极拳、易筋经等。

（一）八段锦

八段锦属于古代导引法的一种,由八组不同动作组成的健身术,古人认为这八段动作美如画锦,故全套功法称"八段锦"。这套健身动作可以强身益寿,防病祛病,是民间流传广泛,效果较好的一套健身操,全套动作精练,简单易学,老少皆宜,尤其适合老年人和慢性病患者。

1. 养生机制　八段锦是形体活动与呼吸运动相结合的健身法,具有通经活络、行气活血、调和阴阳、协调脏腑之功能,长期坚持练习可增强体质,防病保健。形体活动是以脏腑的生理、病理特点来安排导引动作,将导引动作与人体主要脏器的生理特点紧密联系在一起。八段锦的八组动作,每一组既有其明确的侧重点,又注重每组间功能效应呼应协调。它通过动作导引,注重以意识对形体的调控,将意识贯注到形体动作之中,促使真气在体内的流行,达到神形相合的境界,从而全面调整脏腑功能及人体的整体生命活动状态。

2. 动作要领

（1）意识:精神安定,意守丹田,意动形随。

（2）呼吸:自然,平稳,腹式呼吸,要与意念、动作相配合。

（3）身法:全身放松,松紧结合,动静相兼,刚柔相济。

（4）具体内容:八段锦包括八段连贯的动作,即双手托天理三焦;左右开弓似射雕;调理脾胃须单举;五劳七伤往后瞧;摇头摆尾去心火;背后七颠百病消;攒拳怒目增气力;两手攀足固肾腰。

（二）太极拳

太极拳以"太极"为名,取自《周易·系辞》中的"易有太极,是生两仪",是以"太极"哲理为依据,以太极图形组编动作的一种拳法。由于其动作舒展轻柔,圆活连贯,形气相随,动中有静,外能活动筋骨,内可流通气血、协调脏腑。是一种身形兼修的养生运动方法,深受广大群众所喜爱。

1. 养生机制　太极拳是一种意识、动作、呼吸密切结合的运动,用意念指挥身体活动,用呼吸协调动作,融功法、武术、导引于一体,其要旨在于"以意领气、以气运身"。正是这种运动特点,使人体的精神、脏腑、气血、筋骨均得到滋养和锻炼,达到"阴平阳秘"的平衡状态,从而起到有病治病、无病健身的功效。

2. 动作要领

（1）意识:要排除思想杂念,始终保持神静,全神贯注,用意识指导动作。神静才能以意导气,气血才能周流。

(2) 呼吸：呼吸要做到深长均匀，一般说来，呼吸深长则动作轻柔，吸气时，动作为合；呼气时，动作为开。

(3) 身法：含胸拔背、气沉丹田；沉肩坠肘、身体放松；全身协调、浑然一体；以腰为轴、连绵自如。

(4) 具体内容：太极拳的流派很多，各有特点。比较简便易学的就是"简化太极拳"，俗称"太极二十四式"。其各式名称：预备式、起势、左右野马分鬃、白鹤亮翅、左右搂膝拗步、手挥琵琶、左右倒卷肱、左揽雀尾、右揽雀尾、单鞭、云手、单鞭、高探马、右蹬脚、双峰贯耳、转身左蹬脚、左下势独立、右下势独立、左右穿梭、海底针、闪通臂、转身搬拦拳、如封似闭、十字手、收势。

（三）易筋经

易筋经是我国民间早已流传的健身功法，源于古代中医到导引术，是一种改变肌肉、筋骨质量的特殊锻炼方法。它通过形体的牵引伸展、伸筋拔骨来锻炼筋骨、筋膜，从而调节脏腑经络，使全身经络、气血畅通、强壮身形达到增进健康的一种传统养生运动方法。

1. 养生机制　易筋经同样是一种意念、呼吸、动作紧密结合的一种功法，尤其注意意念的锻炼，锻炼中要求排除杂念，通过意识的专注，力求达到"动随意行、意随气行"，用意念调节肌肉、筋骨的紧张力。其独特的"抻筋拔骨"运动形式，使肌肉、筋骨在动作柔、缓、轻、慢的活动中，得到有意识的抻、拉、收、伸。对于青少年来说，这种方法可以纠正身体不良姿势，促进肌肉、骨骼的生长发育。对于老年体弱者，可以防止肌肉萎缩，促进血液循环，调和五脏六腑，增加全身营养。对慢性疾病恢复、延缓衰老有益处。

2. 动作要领

(1) 意识：精神放松，意识平和，意守丹田。

(2) 呼吸：呼吸均匀，舌抵上腭，腹式呼吸。

(3) 身法：身体自然放松，动随意行，意随气行，松静结合，刚柔相济。

(4) 具体内容：古代相传易筋经姿势及锻炼方法有十二势，即韦驮献杵（有三势）、摘星换斗、三盘落地、出爪亮翅、倒拽九牛尾、九鬼拔马刀、青龙探爪、卧虎扑食、打躬势、掉尾势。

知 识 链 接

五 禽 戏

五禽戏，就是指模仿虎、鹿、熊、猿、鸟五种禽兽的动作，组编而成的一套保健强身的方法。它是我国传统健身法之一，为著名医家华佗所创编。五禽戏每一戏都各具特色，连起来又浑然一体。经常练习可起到通经络、活筋骨、利关节、调气血、益脏腑的作用。坚持练习五禽戏具有强壮筋骨、防病治病、延年益寿功效，使肺主呼吸、肾主纳气的功能得到加强，气通则血通，气足则神旺，气的功能改善，整个人体的经络血脉畅通，从而促进身体健康。五禽戏有益于提高心肺功能，改善心肌供氧量，促进组织器官的正常发育。

第三节　常用中医养生方法

一、四时养生

中医学认为人与自然界是一个有机的整体,自然界四时气候的变化对人体的生活和健康产生多方面的影响。一年之中,春生夏长,秋收冬藏,正如明代大医学家张景岳所说:"春应肝而养生,夏应心而养长,秋应肺而养收,冬应肾而养藏。"人体五脏的生理活动,必须适应四时阴阳的变化,才能与外界保持协调平衡,从而维持正常的新陈代谢活动。

养生应顺应四时,采取积极主动、有针对性的预防保健措施,才能真正做到合理养生、延年益寿。以下介绍四季养生的内容(其中情志养生内容在后面论述)。

（一）春季养生

春季为四时之首,万象更新之始,是阳气生发之时。所以春季养身必须掌握春令之气升发舒畅的特点,在起居、情志、饮食、运动锻炼诸方面,须着眼于"生"字,注意保卫体内的阳气,使之不断充沛,逐渐旺盛,凡有耗伤阳气及阻碍阳气输送的情况皆应避免。

1. 起居调养　春季气候温暖,容易出现"春困"现象,这是由于季节性变化而导致的一种生理现象。为了使春季初生的阳气得以升发,春季养生应在保证基本睡眠的情况下,尽可能晚睡早起,衣着宽松,庭间漫步,舒缓身体。春天阴寒未尽,阳气渐生,故民间历来有"春捂秋冻"之说,早春宜保暖,特别是年老体弱者,减脱冬装尤应审慎,不可骤减;被褥也不宜立刻换薄,以适应春季的气候特点。

2. 饮食调养　春季肝气当令,酸入肝经,多食酸易造成肝火过旺,肝旺伤及脾胃。故春宜"省酸增甘,以养脾气"。饮食宜少酸多甘,宜多吃些甘味的食物。可适当食用辛温升散或辛甘发散的食物,可扶助阳气。但大热大辛之物不宜食。饭不宜过饱,酒不可过量,可多食易消化之品及含 B 族维生素较多的食物,有利春季身体的调养。

3. 运动调养　春季最有利于人体吐故纳新,采纳真气,以化精血,充养脏腑。可结合自身条件,选择合适的运动方式,如太极拳、散步、慢跑、踏青等,不宜进行剧烈活动。注意锻炼时间与锻炼卫生,用鼻呼吸,避免咽干、咽痛等不良症状,及时增减衣服,预防感冒。

（二）夏季养生

夏季气候炎热而生机旺盛,是一年中阳气最盛的季节。人体阳气外发,伏阴在内,气血运行旺盛并且活跃于机体表面,是人体新陈代谢旺盛的时期。故夏季养生应顺应阳盛于外的特点,着眼于"长"字。

1. 起居调养　夏季心火旺而肺气衰。人应晚睡,以适应阴气的不足;早起,以顺应阳气的充盛。可清晨到室外参加运动,以增强体质,适应夏日养长之气,但应避开烈日炽热之时。夏日天热多汗,应勤洗勤换衣衫,以免机体受寒湿侵袭。不可在露天、过道下卧睡,不宜多吹空调,可在树荫下、凉台上纳凉,但不宜时间过长,以防风邪侵袭。

2. 饮食调养 夏季阳气在外而阴气在内,人体消化功能弱。食养应以清热消暑,健脾益气为主。宜食清爽可口少油腻易消化的食物,如西瓜、绿豆、苦瓜等清热解暑之物;但切忌贪凉饮冷或过食生冷瓜果等,使脾胃功能受到影响。应适当选用有酸味辛香食物,增强食欲。此外,夏季致病微生物极易繁殖,食物极易腐败变质,应讲究饮食卫生,谨防"病从口入"。

3. 运动调养 夏天运动时间要安排合理,最好在清晨或傍晚天气较凉爽时进行室外锻炼,以慢跑、练习功法、散步、做广播操为宜。运动量要适度,并做好必要防护措施。不宜在烈日下或高温环境中进行锻炼。出汗过多时,可适当饮用绿豆汤或盐开水,勿大量饮用凉开水;不宜用冷水淋浴、冲头。

(三)秋季养生

秋季是万物成熟收获的季节,气候由热转寒,是阳盛转变为阴盛的关键时期,人体阴阳的代谢也开始阳消阴长过渡。因此,秋季养生,皆以养"收"为原则。

1. 起居调养 秋季自然界的阳气由疏泄趋向收敛、闭藏,在起居方面宜早卧早起。早卧以顺应阳气之收,避免秋天晚上凉气伤肺;早起,使肺气得以舒展,防止收之太过。要注意室内温度及湿度,并避免激烈运动后大汗淋漓而致津气耗散。初秋,暑热未尽,凉风时至,天气变化无常,应根据秋季的气候特点适当增减。深秋,应及时增加衣服,避免受凉感冒。

2. 饮食调养 肺气盛于秋,饮食上宜"少辛增酸",适当多吃一些酸味水果,少食辣椒、胡椒等辛味之品。秋燥易伤津液,饮食应以滋阴润肺为佳,可多吃些蜂蜜、百合、芝麻、银耳、冰糖、梨等清补润燥之品,以适应肺脏的清肃之性。初秋饮食宜温食,少寒凉之物,以护肺胃之气。

3. 运动调养 秋季是开展各种运动锻炼的大好时期。但秋天人体的阴精阳气都处在收敛内养的状态,故运动养生也要顺应这一原则,可根据机体的具体情况选择不同的锻炼项目,如爬山、打八段锦、散步等。不要做运动量太大的项目,防止汗液流失过多,伤耗气津。随着天气逐渐转冷,运动量可适当增加,增强抗寒耐冻的能力。

(四)冬季养生

冬季是自然界万物闭藏的季节,气候寒冷,草木凋零,蛰虫伏藏。人体的阳气潜藏于内,新陈代谢阴阳消长也处于相对缓慢的水平,成形胜于化气。故冬季养生应着眼于"藏"字。

1. 起居调养 冬季阴气盛极,阳气潜伏,宜早卧晚起,日出而作,以保证充足的睡眠。防寒保暖也必须根据"去寒就温"的养藏原则,室内保持恒定温暖,避免室内外温差过大。应随气候变化及时增减衣服,不宜过少、过薄,也不宜过多、过厚。同时注意双脚的保暖,以免足部受寒,影响内脏。此外,冬季应节制房事,养藏保精,对于预防春季温病,具有重要意义。

2. 饮食调养 冬季肾脏当令,肾强则易于克心,而肾属水味咸,心属火味苦。因此冬季饮食宜减咸增苦,以养心气,固实肾气。冬季重于养"藏",此时是进补最好时机。冬季虽宜食温热之物,但燥热之物不可过食,宜食用滋阴潜阳,热量较高的膳食,如鳖、龟、藕、鸭肉、木耳、阿胶等,使阴阳协调平和,生化无穷。此外,要多食新鲜蔬菜,以补充维生素。晨起宜服热粥,晚餐宜节食。

3. 运动调养 冬季切不可终日紧闭门窗,或长久待在空气污染的室内,不应恋床睡懒觉。冬日虽寒,仍要持之以恒进行自身锻炼,但应避免在大风、大寒、大雪、雾霾中锻炼。日出之后再到户外活动,以防外寒伤阳。如遇逆温现象,以室内锻炼为佳,室外锻炼时,应做好防寒保暖工作,锻炼前需做好准备活动,防止肌肉拉伤、关节扭伤等。

二、情志养生

情志又称情感,是七情和五志的概称,它是人在按触和认识客观事物时,精神心理活动的综合反映。正常情志活动有益于身心健康。而情志失调,则容易损伤人体脏腑气血,影响健康。因此,中医历来强调精神调摄在维护和增进入体健康中的重要作用,注重形神的调养。情志养生,是以中医学的整体观念和形神理论为指导,研究维护和增进心身健康的原则和方法。其方法主要概括如下。

（一）立志养德

立志养德,强调德性修养是养生长寿的基石和要旨。正确的情志调摄还需要有正确的人生观,只有对生活充满信心,有目标,有追求,注重德性修养,才能心理平和、气机通畅、身心健康、延年益寿。

1. 意志坚强　意志是指为达到某种目的而产生的决断能力和一种心理状态。包括人的自控力、毅力等。《素问·经脉别论》指出"勇者气行则已,怯者则着而为病也"。说明意志坚强可以避免外界的不良刺激,保持气血通畅,增强抗病能力;反之则气血不畅,抗病力弱。坚强的意志可以在生活和工作中通过有意识的锻炼而得到,尤其是在各种困难的环境中。

2. 修身养德　孔子认为"德润身""仁者寿"。修身养德,便是内养正气,即养生要注重道德修养、乐于助人、尊重关爱他人等。这样能使人心胸宽广,人际关系和谐,精神愉悦,气血调和,从而保持健康,享有长寿。

（二）宁心静神

宁心静神是指思想安静、清静而无杂念,神气清爽、清心寡欲,从而达到心神安定、真气内存的目的,体现了中国传统静神养生的思想。

1. 养心敛思　养心,即保养心神;敛思,即专心致志、排除杂念,驱逐烦恼。《医钞类编》指出"养心则神凝,神凝则气聚,气聚则神全,若日逐攘扰烦,神不守舍,则易于衰老",养心敛思是保持思想清静的良方,能保持神经系统不受外界因素的干扰,从而使人体生理功能处于良好状态,有助于健康长寿。

2. 动静结合　强调宁心静神,并非绝对神静不用。其关键在于心神"不杂",即用之不过、专而不乱,动静结合,才能达到养神的目的。

3. 少私寡欲　少私是指减少私心杂念;寡欲是指降低追求名利和物质的欲望。《道德经》中的"见素抱朴,少私寡欲",是教导人们从实际出发,节制对私欲和名利的追求,则可避免失望、苦闷、忧郁等不良情绪,使人心情舒畅。

4. 知足乐观　《道德经》中有"祸莫大于不知足,咎莫大于欲得"的记载,是说对于名利和享受,要学会知足常乐。乐观的情绪可使营卫疏通、和畅气血、从而有益于身心健康。

（三）节制情感

中医学认为七情内伤是导致疾病发生的重要原因,七情过用会造成危害,人需要节制自己的情感,以维持心理平衡。

1. 和喜怒 "喜"是乐观的外在表现之一,有助于健康,但要适度,不宜太过。"怒"是历代养生家最忌讳的一种情绪,对人体健康危害极大。因此,喜贵于调和,而怒宜于戒除。遇可怒之事,尽量用理性克服,冷静情绪;发怒后应及时反省,吸取教训,逐渐养成遇事不怒的习惯。

2. 免忧悲 忧悲,即忧郁、悲伤。《彭祖摄生养性论》谓"积忧不已,则魂神伤矣,积悲不已,则魂神散矣",即忧愁过多,意识就会损伤;悲哀过度,知觉就会消散,对人体健康有害。应培养自己开朗乐观的性格,战胜忧悲的情感。

3. 少思虑 思虑是心神的功能之一。人不可无思,但过则有害。过度思虑,则心神过耗而不复,脾气留中而不行,易出现心慌、多梦、失眠等症候。《类修要诀》提出要"少思虑以养其神",应当节制思虑,讲究科学用脑,运动调剂,以理制思。

4. 防惊恐 惊恐亦是对人体十分有害的情志因素。《素问·举痛论》说:"惊则气乱""恐则气下"。惊恐可以导致心神失守、肾气不固,而出现心慌、失眠、二便失禁甚至神志失常等症候,大惊猝恐时甚至会危及生命。应避免接触易导致惊恐的因素和环境,同时有意识地培养自己勇敢、坚强的性格,以预防和避免惊恐治病。

（四）四气调神

人的脏腑活动必须与外在的环境协调统一,才能保持阴阳平衡。而精神意识作为人体内在脏腑活动的主宰,同样要顺应自然界四时气候的变化,调摄情志,以适合自然界生、长、收、藏的规律,达到养生防病的目的。

1. 春季调神 春内应于肝。肝最喜条达舒畅,恶抑郁恼怒。应做到心胸开阔,情绪乐观,戒暴怒、忌忧郁。春天可通过踏青问柳、登山赏花等,培养热爱大自然的良好情怀和保护生态环境高尚品德,与勃勃生气的春季相适应。

2. 夏季调神 夏内应于心。七情过极皆可伤心,使心神不安。夏季暑气当令,使人烦躁,应重养神,心境平和,快乐欢畅,胸怀宽阔,以利于气机的通泄。嵇康《养生论》中的夏季养生法归纳起来就是"心静自然凉",很有参考价值。

3. 秋季调神 秋内应于肺。肺气虚时,易生悲忧之情。秋季应培养乐观情绪,保持内心平静,以收气敛神,为阳气潜藏做准备。古代民间有重阳节登高赏景的习俗,可使人心旷神怡,消散忧郁、惆怅等不良情绪,是调节精神的良剂。

4. 冬季调神 冬内应于肾。惊恐伤肾,"惊恐心无所倚,神无所归,虚无所定,故气乱矣"。冬日闭藏之时,更应固密心志,保养精神,勿使情志过极,以免扰阳。冬季易抑郁不欢、懒散嗜睡。可通过适当活动、聚会等改变情绪。

> ### 思政元素
>
> 唐代医药学家孙思邈认为"人命至重,有贵千金,一方济之,德逾于此"。他不顾安危,曾深入疫情地区,帮助控制住了当地疫情。他在《备急千金要方》中列举了许多辟温方,倡导用涂抹、佩戴、悬挂等多种方式应对疫情。古代大医治疗瘟疫的精神至今激励着后人,面对新冠疫情中华儿女不畏艰难、迎难而上、一方有难、八方支援,医者仁心济世,敢于担当,以生命赴使命、用大爱护众生。将中医学的"整体观念""立志养德"和社会主义核心价值观相结合,集中体现了中国人民深厚的仁爱传统,彰显中国共产党坚持"人民至上、生命至上"的价值理念。

三、药食养生

药食养生是在中医药理论指导下,运用药食同源来达到养生保健、防治疾病、延年益寿等目的的方法。但药食养生只是一种辅助的养生措施,在服用过程中,应在医生指导下审因论治,合理使用,以免补之不当反而影响身体健康。药食养生应注意以下原则。

（一）谨慎用药、切勿滥用

养生保健药食中有不少属于补益药物,应在辨明虚实,有针对性地进补。一般老年人和体弱多病之人,体质多属"虚",宜用补益之法。但现在随着生活水平的提高,有些无病体健之人,认为补药应"多多益善",盲目进补,这样非但无益,反而有害。

（二）注重体质、因人而宜

体质的差异反映了个体脏腑阴阳气血的盛衰及病理变化的不同特点。因人而宜是根据个体的体质、年龄、性别等不同,有针对性地选择相应的药食进行养生保健。切不可乱补,以免"一日误补,十日不复"。如气虚体质者宜选用甘温益气之品,常用人参、西洋参等。血虚体质者宜选用甘温补血之品,如阿胶、当归等。如老年人脏腑气血等逐渐衰退,应注重脾肾,兼顾五脏,宜补多泻少,药量宜轻。妇女应结合生理上的特点选用适宜的药食,如妊娠期要慎用通经祛瘀、辛热滑利之品,如红花、桃仁等。

（三）天人相应、因时而宜

药食养生从整体调理及适应环境出发,顺应主时脏腑的生理特点,特别强调在不同季节选用不同性味的养生药食。

肝主春,春季是多病之季,肝气旺盛抑制脾胃功能,故以清补、柔补、平补为原则;心主夏,夏季阳气蒸腾,应掌握"夏暑清补"的原则,以甘平、甘凉之品为宜,不宜用燥热补药,以防燥热伤津助火;脾主长夏,长夏湿气较重,应辅以芳化运脾之药,以防滋腻困脾;肺主秋,秋季万物由"长"到"收",气候干燥,易伤人体阴津,肺旺肝弱,影响脾胃,可选用平和的补益方药或药食同源的山药、大枣、百合、莲子米等,以补益气血、养肺健脾;肾主冬,冬季阳气潜伏,易于形寒肢冷,免疫功能下降,可遵循"冬令进补"的原则,宜用性温益精滋补之品,如服用人参、黄芪等,可益气固表,增强体质,但应避免太过伤阴。

（四）补勿过偏、辨证施补

中医认为阴阳失调是疾病发生的根本原因。药食养生,贵在恰到好处,不可过偏,过偏则形成新的阴阳失调,对身体造成伤害。以补益为主的养生保健方必须注意君臣佐使的配伍,阴药与阳药的并举,寒药与热药的调和,气药与血药的同用。例如,气虚之体,如一味大剂补气而不顾及其他,反而导致气机壅滞,升降失调。因此补宜适度、补勿过偏,是药食养生应注意的原则。

人的体质有强弱之分,情况各有不同。运用药食养生时要有的放矢,一定要分清脏腑、气血、阴阳、寒热、虚实,辨证施补,也就是俗话说的"缺啥补啥"。补之适当,养之得法,方可取得益寿延年之效,而不致出现偏颇。

（五）盛者宜泻、泻不伤正

药食养生是人们益寿延年的常用的方法之一,但养生保健药物不只限于补药,要根据具体情况,当补则补,当泻则泻。如果只限于用补法,病邪留恋不去,则养痈遗患。对于体盛而本实者,若只谈其虚而不论其实,亦未免失之过偏。如现代人生活优越嗜食膏粱厚味,形体肥胖,气血痰食壅滞而易成隐患。故泻实之法也是药食养生保健的重要方法之一。反之,不顾老人体质虚弱的特点,滥用攻下,则会诛伐太过,加重虚弱,促其早衰。因此,药食养生强调攻补兼施之法,如攻多补少,或补多攻少,或寓补于泻,或寓泻于补等。祛邪同时又要兼顾正气,才能达到延年益寿的目的。

（六）缓图其功、用药适度

任何益寿延年的方法,都不是一朝一夕即能见效。药食养生也不例外,不可能指望在短时期内依靠药食达到养生益寿的目的。故宜缓图其功,要有一个渐变过程,应掌握适度用药的原则,不宜急于求成。待功能恢复、阴阳平衡后,就应逐渐减量,甚至停药,需要时再用,不可无限制地长期应用,以免矫枉过正,引发新的矛盾。

四、经络养生

经络是经脉与络脉的总称,是周身气血运行的通道,是古人在长期生活保健和医疗实践中逐渐发现并形成的理论。经络养生是运用传统养生技术如针刺、艾灸、按摩等方法、刺激经络穴位,以激发精气,调和气血,旺盛代谢,通利经络,起到增进健康、体健延寿目的的一种养生方法。经络养生应根据自身病证需要进行选择,如能持之以恒,不失为简单、实用、易行、有效的养生祛病良法。

（一）针灸养生

针灸养生是通过针刺和灸法刺激体表穴位,疏通经气,调节人体脏腑的气血功能。研究证明,针灸某些具有强壮功效的穴位可以提高自身的新陈代谢和抗病能力,促进机体康复。鉴于经络理论博大精深,针灸比较专业,需要专业医生的帮助才能施行。现选择常用的养生穴位介绍如下。

1. 合谷　位于手背虎口处,第1、2掌骨之间。具有醒脑开窍、镇静止痛、疏经活络、解表泄热的功效。合谷是治疗头面部疾病首选要穴,对牙痛有较好的效果,还能预防中风及老年痴呆。

2. 内关　位于前臂内侧,位于腕掌侧横纹上2寸,在掌长肌腱与桡侧腕屈肌腱之间。具有宁心安神、和胃降逆、理气止痛的功效。内关对治疗心、胃及神经性疾病有明显效果,是心脏调节作用最强穴位之一。

3. 中脘　位于上腹部,脐中上4寸,是养胃的重要穴位。艾灸中脘穴具有消食导滞、和胃健脾、培补后天的功效。中脘可调理消化系统疾病,对耳鸣、青春痘、精力不济、神经衰弱也很有效。

4. 神阙　位于腹中部,脐中央,为任脉要穴,是人体的养生大穴。艾灸神阙穴具有补阳益气、温肾健脾的作用。神阙对消化系统有促进作用,可使人体精神饱满、体力充沛、轻身延年。

5. 关元　位于腹部,脐下3寸,具有健脾和胃、补肾固脱、补阳益气之功效,凡元气亏损均可使用。经常针灸关元可以补充元气,对胃肠、泌尿、生殖系统等疾患均有较好的调理作用。

6. 三阴交　位于小腿内侧,足内踝尖上3寸,胫骨内侧缘后方。针灸三阴交对增强腹腔诸脏器,特别是对生殖系统的有重要的作用。

7. 足三里　位于小腿外侧,犊鼻下3寸,胫骨外一横指。本穴为全身性强壮要穴。俗话说"常灸足三里,胜吃老母鸡"。足三里具有健脾和胃、通经活络、扶正培元、益气增力的功效,防治多种疾病,能强身健体,延缓衰老的有效穴位,提高人体免疫功能和抗病。

8. 涌泉 位于人体足底穴位,在屈足卷趾时足心最凹陷处。具有补肾壮阳、养心安神的作用。艾灸涌泉可以调理神经衰弱、精力减退、失眠、高血压、晕眩症等。涌泉在人体养生、防病、治病、保健等各个方面显示出它的重要作用。

(二)按摩养生

通过各种手法刺激体表经络或腧穴,以疏通经络,调畅气血,调整脏腑,达到防病治病、促进病体康复的目的。此法有简便易学、安全有效等优点,适于各层次的人群进行防病治病。具体操作如下。

1. 准备 先静坐 3 分钟,排除杂念,思想清静,全身放松,然后意气相随,与动作相结合,进行自然按摩。

2. 手法 通过不同的手法以达到不同目的。

(1)按摩耳:两平掌按压耳孔,再骤然放开,连续做十几次后,用双手拇指示指循耳郭自上而下按摩 20 次(拇指在耳郭后,食指在前)。再按摩耳垂 30 次,以耳部感觉发热为度。早晚各一次,具有改善耳鸣耳聋、强身祛病、益寿延年功效。

(2)揉太阳:以双拇指或食指分别按两侧太阳穴旋转揉动,做小幅度的环旋转动,先顺时针转,后逆时针转,各 10～15 次。具有清神醒脑,缓解头痛和头晕的作用,并可治疗感冒、眼部疾病。

(3)擦风池:将双手搓热,后于颈项部风池、风府等处来回擦 30 次。具有疏风清热、提神醒脑、通工利窍的功效,治疗感冒、头痛及颈椎病的作用。

(4)摩中脘:双手搓热,以单掌或叠掌摩中脘,以中脘为中心,做顺时针环形节律的抚摩。具有健脾和胃、化湿降逆、调理胃肠道作用。

(5)揉丹田:将双手搓热,用右手食指、中指、无名指在脐下 2～3 寸处旋转按摩。具有健脾益气、补益肝肾、温性固本、祛病延年的功效。

(6)搓手脚:上肢外侧由下往上,内侧由上往下;下肢内侧由下往上,外侧由上往下,各 3～5 遍即可。具有疏通经络、调和气血等保健作用。

(7)擦肾俞:两手掌紧按两侧腰部,由上而下擦至腰骶部,有温热感即可。具有强壮腰肾、温补肾阳,固摄尿液的作用,可治疗腰痛、夜多小便等症。

(8)擦涌泉:将两手掌擦热,分别擦摩脚心涌泉,以感觉发热为度。具有温肾健脑、安眠定神、活血通络、健步功效,也可改善神经衰弱、失眠心悸等。

复习思考题

1. 中医养生的特点和基本原则是什么?

2. 传统运动养生的特点和功能是什么?

3. 经络养生的具体方法是什么?

4. 如何运用中医养生方法在临床开展健康养生指导?

第八章
中医常见病症辨证护理

 学习目标

知识目标：

1. 掌握常见病证的辨证要点、护理措施、健康教育。

2. 熟悉常见病证的概念、病因病机、辨证分型。

3. 了解常见病证的发病特点及治疗原则。

能力目标：

能够将常见病证的辨证施护的原则与方法应用于临床护理实践。

素质目标：

培养学生对临床病证的辨证施护能力，增强职业责任感和使命感。

案例导入

患者，男，25 岁，因昨上午突发高热，伴头痛、恶寒、鼻塞、流浊涕、咽痛，遂来门诊就诊。查体：T 39℃，P 92 次/分，R 20 次/分，BP 122/73 mmHg，神清，精神差，面红，咽部充血，双肺呼吸音稍粗。舌红，苔薄黄，脉浮数。查血常规：WBC 11.6×10^9/L。诊断为感冒病证。

讨论：

1. 根据患者的临床表现，分析其辨证分型是什么？

2. 根据患者中医证型，如何对患者辨证施护？

3. 患者痊愈后，如何对其进行健康教育预防该疾病？

第一节 感　冒

感冒是感受触冒风邪为主的邪气,侵犯肺卫所引起的常见外感疾病。临床表现以鼻塞、流涕、恶寒、发热、喷嚏、咳嗽、头痛、全身不适等为其特征。感冒病情有轻重之不同,轻者多为感受当令之气,通称为伤风或感冒、冒寒病;重者多因感受非时之邪所致,称为重伤风。在一个时期内广泛流行,具有较强的传染性,证候又相类似者,称为时行感冒。若正气虚弱,易受外邪,导致感冒反复发作者,称为体虚感冒。本病一年四季均可发生,但以冬春季节多见。一般而言,感冒预后良好,病程较短而易愈,少数可因感冒诱发其他宿疾而使病情恶化,对老年、婴幼儿、体弱患者尤需重视。

西医学中的普通感冒(伤风)、流行性感冒(时行感冒)及其他上呼吸道感染表现为感冒症状者,均可参照本病证辨证施护。

一、病因病机

感冒是因六淫、时行疫毒,侵袭肺卫,以致卫表不和,肺失宣肃而为病。六淫之邪可在气候多变,冷热失常,或生活起居不当,寒温失调的情形下侵袭人体而致病。六淫之中,又以风邪为主因,故感冒一般以风寒、风热为多见。感受时行疫毒时,往往病情重而多变,相互传染,造成广泛的流行,且无明显的季节性。外邪侵袭人体是否发病,关键在于卫气之强弱,同时与感邪的轻重有关。外邪侵犯肺卫,卫阳被遏,营卫失和,邪正相争,肺气失宣而致感冒。或从口鼻而入,或从皮毛内侵。因病邪在外、在表,故尤以卫表不和为主。本病病位在肺卫,主要病机是卫表失司、肺气失宣。

二、辨证施护

（一）辨证要点

本病辨证属表实证,主要从风寒、风热、暑湿夹杂之证,以及气虚、阴虚等进行辨证。风寒者多表现为恶寒重,发热轻,鼻塞流清涕,咽痒不痛或淡红微痛;风热者发热重,恶寒轻,鼻塞流黄涕,咽痛;夹杂暑湿者多发于夏季,汗出热不解,鼻塞流浊涕,头昏胀痛,身重倦怠,心烦口渴,尿赤便溏。气虚感冒者,在感冒诸症的基础上兼有恶寒甚,倦怠无力,气短懒言,身痛无汗,咳痰无力,脉浮等气虚证;阴虚感冒者则兼见身微热,手足发热,心烦口干,少汗,干咳少痰,舌红,脉细数等阴虚证。

> **思政元素**
>
> 华佗生于东汉末年,自小熟读经书,尤其精通医学,医术非常高明,不管什么疑难杂症,大都药到病除,被人尊称为"神医"。相传有一天,州官倪寻和李延病了,一齐到华佗处看病。两人的

感觉相同，都是头疼，全身发热。华佗仔细诊断，却给他们开不同的药。倪寻和李延非常奇怪："我们病情一样，吃的药为什么有那么大的区别?"华佗看出了他们的疑问，问道："生病前你们都做了什么?"倪寻回忆说："我昨天赴宴回来，就感到有点不舒服，今天就头疼发烧了。"李延答道："我好像是昨天没盖好被子受凉了。"华佗解释："倪寻是因为昨天饮食不对，内部伤食引起的头疼身热，应该通肠胃；而李延是因为外感风寒受凉引起的感冒发烧，应该发汗。病情表面差不多，但治疗的办法理应不一样!"倪、李二人觉得非常有道理，回去服下不同的药，两人的病第二天就好了。华佗在治病过程不仅熟练应用辨证论治的方法，更善于观察、注重细节、耐心释疑的精神值得我们学习。

（二）辨证分型

1. 风寒感冒

[证候表现]恶寒重，发热轻，无汗，头痛，四肢酸痛，鼻塞声重，时流清涕，咽痒咳嗽，痰稀薄色白，口不渴或渴喜热饮，舌质淡润，苔薄白，脉浮或浮紧。

[护治法则]解表散寒，辛温宣肺。

[代表方]荆防败毒散。

2. 风热感冒

[证候表现]发热重，微恶风，汗出不畅，头胀痛，面赤目胀，咳嗽咯痰黄稠，咽燥，口渴欲饮，咽喉燉红作痛，鼻塞，流黄浊涕，舌苔薄白微黄，脉浮数。

[护治法则]辛凉解表，宣肺清热。

[代表方]银翘散或桑杏汤。

3. 暑湿感冒

[证候表现]身热，微恶风，有汗不解，肢体酸重或疼痛，头昏重胀痛，咳嗽痰黏，鼻流浊涕，心烦，渴不多饮，小便短赤，胸闷，脘痞，泛恶，便溏，舌苔黄腻，脉濡数。

[护治法则]解表清暑，芳香祛湿。

[代表方]新加香薷饮。

4. 体虚感冒

（1）气虚感冒

[证候表现]经常感冒，反复不愈。恶寒发热，无汗，身楚倦怠，咳嗽痰白，咳痰无力，气短懒言，舌淡苔白，脉浮无力。

[护治法则]益气解表。

[代表方]参苏饮。

（2）阴虚感冒

[证候表现]身热，微恶风寒，少汗或无汗，头昏，心烦口干，干咳少痰，手足心热，舌红少苔，脉细数。

[护治法则]滋阴解表。

[代表方]葳蕤汤加减。

（三）护理措施

1. 病情观察　对于高热患者应每 4 小时测体温、脉搏、呼吸一次，并及时记录。若高热不退，应注意神志、皮肤等全身情况，必要时遵医嘱给予退热药，用药后定时观察汗出、体温、伴随症状的变化情况，若汗出、热退、身凉、脉静则为正胜邪退。

2. 起居护理　保持病室整洁、舒适的环境，减少不良刺激。生活起居有规律，劳逸适宜，适当参加体育锻炼。病室空气新鲜，避免直接吹风。风寒、气虚感冒者所处之地保持室温偏暖，可多加衣被，避免直接吹风，以防加重病情。汗多者应及时用干毛巾擦干，勿当风受凉而复感。高热无汗者切勿进行冷敷或酒精擦浴，以防毛窍闭塞而邪无出路。感受疫疠邪气表现为恶寒发热的患者应注意隔离，减少探视，以防交叉感染。风热、阴虚感冒者，室内宜凉爽、湿润；暑湿感冒者，宜凉爽通气。

3. 饮食护理　宜进食高热量、高维生素、易消化的清淡饮食，忌辛辣刺激、油腻之品，戒酒戒烟。饮食宜清淡半流质，鼓励患者多饮水，多吃蔬菜和水果补充水分。风寒感冒者可用葱、姜末、胡椒粉等辛味发散的调味品以散寒。风热感冒者若发热口渴可予温开水或清凉饮料，补充津液。暑湿感冒者宜清淡饮食，忌食冷、甜、黏、油炸之品，多食西瓜、薏苡仁粥、绿豆汤等清热解暑之品；体虚感冒者饮食宜选用温补而又易消化吸收食物，如山药粥、黄芪粥、红枣、牛奶补气之品；阴虚感冒者饮食应忌温补之品，多食用清补食品，如甲鱼、银耳、海参等。

4. 情志护理　患者因有恶寒发热、头身疼痛等身体不适，情绪易于波动。除做好各种护理外，还应多关心安慰患者，使其能配合治疗保持情志舒畅，乐观开朗。

5. 用药护理　风寒感冒体虚感冒患者中药汤剂应趁热服，稍加衣被，使微汗。服药后观察汗出情况，一般微汗即可，汗多则耗伤阴液。遵医嘱对发热、头痛者选用解热镇痛药，也可根据相应的症状选用抗生素、止咳、祛痰药物口服或静脉滴注，对咳嗽严重者使用超声雾化或蒸汽吸入。外感暑湿、风热者汤药宜温服，不宜凉服。

6. 适宜技术　风寒而见恶寒发热无汗者，可行背部捏脊，取督脉及膀胱经腧穴，直至背部发热或遵医嘱针刺风池、合谷、大椎、曲池等穴位，也可用温水擦浴；汗出不畅者，可艾灸大椎、曲池穴以透汗，高热无汗者可针刺十宣放血以退热。风寒者可在风门、大椎、肺俞等处拔罐；风热者可在大椎处刺络拔罐。外感暑湿见发热伴头身疼痛者，可用刮痧和挤痧法，取脊背两侧、颈部、胸肋间隙、肩、臂、肘窝、腋窝等部位，刮痧用力均匀，以出现紫色出血点为止。鼻塞流涕者可针刺或按摩迎香、列缺、外关等穴，或用热毛巾敷鼻、额部，头痛可按摩头面部穴位，如印堂、太阳、百会等。

（四）健康教育

（1）起居有常，注意四时变化，冬春季节防寒保暖，随时增减衣服，避免外感。

（2）劳逸结合，加强锻炼，增强体质，注意卫生，饮食有节。

（3）感冒流行季节，应尽量少去人口密集的公共场所，外出时戴好口罩，室内保持空气新鲜，防止交叉感染。

（4）易患感冒者，可坚持按摩印堂、太阳、迎香、风池等穴，如时邪毒盛，流行广泛时，可服用防治方药。

第二节 哮 证

哮证是由于宿痰伏肺,遇诱因或感邪引触,导致痰阻气道,肺失肃降,痰气搏击引起的发作性痰鸣气喘病症,以发作时喉中哮鸣有声,呼吸气促困难,甚至喘息不能平卧为主要表现。后世医家鉴于哮必兼喘,故一般通称"哮喘",为与喘证区分故定名为"哮证",简称"哮证"。

西医学中的支气管哮喘、喘息性支气管炎或其他急性肺部过敏性疾患所致的哮喘,均可参考本病辨证论治。

一、病因病机

哮证属于经常反复发作性的疾患,乃宿痰伏于肺,复因外感、情志、饮食、劳倦等因素,以致痰阻气道,肺失宣降,肺气上逆而发。外感风寒或风热之邪未能及时表散,邪气内蕴于肺,壅遏肺气,气不布津,聚液生痰。具有特异体质的人,常因饮食不当,误食自己不能食的食物,如海鲜、鱼、蟹、虾等发物,而致脾失健运,饮食不归正化,痰浊内生而病哮;先天不足体质不强者,或病后体弱,致痰浊内生,成为哮证之因。

哮证病位在肺,涉及脾、肾,病理因素以痰为主。痰的产生,由于上述病因影响及肺、脾、肾,肺不能布散津液,脾不能运化精微,肾不能蒸化水液,以致津液凝聚成痰,伏藏于肺,成为发病的潜在"夙根",因各种诱因而引发。其发作的基本病理变化为"伏痰"遇感引触,邪气触动停积之痰,痰随气升,气因痰阻,痰气壅塞于气道,气道狭窄挛急,通畅不利,肺气宣降失常而喘促,痰气相互搏击而致痰鸣有声。

二、辨证施护

(一)辨证要点

1. 首辨虚实　哮证属邪实正虚之证,发作时以邪实为主,本病属邪实正虚,发作时以邪实为主,未发时以正虚为主,但久病正虚者,发时每多虚实错杂,故当按病程新久及全身症状以明辨虚实主次。

2. 辨寒热及病位　邪实当分寒、热,以及是否兼有表证的不同虚证当进一步明确虚之阴阳属性和虚之脏腑所在。肺虚者,气短声低,咳痰清稀色白,喉中常有轻度哮鸣音,自汗恶风;脾虚者,食少,便溏,痰多;肾虚者,平素短气息促,动则为甚,吸气不利,腰酸耳鸣。

(二)辨证分型

1. 发作期

(1)寒哮

[证候表现]呼吸急促,喉中哮鸣有声,胸膈满闷,面色晦暗。兼有咳不甚,痰少咳吐不爽,或清

稀呈泡沫状,口不渴,或渴喜热饮,形寒怕冷,或小便清,天冷或受寒易发,或兼恶寒发热、无汗等表证,舌苔白滑,脉浮紧。

〔护治法则〕温肺散寒,化痰平喘。

〔代表方〕射干麻黄汤。

（2）热哮

〔证候表现〕呼吸急促,喉中哮鸣,胸高气粗。兼有咳呛阵作,咳痰色黄或白,黏浊稠厚,不易咯出,面赤烦躁,口渴喜饮,口苦,舌质红,苔黄腻,脉滑数或弦滑。或兼有头痛,发热、自汗等表证。

〔护治法则〕清热宣肺,化痰平喘。

〔代表方〕定喘汤。

2. 缓解期

（1）肺虚

〔证候表现〕气短声低,咳嗽痰稀,畏寒自汗,面色㿠白,喉中常有轻度哮鸣音,每因气候变化而诱发。舌质淡,苔薄白,脉细弱或虚大。

〔护治法则〕补肺固卫。

〔代表方〕玉屏风散。

（2）脾虚

〔证候表现〕气短不足以息,少气懒言,每因饮食不当而引发。兼有平素食少脘痞,痰多,大便溏薄,身倦无力,面色萎黄,畏寒肢冷,或少腹坠感,脱肛,舌质淡,苔薄腻或白滑,脉细软。

〔护治法则〕健脾化痰。

〔代表方〕六君子汤。

（3）肾虚

〔证候表现〕气短息促,动则尤甚,吸气不利,劳累后喘哮易发。兼有腰酸腿软,浮肿,头晕耳鸣;或畏寒肢冷,面色苍白;或颧红,烦热,汗出黏手,舌淡,苔白,脉沉细或细数。

〔护治法则〕补肾摄纳。

〔代表方〕金匮肾气丸或七味都气丸。

（三）护理措施

1. 病情观察　观察哮证发作的持续时间、诱发因素、生命体征、神志、面容,有无恶寒、发热、汗出、咳嗽、发绀等症状,尤其是呼吸频率、节律、强弱及呼吸道是否通畅。有发热者,应注意观察体温的变化。急性发作期患者易在夜间和凌晨发作,应加强监护。持续发作或病情严重者应严密观察呼吸、心率、血压,警惕喘脱危候的发生。若见咯痰不爽、神志恍惚、烦躁、神昏嗜睡、汗出肢冷、面青唇紫、脉大无根者,应立即报告医师积极救治。

2. 起居护理　病室环境宜整洁安静,空气清新,避免接触花粉、动物皮毛等致敏物质及烟尘异味刺激;打扫和喷洒杀虫剂时,让患者离开现场。保持病室温湿度适宜,冷哮患者室温宜偏暖,热哮患者室温宜凉爽通风。哮证发作时绝对卧床休息,给氧。缓解期适当下床活动,循序渐进地加强锻炼身体,改善肺功能,并预防疾病发为不可逆性气道阻塞。

3. 饮食护理　饮食宜清淡易消化,避免进食生冷、油腻,以及鱼、虾、蟹、蛋类、牛奶等易过敏食物。不宜过饱、过咸、过甜。戒烟酒。寒哮者饮食宜温热,可用生姜、豆豉、葱白等辛温之品;热哮者宜凉性饮食,但不可过食生冷,可服用柚子、荸荠、枇杷、海蜇等以清热化痰,忌食胡椒、肉桂等辛辣燥热之品。

4. 情志护理　哮喘发作可引起患者紧张、焦虑、恐惧等情绪,应耐心安抚患者,保持情绪稳定,避免因紧张加重或诱发呼吸困难。

5. 用药护理　出现哮证发作先兆时,可选择气雾剂立即给药,制止发作。寒哮、肺虚、脾虚、肾虚患者汤药宜温服,热哮患者汤药宜凉服。发作有规律者,可在发作前1～2小时服药,有利于控制病情。

6. 适宜技术　发作期,热哮患者可行拔火罐疗法,取双侧肺俞、大椎、双侧风门、伏兔、丰隆等穴;针刺膻中、列缺、肺俞、尺泽等穴,以清热宣肺平喘,或行刮痧疗法,取肺俞、定喘、膻中、中府、天突、天府、尺泽、列缺等穴。寒哮患者针刺舒喘穴,艾灸天突、膻中、气海等。缓解期可艾灸肺俞、肾俞,或拔罐大椎、双侧肺俞、双侧膈俞,或根据"冬病夏治法"进行穴位敷贴。哮证反复发作者可针刺定喘、膏肓、肺俞、太渊等穴,或行耳穴贴压法,取肺、气管、肾上腺、交感等穴。

（四）健康教育

（1）起居有常,注意四时气候变化,防寒保暖,避免接触刺激性气体及易导致过敏的灰尘、花粉、食物、药物和其他可疑异物,防御外邪侵袭。

（2）饮食有节,宜清淡,忌生冷、肥甘、厚味、辛辣、海鲜发物等,戒烟酒。

（3）保持心情舒畅,善于控制自己的情绪,防止七情内伤。

（4）根据个人状况选择合适的锻炼方式,如打太极拳、练习功法等,增强体质,学做呼吸操,提高肺功能。注意劳逸结合,防止疲劳过度。

（5）指导患者做好疾病自我管理,做好哮喘日记,记录发病的症状、发作规律、先兆症状、用药情况及药后反应等,长期防治哮证。

（6）指导患者掌握常用支气管舒张剂的用法、用量,在急性发作时能简单、及时地处理,以快速缓解支气管痉挛。

第三节　心　悸

心悸,指外无所惊,患者自觉心跳异常,心慌不安,休作有时,不能自主的一种病证。心悸、惊悸、怔忡均属同一类病证。惊悸多指因惊恐导致心跳异常,渐至稍惊即悸,一旦成为心悸后,则外无所惊也悸。其证时作时止,全身情况较好,病情较轻。怔忡多由久病而成,其证时时发作,全身情况较差,病情较重。惊悸日久,则成心悸,心悸日久,可为怔忡。

西医学中各种原因引起的心律失常,如心动过缓、心动过速、期前收缩、心房颤动或扑动、房室传导阻滞、病态窦房结综合征、预激综合征,以及心功能不全、心肌炎、一部分神经症等,凡具有心悸临床表现的,均可参照本病证辨证施护。

一、病因病机

心悸的发生多由体质虚弱、饮食劳倦、七情所伤、感受外邪及药食不当等所致。心悸的病位主要在心,其病机为气血阴阳亏虚,心失所养,或邪扰心神,心神不宁。其发病与脾、肾、肺、肝四脏功能失调相关。心悸有虚实之分,但一般是虚多实少,虚证者,多因气血阴阳亏损,引起心神失养,心主不安;实证者常见痰、饮、火、瘀阻滞心脉,以致扰乱心神。如及时治疗,多能好转或痊愈;若病久,气血阴阳严重亏虚,治疗颇为棘手,预后较差;病情继续发展,可见阴阳俱损、心阳暴脱等危重证候,若得不到及时抢救,可致猝死。

二、辨证施护

（一）辨证要点

心悸的证候特点多为虚实相兼,故首应分辨虚实,虚者系指脏腑气血阴阳亏虚,实者多指痰饮、瘀血、火邪上扰。其次,当分清虚实之程度,正虚程度与脏腑虚损情况有关,即一脏虚损者轻,多脏虚损者重;在邪实方面,一般来说,单见一种夹杂者轻,多种合并夹杂者重。但总属虚多实少。其次,脉搏的节律异常为本病的特异征象,故辨脉象可以帮助判定心悸的寒热虚实属性。也可从引起心悸的原因、发作的频率、病程的长短及伴随症状区分心悸的轻重。

（二）辨证分型

1. 心虚胆怯证

[证候表现] 心悸不宁,善惊易恐,稍惊即发,劳则加重,自汗,坐卧不安,恶闻声响,少寐多梦而易惊醒,舌淡红,苔薄白,脉数,或细弦。

[护治法则] 镇惊定志,养心安神。

[代表方] 安神定志丸。

2. 心脾两虚证

[证候表现] 心悸气短,头晕目眩,失眠健忘,倦怠乏力,面色无华,口唇色淡,纳少腹胀,大便溏薄,舌淡红苔薄白,脉细弱。

[护治法则] 补血养心,益气安神。

[代表方] 归脾汤。

3. 阴虚火旺证

[证候表现] 心悸易惊,心烦失眠,五心烦热,口干,盗汗,思虑劳心则症状加重,伴耳鸣腰酸,头晕目眩,急躁易怒,舌红少津,苔少或无,脉细数。

[护治法则] 滋阴清火,养心安神。

[代表方] 天王补心丹合朱砂安神丸。

4. 心阳不振证

[证候表现] 心悸不安,动则尤甚,形寒肢冷,胸闷气短,面色苍白,形寒肢冷,或伴心痛,舌淡苔白,脉虚弱或沉细无力。

[护治法则] 温补心阳,安神定悸。

[代表方] 桂枝甘草龙骨牡蛎汤。

5. 水饮凌心证

[证候表现] 心悸眩晕,胸闷痞满,渴不欲饮,小便不利,或下肢水肿,形寒肢冷,伴恶心呕吐,流

涩,舌淡胖,苔白滑,脉象弦滑或沉细而滑。

[护治法则] 振奋心阳,化气利水。

[代表方] 苓桂术甘汤。

6. 瘀阻心脉证

[证候表现] 心悸不安,心胸憋闷,心痛时作,痛如针刺,面唇紫暗,爪甲青紫,舌质紫暗或有瘀斑,脉涩或结或代。

[护治法则] 活血化瘀,理气通络。

[代表方] 桃仁红花煎。

7. 痰浊阻滞证

[证候表现] 心悸气短,胸闷胀满,兼有食少腹胀,恶心呕吐,或伴烦躁失眠,口干口苦,纳呆,大便秘结,小便短赤,舌苔白腻或黄腻,脉弦滑。

[护治法则] 理气化痰,宁心安神。

[代表方] 导痰汤。

(三) 护理措施

1. 病情观察 观察心悸发作持续时间、诱发因素及发作的规律,以及心率、心律、脉象、血压等变化,给予心电监护,做好记录。若见脉结代、呼吸不畅、面色苍白等心气衰微表现,立即予以吸氧。心率持续在每分钟120次以上或40次以下或频发期前收缩,及时报告医师,予以处理。心阳不振,心力衰竭者,应注意观察其有无呼吸困难、喘促、咳吐粉红色泡沫痰的情况,可给予氧气吸入,必要时加20%~30%酒精湿化后吸入,协助患者采取半卧位、坐位或垂足坐位。若患者出现胸中绞痛,喘促大汗、面色苍白、四肢厥冷等心阳暴脱危象,应及时配合医师进行抢救。

2. 起居护理 保持病室环境安静整洁,空气新鲜,温湿度适宜,注意气候变化,防寒保暖,以免外邪侵袭诱发或加重心悸。避免突然而来的噪声、高音。起居有节,劳逸适度。心悸发作时宜卧床休息,有胸闷、头晕、喘息等不适时应高枕卧位或半卧位,吸氧。水饮凌心、痰阻心脉等重症应绝对卧床。保持大便通畅,排便时勿过于用力屏气努责。

3. 饮食护理 宜进食低盐、低脂、营养丰富易消化的食物,忌过饥或过饱,避免浓茶、咖啡、烈酒等刺激性饮品。心虚胆怯者可选用含钾高的蔬菜,如苋菜、油菜、菠菜、柑橘等。因钾可保护心肌细胞,以预防或减慢心律不齐或心动过速。心脾两虚者应予健脾益气生血之品,如瘦肉、牛奶、鸡汤、蛋类、鱼类、红枣、桂圆等。阴虚火旺者以水果、蔬菜、豆类为宜,如番茄、洋白菜、冬瓜、苦瓜、山慈菇、山药、甲鱼、桑椹等。心阳不振者宜清淡细软、益气温阳之品,如海参、羊肉、牛肉、胡桃肉、韭菜、生姜、葱等。水肿者,应限制饮水量,给予低盐或无盐饮食,以防伤肾损阳加重病情。水饮凌心者以益气温阳,化饮利水为原则,宜食新鲜蔬菜、藕粉、蛋花汤、牛奶、酸奶、莲子、薏苡仁、赤小豆、牛羊肉等,忌肥甘厚味如肥肉、动物内脏、脑、带鱼、鱼子、蛋黄等,少食甜食、黏食。伴浮肿者,应以无盐或低盐饮食,因水钠潴留可加重水肿,而使疾病恶化。瘀阻心脉者,以活血化瘀之品为宜,如玫瑰花、山楂、红糖等。

4. 情志护理 患者心悸发作时常自觉六神无主,心慌不宁,有时伴有恐惧感,应做好情志疏导,并采取有效的方法控制心悸。多和患者进行沟通,选择说服、劝解、安慰、鼓励等方法,使其保持心情愉快,精神乐观,情绪稳定。心虚胆怯者应特别注意避免情志内伤。瘀阻心脉患者应防止七情太过与不及,以减轻心悸发作。

5. 用药护理　遵医嘱服用各种抗心律失常药,严格按照医嘱的剂量、时间和方法给药,注意观察药物的不良反应。心阳不振者,中药汤剂应热服,补益药宜早晚温服,利水药宜空腹或饭前服用,安神药宜睡前服用。阴虚火旺者,中药汤剂宜浓煎,少量多次分服,睡前凉服,服药期间忌饮浓茶、咖啡,平时可用莲子心泡水代茶饮,有清心除烦的功效。水气凌心者,中药汤剂多为健脾温阳利水之剂,故应温服,服药期间应忌食生冷之品,并戒烟酒。

6. 适宜技术　可指压内关、神门、足三里、三阴交、胆俞、心俞等穴,以活血行气,安神定志。心悸发作时,可行耳穴埋豆,取心、神门、脑、肝、肾、交感、皮质下等耳穴。心阳不足者,可灸心俞,或针刺神门、内关等穴,以安神定惊;心虚胆怯者,可按揉心俞、内关、神门、胆俞等穴。失眠者可取神门、交感、心等耳穴进行按压,或睡前用热水泡脚及按摩脚心以宁心安神。

（四）健康教育

（1）生活起居有常,居住环境安静,避免恶性刺激及突发而来的高音、噪声,以免诱发心悸。适当进行运动锻炼,避免剧烈活动。

（2）饮食有节,勿食肥甘厚味,戒烟慎酒,忌浓茶、咖啡,限制钠盐摄入。保持大便通畅,忌用力努挣。

（3）重视自我调节情志,保持乐观开朗的情绪,丰富生活内容,避免不良情绪刺激。

（4）积极治疗原发疾病,如各种心脏病、甲状腺功能亢进、贫血等。

（5）随身携带急救药品,如硝酸甘油片等,心慌伴有胸闷、胸痛时,及时舌下含服。如出现心悸频发且重,伴有胸痛、胸闷、尿量减少,下肢水肿,呼吸气短或喘促等时,应及时就医。

第四节　不　　寐

不寐指以经常不能获得正常睡眠为特征的一类病证,表现为睡眠时间和深度不足,且不能消除疲劳、恢复精力,又称为失眠。轻者入睡困难,或寐而不酣,时寐时醒,或醒后不能再寐,严重者彻夜不寐,影响患者的生活质量。

西医学中的神经症、慢性消化不良、贫血、更年期综合征、动脉粥样硬化症、焦虑症及抑郁症等以不寐为主要临床表现时,可参考本病证辨证施护。

一、病因病机

不寐多因饮食不节、情志失常、劳逸失调、思虑过度、病后及年迈体虚等因素,导致气血阴阳亏虚,心神失养,或痰、饮、火、瘀阻心脉,扰乱心神。

本病的病位主要在心,与肝、脾、肾密切相关。其病因虽多,但总属阴阳失交,分别为阴虚不能纳阳,或阳盛不得入阴。其病理性质主要有虚实两方面。虚者为气、血、阴、阳,使心失滋养,心神失养而致不寐;实者多由痰火扰心,水饮上凌或心血瘀阻,气血运行不畅所致。不寐久病可表现为虚实兼夹。

二、辨证施护

（一）辨证要点

1. 辨虚实　虚证多属阴血不足,心失所养,其临床表现为体质瘦弱,神疲懒言,面色无华,心悸健忘;实证为火盛扰心,其临床表现为心烦易怒,口苦咽干,便秘尿赤,多因心火亢盛或肝郁化火所致。

2. 辨病位　不寐是由于心神不安或失养而神不守舍所致。其主要病位在心,且与肝、胆、脾、胃、肾的阴阳气血失调相关,如症见急躁易怒而不寐,多为肝火内扰;遇事易惊,多梦易醒,多为心胆气虚;肢倦神疲而不寐,多属脾虚不运,心神失养;嗳腐吞酸,脘闷苔腻而不寐,多为胃腑宿食,心神被扰;心烦心悸,头晕健忘而不寐,多为心肾不交,阴虚火旺等。

（二）辨证分型

1. 肝火扰心证

[证候表现]不寐多梦,甚则彻夜不眠,急躁易怒,伴头晕头胀,耳鸣,面红目赤,口干口苦,便秘尿赤,舌红苔黄,脉弦而数。

[护治法则]疏肝泻火,镇心安神。

[代表方]龙胆泻肝汤。

2. 痰热扰心证

[证候表现]心烦不寐,胸闷脘痞,泛恶嗳气,头重,目眩,口苦,舌红,苔黄腻,脉滑数。

[护治法则]清化痰热,和中安神。

[代表方]黄连温胆汤。

3. 心脾两虚证

[证候表现]入睡困难,多梦易醒,心悸健忘,伴头晕目眩,神疲食少,四肢倦怠,腹胀便溏,面色少华,舌淡苔薄,脉细无力。

[护治法则]补益心脾,养血安神。

[代表方]归脾汤。

4. 心肾不交证

[证候表现]心烦不寐,入睡困难,心悸多梦,伴头晕耳鸣,腰膝酸软,潮热盗汗,五心烦热,咽干少津,男子遗精,女子月经不调,舌红少苔,脉细数。

[护治法则]滋阴降火,清心安神。

[代表方]六味地黄丸合交泰丸。

5. 心胆气虚证

[证候表现]虚烦不寐,多噩梦,易于惊醒,触事易惊,胆怯心悸,终日惕惕,伴气短自汗,倦怠乏力,舌淡,脉弦细。

［护治法则］益气镇惊，安神定志。

［代表方］安神定志丸合酸枣仁汤。

（三）护理措施

1. 病情观察　注意观察患者睡眠情况及伴随症状，如睡眠的习惯、时间和形态，是否伴有眩晕、耳鸣、心悸、烦躁不安等症状。

2. 生活起居　病室环境宜安静，入睡时避免噪声和光线的刺激，床铺软硬适度、清洁。建立良好的作息时间。适当进行运动以促进睡眠，避免睡前做过度兴奋的事情以免影响入睡。

3. 饮食护理　饮食宜清淡易消化，少食肥甘厚味、辛辣刺激之品，忌烟酒，晚餐不宜过饱，避免睡前饮用咖啡、浓茶等过度兴奋刺激的饮料。肝火扰心者，宜食用清肝泻火之品，如菊花、柑橘、芹菜、白萝卜等；心脾两虚、心胆气虚者，宜食用补气养血安神之品，如桂圆、莲子、酸枣仁、大枣等；阴虚内热者，宜多食养阴生津之品，如银耳、百合、淡菜、海参、牡蛎等；痰热扰心者，宜食用清热化痰之品，如海带、山药、荸荠等。

4. 情志护理　情志因素是诱发或加重本病的重要因素，应与患者积极沟通，了解患者的心理动态，及时给予开解，消除烦恼、顾虑，保持心情舒畅，做到喜怒有节，避免过度兴奋、焦虑、惊恐等不良情绪。

5. 用药护理　应严格遵医嘱定时定量服药，避免长期依赖安眠药物。安神药物宜在睡前小时30～60分钟服用。若服用酸枣仁、五味子等酸性药物时，应避免与碱性药同时服用。中药汤剂以温服为主，服药后观察失眠症状是否得到缓解。

6. 适宜技术　夜卧不安者取神门、皮质下、交感、心、肝、肾穴进行耳穴贴压。或睡前用温水或中药足浴30分钟，也可按揉涌泉穴。心脾两虚者，以推拿手法按揉头面部和背部夹脊穴的经络；肝火扰心者，按揉风池、肩井、肝俞、胆俞、太冲穴，

（四）健康教育

（1）起居有常，养成良好的生活习惯，按时就寝，适当参加体力活动及户外活动，睡前用热水泡脚或沐浴。

（2）饮食有节，不过食肥甘厚味，以免伤脾；少吃辛辣焦躁食物，以免伤阴动火。晚餐勿过饱，睡前避免饮用浓茶、咖啡等。

（3）调理情志，避免七情刺激。保持乐观开朗情绪，合理安排生活和工作。

（4）长期服用安眠药物，易形成对安眠药物的依赖而引起神经精神系统的损害和智能障碍，应在医师指导下服用。

第五节　中　风

中风是由于气血逆乱，导致脑脉痹阻或血溢于脑，以突然昏仆，不省人事，半身不遂，口眼㖞斜，不语或言语謇涩、偏身麻木为主要临床表现的病证。病轻者可无昏仆仅见半身不遂和口眼㖞斜，重

者可见剧烈头痛、呕吐、昏仆等症。该病症与西医学中急性脑血管病相近,又称脑卒中,主要分为中经络与中脏腑两类。

西医学中的急性脑血管疾病,出现中风表现者,主要包括短暂性脑缺血发作、脑梗死(包括脑血栓形成、脑栓塞以及腔隙性梗死)、脑出血、蛛网膜下腔出血等均可参照本病证辨证施护。

一、病因病机

本病由脏腑功能失调,气血素虚或痰浊、瘀血内生,加之劳倦内伤、忧思恼怒、饮酒饱食、用力过度、气候骤变等因素的影响,导致瘀血阻滞、痰热内蕴,或阳化风动、血随气逆,进而导致脑脉痹阻或血溢脉外,引起昏仆不遂,发为中风。其病位在脑,与心、肾、肝、脾密切相关。其基本病机为气血逆乱,上犯于脑,脑之神明失用。本病的病性属于本虚标实、上盛下虚。标实为风、火、痰、气、瘀;本虚为气血阴阳不足,以阴虚、气虚较多见,而以肝肾阴虚为根本,两者可互为因果。急性期,多以标实证候为主;恢复期及后遗症期,多虚实夹杂,或以本虚证候为主。

二、辨证施护

（一）辨证要点

1. 辨中经络与中脏腑　按脑髓神机受损的程度与有无神志昏蒙分为中经络和中脏腑,两者可以相互转化。其主要区别在于中经络一般无神志改变,病情轻,表现为不经昏仆而猝然发生口眼㖞斜、语言不利、半身不遂;中脏腑病情重,表现为突然昏仆、不省人事或神志昏愦、迷蒙,而伴见口眼㖞斜,半身不遂。中经络者,病位较浅,病情较轻;中脏腑者,病位较深,病情较重。

2. 明辨病性　中风病性为本虚标实,急性期多以标实证候为主,根据临床表现注意辨别病性属火、风、痰、血的不同。平素性情急躁易怒,面红目赤,口干口苦,发病后甚或项背身热,躁扰不宁,大便秘结,小便黄赤,舌红苔黄则多属火热为患;若素有头痛、眩晕等症,突然出现半身不遂,甚或神昏、抽搐、肢体痉强拘急,属内风动越;素来形肥体丰,病后咯痰较多或神昏,喉中痰鸣,舌苔白腻,属痰浊壅盛为患;若素有头痛,痛势较剧,舌质紫暗,多属瘀血为患。恢复期及后遗症期,多表现为气阴不足,阳气虚衰。如肢体瘫痪,手足肿胀,口角流涎,气短自汗,多属气虚;若兼有畏寒肢冷,为阳气虚衰的表现;若兼有心烦少寐,口干咽干,手足心热,舌红少苔,多属阴虚内热。

3. 辨闭证与脱证　中脏腑者,因邪正虚实的不同,有闭证和脱证之分,均为危重症。闭证为邪气内闭清窍,多为实证。症见神昏,牙关紧闭,口噤不开,两手握固,肢体强痉,多属实证;脱证乃为五脏真阳散脱、阴阳即将离决之候,多属虚,症见昏愦无知,目合口开,鼻息低微,四肢瘫软,肢冷汗多,二便自遗,为五脏正气衰弱欲绝表现,属虚证,多为中风危候。

4. 辨病势顺逆　注意辨察患者神志和瞳孔的变化。中脏腑者,起病即现昏愦无知,多为实邪闭窍,病位深,病情重。如患者渐至神昏,瞳孔变化,甚至呕吐、头痛、项强者,说明正气渐衰,邪气日盛,病情加重。先中脏腑,如神志逐渐转清,半身不遂未再加重或有恢复者,病由重转轻,病势为顺,预后多好。若目不能视,或瞳孔大小不等,或突见呃逆频频,或突然昏愦、四肢抽搐不已,或背腹骤然灼热而四肢发凉乃至手足厥逆,或见戴阳及呕血,均属病势逆转,难以挽救。

（二）辨证分型

1. 中经络

（1）风痰阻络证

［证候表现］半身不遂，口眼㖞斜，言语謇涩或不语，偏身麻木，感觉减退或消失，头晕目眩，舌质暗淡，苔白或白腻，脉弦滑。

［护治法则］息风化痰，活血通络。

［代表方］化痰通络方。

（2）风火上扰证

［证候表现］素有眩晕头痛，突然发生口眼㖞斜，半身不遂，偏身麻木，言语謇涩或不语，或面红目赤，口苦咽干，心烦易怒，尿赤便干，舌质红，苔黄腻而干，脉弦数。

［护治法则］平肝潜阳，通络息风。

［代表方］天麻钩藤饮。

（3）阴虚风动证

［证候表现］素有眩晕耳鸣，腰酸膝软，烦躁失眠，五心烦热，手足蠕动，突然出现半身不遂，口舌㖞斜，语言不利，咽干口燥，舌质红或暗红，少苔或无苔，脉细弦或细弦数。

［护治法则］滋阴潜阳，息风通络。

［代表方］镇肝息风汤。

（4）气虚血瘀证

［证候表现］半身不遂，口舌㖞斜，言语謇涩或不语，感觉减退或消失，面色㿠白，气短乏力，口角流涎，自汗出，心悸，便溏，手足肿胀，舌质暗淡，舌苔白腻，有齿痕，脉沉细。

［护治法则］益气活血。

［代表方］补阳还五汤。

2. 中脏腑

（1）闭证

1）痰热内闭证（阳闭）

［证候表现］起病骤急，神昏或昏聩，半身不遂，鼻鼾痰鸣，肢体强痉拘急，项背身热，躁扰不宁，甚则手足厥冷，频繁抽搐，偶见呕血，舌质红绛，舌苔黄腻或干腻，脉弦滑数。

［护治法则］清热化痰，醒神开窍。

［代表方］羚羊角汤合安宫牛黄丸或至宝丹。

2）痰蒙清窍证（阴闭）

［证候表现］神志昏蒙，半身不遂，口舌㖞斜，言语謇涩或不语，痰鸣辘辘，面白唇暗，肢体瘫软，手足不温，静卧不烦，二便自遗，舌质紫暗，苔白腻，脉沉滑缓。

［护治法则］温阳化痰，醒神开窍。

［代表方］涤痰汤合苏合香丸。

（2）脱证（元气败脱证）

［证候表现］突然昏仆，不省人事，半身不遂，四肢松懈瘫软，口眼㖞斜，语言不利，目合口张，肢冷汗多，鼻鼾息微，手撒肢冷，冷汗淋漓，二便自遗，舌卷缩，脉细弱或脉微欲绝。

［护治法则］益气回阳，救逆固脱。

［代表方］参附汤合生脉散。

3. 恢复期

（1）风痰瘀阻证

［证候表现］半身不遂，口眼㖞斜，舌强言謇或失语，舌紫，苔腻，脉弦滑。

［护治法则］搜风化痰，行瘀通络。

［代表方］解语丹。

（2）气虚络瘀证

［证候表现］半身不遂，口眼㖞斜，舌强言謇，口角流涎，偏身麻木，面色萎黄，气短乏力，自汗出，舌质淡紫，或见瘀斑，苔薄白或白腻，脉沉细涩或细弱。

［护治法则］益气养血，化瘀通络。

［代表方］补阳还五汤。

（3）肝肾亏虚证

［证候表现］半身不遂，患肢僵硬，拘挛变形，肢体肌肉萎缩，口眼㖞斜，语言不利，眩晕耳鸣，腰膝酸软，舌质红，少苔或无苔，脉细弦或细弦数。

［护治法则］滋养肝肾。

［代表方］左归丸合地黄饮子。

（三）护理措施

1. 病情观察　中风急性期，密切观察患者神志、面色、呼吸、瞳孔、汗出等变化，如患者渐至神昏，瞳孔变化，甚至项强、头痛、呕吐者，提示病情加重。如神志逐渐转清，半身不遂未再加重或有恢复者，提示病情由重转轻，预后多好。若目不能视，或瞳孔大小不等，或突见呃逆频频，或突然昏聩、四肢抽搐不已，或背腹骤然灼热而四肢发凉乃至手足厥逆，均属病情恶化。若见昏迷进行性加深，血压升高，呼吸慢而不规则，或呼吸微弱，一侧瞳孔改变等症状时，为脑疝先兆，应立即报告医师，协助抢救。

2. 起居护理　病室环境安静整洁，温湿度适宜，定时开窗通风。肢体强痉或躁扰不宁者，应加床档并适当约束保护，防止跌仆。牙关紧闭者，应取下义齿，使用牙垫，防止舌损伤。危重患者取头侧卧位，要注意保持呼吸道通畅，防止肺部感染，卧床患者加强基础护理的实施，预防感染及压疮。注意保持肢体功能位，防止关节挛缩。

3. 饮食护理　饮食应清淡易消化，忌食肥甘、辛辣食物，戒烟酒。意识障碍、吞咽困难者，可采用鼻饲。中脏腑者病初48～72小时内宜禁食，病情稳定后可给予清淡、易消化的流质饮食；恢复期则以清热养阴、健脾和胃为主，予清淡、易消化的半流质饮食。

4. 情志护理　保持患者情绪稳定，避免暴怒、恐惧等不良情绪刺激。恢复期，关心体贴患者，言语开导，顺情解郁，要使患者了解病情，减少顾虑。中脏腑神志昏蒙者，应加强对家属的安慰和鼓励，给予情感支持。

5. 用药护理　中药汤剂应偏凉服，少量频服。丸、片、丹剂型的药物应研碎水调后灌服或鼻饲，可少量多次给药，防止呕吐或出现呛咳。服药期间注意忌生冷寒凉、油腻之物。对服药后腹泻较重者，应随时观察病情，以免虚脱遵医嘱正确使用降压药、脱水药，注意观察血压、尿量、神志等变化。

6.适宜技术　中风昏迷闭证患者可针刺人中、十宣、合谷等穴；脱证者，选关元大艾炷灸、神阙隔盐艾灸，直至四肢转温为止。对偏废肢体关节用运动类推拿手法等。对语言不利、口舌喝斜者，选取哑门、大椎、承浆、廉泉、风池、太阳、阳白、鱼腰、下关、颊车、合谷等穴按揉。便秘者，可用番泻叶 10 克泡茶饮，或用开塞露肛塞通便。

（四）健康教育

（1）慎起居，避风寒。规律生活，劳逸结合，病情恢复后，可适当进行体育锻炼，使气机宣畅，血脉畅达。

（2）饮食宜清淡，食勿过饱，忌食肥甘厚味、动风、辛辣刺激之品；戒烟酒。多食瓜果蔬菜，保持大便通畅。

（3）保持心情舒畅，情绪稳定，避免烦劳、恼怒，保证充足的睡眠。

（4）坚持康复训练，增强自理能力，早日回归社会。

（5）积极治疗原发病，原有高血压、高血脂、糖尿病、冠心病等患者，坚持遵医嘱服药治疗。每天定时监测血压变化，出现头痛、头晕、肢麻、震颤等中风先兆症状时，应及早就医。

第六节　头　　痛

头痛是由于外感六淫与内伤杂病所引起的以头部疼痛为主要症状的一种病证。根据病因，可分为外感头痛和内伤头痛。头痛既是一种常见病证，也是一个常见症状，也可以发生在多种急慢性疾病中，有时也可能会是某种相关疾病加重或恶化的先兆。头痛常反复发作，大多经祛邪治疗后，可逐渐好转，甚至痊愈；若头痛进行性加重，或伴视力障碍，或伴肢体半身不遂者，多病情较重。

西医学中的血管神经性头痛、高血压、脑动脉硬化等颅脑疾病，偏头痛、紧张型头痛、丛集性头痛、外伤后头痛及感染发热性疾病所致头痛等，均可参考本病证辨证施护。

一、病因病机

外感头痛多外感六淫（风邪为主），邪袭经络、上犯巅顶，清阳之气受阻，气血运行不畅，阻遏络道，而致头痛。

内伤头痛多与肝、脾、肾三脏功能失调有关。情志所伤，肝郁化火，上扰清窍；或肝阳上亢；或肝血亏虚，清空失养。因于肾者，多为肾精亏耗，髓海失充；或肾阳虚衰，清阳不展。因于脾者，多为脾虚气血生化乏源，气血亏虚，不能上荣脑髓；或脾失健运，痰浊内生，阻遏清阳。

此外，久病入络，颅脑外伤，气血阻滞，脑络不通，也可导致头痛。

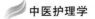

二、辨证施护

（一）辨证要点

1. 辨外感内伤　外感头痛，一般发病较急，痛势较剧，多表现掣痛、跳痛、灼痛、胀痛、重痛，痛无休止。每因外邪致病，多属实证。内伤头痛，一般起病缓慢，痛势较缓，多表现为隐痛、空痛、昏痛；痛势悠悠，遇劳则剧，时作时止，多属虚证。但亦有虚中挟实者，如痰浊、瘀血等，当权衡主次，随证治之。

2. 辨疼痛性质　辨疼痛性质有助于分析病因。风寒者多表现为头痛剧烈而连项背；风热者多表现为头胀痛如裂；风湿者多表现为头痛如裹；痰湿者多表现为头重坠或胀；肝火者多表现为头痛呈跳痛；肝阳者多表现为头痛而胀；瘀血者多表现为头痛剧烈而部位固定；虚者多表现为头隐痛绵绵，或空痛。

3. 辨疼痛部位　辨疼痛部位有助于分析病因及脏腑经络。一般气血、肝肾阴虚者，多以全头作痛；阳亢者痛在枕部，多连颈肌；寒厥者痛在巅顶；肝火者痛在两颞。就经络而言，前部为阳明经，后部为太阳经，两侧为少阳经，巅顶为厥阴经。

（二）辨证分型

1. 外感头痛

（1）风寒证

［证候表现］起病急，全头痛，其痛如破，痛连项背，恶风畏寒，口淡不渴，舌质淡红，苔薄白，脉多浮紧。

［护治法则］疏风散寒止痛。

［代表方］川芎茶调散。

（2）风热证

［证候表现］起病急，头痛而胀，甚则头痛如裂，发热恶风，口渴欲饮，面红目赤，便秘，尿黄，舌质红，苔薄黄，脉浮数。

［护治法则］疏风清热和络。

［代表方］芎芷石膏汤。

（3）风湿证

［证候表现］头重如裹，肢体困重，身热不扬，胸闷纳呆，小便不利，大便或溏，舌淡红，苔白腻，脉濡或滑。

［护治法则］祛风胜湿通窍。

［代表方］羌活胜湿汤。

2. 内伤头痛

（1）肝阳证

［证候表现］头胀痛而眩，或抽掣而痛，头痛多为两侧，头晕目眩，心烦易怒，口苦胁痛，夜寐不宁，舌质红，苔薄黄，或少苔，脉沉弦有力或弦细数。

［护治法则］平肝潜阳。

［代表方］天麻钩藤饮。

（2）肾虚证

［证候表现］头痛而空，每兼眩晕，腰膝酸软，神疲乏力，遗精带下，耳鸣少寐；偏肾阳虚则见畏寒肢冷；偏肾阴虚则见面色潮红，五心烦热，盗汗；舌淡胖，或舌红，苔薄白，或少苔，或剥苔，脉沉细无力或细数。

［护治法则］补肾填精。

［代表方］大补元煎汤。

（3）气血虚证

［证候表现］头痛眩晕，缠绵不休，面色少华，头晕，心悸不宁，遇劳则重，失眠多梦，自汗，畏风，神疲乏力，面色苍白，舌质淡，苔薄白，脉细而弱。

［护治法则］气血双补。

［代表方］八珍汤。

（4）痰浊证

［证候表现］头痛昏蒙，胸脘满闷，呕恶痰涎，舌胖大有齿痕，苔白腻，脉滑或弦滑。

［护治法则］健脾化痰，降逆止痛。

［代表方］半夏白术天麻汤。

（5）瘀血证

［证候表现］头痛经久不愈，其痛如刺，固定不移，日轻夜重，或头部有外伤史，舌紫或有瘀斑、瘀点，苔薄白，脉沉细或细涩。

［护治法则］活血化瘀，行气止痛。

［代表方］通窍活血汤。

（三）护理措施

1. 病情观察　注意观察头痛的性质、发作时间、疼痛部位，以及发作规律、诱发因素、伴随症状。密切观察神志、瞳孔、面色、脉搏、呼吸、血压、四肢活动等变化，如有异常，应及时采取措施。

2. 起居护理　病室环境安静整洁、空气新鲜。风寒头痛者，病室应温暖避风，以免复感风寒；风热头痛者室温不宜过高，衣被不宜过厚；风湿头痛者病室应温暖干燥。头痛重者需卧床休息，变动体位宜慢。平时应避免用脑过度，注意劳逸结合，保证充足的睡眠。

3. 饮食护理　外感头痛应清淡饮食，慎用补虚之品。风寒头痛宜食有助于疏风散邪的食物，如姜、豆豉、芹菜、菊花等；风热头痛者宜食具有清热泻火的食物，如绿豆、苦瓜、生梨等，忌食辛辣、香燥之品；风湿头痛者忌生冷、油腻、甘甜之类助湿生痰之品；气血亏虚者饮食应注意营养，多食血肉有情滋补之品，如瘦肉、蛋类、奶类等以补养气血，忌食辛辣、生冷之品；肝肾阴虚宜多食补肾填精食物，如核桃、芝麻、黑豆、甲鱼等，忌辛辣、刺激、烟酒。

4. 情志护理　情志变化可诱发加重头痛，头痛患者常伴有恼怒、忧伤等负性情绪。指导患者消除不良情绪，保持心情舒畅，以积极的态度和行为配合治疗。

5. 用药护理　外感头痛多用疏散外邪的中药，汤药不宜久煎，宜温热服用。内伤头痛的多用补益药，汤剂宜久煎，以利于有效成分的析出，宜空腹服药。

6. 适宜技术　可针刺太阳、风池、合谷、大椎等穴。前额痛加刺印堂、攒竹、内庭；偏头痛加刺头维、外关、列缺、足临泣；枕后头痛加刺天柱、后溪、涌泉。按摩印堂、头维、百会、风池、太阳、鱼腰等穴位,以疏经活络,疏通血脉而止痛。可根据不同病证遵医嘱选用耳穴疗法、体针疗法、耳络放血治疗等。

（四）健康教育

（1）起居有常,劳逸结合,保证充足的睡眠。

（2）选择合适的运动方式,加强锻炼,增强抗病能力。

（3）注意保持心情舒畅,避免因情志失调诱发疾病。

第七节 眩 晕

眩晕是以头晕和目眩为主要临床表现的病证。眩是眼花,晕是头晕,其特点为患者自觉周围景物旋转或自身旋转,两者常同时并见,故统称"眩晕"。轻者闭目可止,重者如坐车船,旋转不定,不能站立;严重者伴有恶心、呕吐、出汗、面色苍白,甚至昏倒等症状。

西医学中椎-基底动脉供血不足、高血压、体位性低血压、低血糖、贫血、梅尼埃病、神经衰弱、脑外伤后遗症在临床上以眩晕为主症者,均可参考本节辨证施护。

一、病因病机

眩晕的发生主要与情志不遂、年老体弱、饮食不节、久病劳倦、跌仆坠损及感受外邪等因素有关,内生风、痰、瘀、虚,导致风眩内动、清窍不宁或清阳不升,脑窍失养而突发眩晕。

本病病位在脑,与肝、脾、肾三脏密切相关。病机主要有风、痰、虚、瘀诸端,以内伤为主。风者,多因情志不遂,肝气郁结,气郁化火,风阳上扰,引发眩晕;痰者,多因过食肥甘厚味,脾失健运,痰浊中阻,清阳不升引起眩晕。肾虚者,多因年高体弱,肾精亏虚,髓海空虚,或久病劳倦、饮食衰少,气血生化乏源。若风、痰、虚日久,久病入络,或因跌仆外伤,损伤脑络,皆可因瘀血停留,阻滞经脉,气血不能上荣于头而致眩晕。在临床上,眩晕多反复发作,病程较长,其病因病机较为复杂,多彼此影响,互相转化。

二、辨证施护

（一）辨证要点

1. 辨脏腑　眩晕病位在脑,与肝、脾、肾三脏功能失常关系密切。肝阴不足,肝郁化火,均可导致肝阳上亢,其眩晕兼见头胀痛、面潮红等症状。脾虚气血生化乏源,眩晕兼有纳呆、乏力、面色㿠白等;脾失健运、痰湿中阻,眩晕兼见纳呆、呕恶、头重、耳鸣等。肾精不足之眩晕,多兼腰酸腿软,耳鸣如蝉等。

2. 辨虚实　眩晕以虚证居多,挟痰挟火亦兼有之;一般新病多实,久病多虚,体壮者多实体弱者多虚;呕恶、面赤、头胀痛者多实,体倦乏力、耳鸣如蝉者多虚;发作期多实,缓解期多虚;面白而肥为气虚多痰,面黑而瘦为血虚有火。病久常虚中夹实,虚实夹杂。

3. 辨标本　眩晕以肝肾阴虚、气血不足为本,风、火、痰、瘀为标。其中舌质淡,舌胖,舌边有齿痕,脉细或沉细,多为气血亏虚证;舌紫暗或有瘀点、瘀斑,脉涩多为瘀血证;舌红,苔黄,脉弦数多为风阳上扰证;舌红或绛,苔少或无,脉细数多为肝肾阴虚证。

（二）辨证分型

1. 肝阳上亢证

[证候表现]眩晕耳鸣,头胀头痛,急躁易怒,面色潮红,口干口苦,失眠多梦,腰膝酸软,每因烦劳郁怒而头晕、头痛加剧,舌红苔黄,脉弦细数。

[护治法则]平肝潜阳,清火息风。

[代表方]天麻钩藤饮。

2. 痰浊中阻证

[证候表现]眩晕,头重如裹,胸闷恶心,呕吐痰涎,食少多寐,舌淡胖,苔白腻,脉濡滑。

[护治法则]化痰燥湿,健脾和胃。

[代表方]半夏白术天麻汤。

3. 瘀血阻窍证

[证候表现]眩晕发作,反复不愈,头痛,痛有定处,唇甲紫暗,舌有瘀点、瘀斑,伴见舌下脉络迂曲增粗,健忘失眠,心悸,精神不振,耳鸣耳聋等,脉弦涩。

[护治法则]祛瘀生新,活血通窍。

[代表方]通窍活血汤。

4. 气血亏虚证

[证候表现]头晕目眩,动则加剧,气短声低,神疲懒言,面色㿠白,唇甲不华,发色不泽,心悸少寐,纳少腹胀,舌淡苔薄白,脉细弱。

[护治法则]补益气血,健运脾胃。

[代表方]归脾汤。

5. 肾精不足证

[证候表现]眩晕日久不愈,精神萎靡,腰酸膝软,少寐多梦,健忘,两目干涩,视力减退;或遗精滑泄,耳鸣齿摇;或颧红咽干,五心烦热;舌红少苔,脉细数;或面色㿠白,形寒肢冷;舌淡嫩,苔白,脉沉细无力。

[护治法则]滋养肝肾,填精益髓。

[代表方]左归丸。

（三）护理措施

1. 病情观察　观察眩晕发作的时间、程度、规律、诱发因素和伴随症状及血压、脉象变化,如出现剧烈头痛、呕吐、视物模糊、言语謇涩、肢体麻木、血压持续上升或胸闷、胸痛、冷汗等,应考虑中风、厥脱之危象,应立即卧床,迅速报告医师,及时救治。

2. 起居护理　病室环境应安静舒适,光线柔和,避免强光和噪声刺激。眩晕发作时卧床休息,轻症者可闭目养神,减少头部转动。指导患者变换体位或蹲起、站立时应动作缓慢,避免头部动作幅度过大引起眩晕。

3. 饮食护理　宜低盐、低脂清淡饮食,不可暴食暴饮,忌过食肥甘,戒烟酒。肝阳风动者宜食清淡,忌食辛辣、油腻、黏滑及过咸之品;痰浊中阻者宜食薏苡仁、红小豆等清热利湿之物,忌甜腻、生冷、油炸食物;气血亏虚者宜食补益气血的食物,如红枣、山药等;肾精不足者宜食补肾填精类食物,如黑芝麻、胡桃肉等。

4. **情志护理** 指导患者保持情绪稳定,避免引起情绪激动的因素,鼓励其抒发心中的郁闷和不快,移情易性,改善不良情绪。

5. **用药护理** 遵医嘱服用中药汤剂,肝阳上亢者汤药宜凉服;气血亏虚者宜温服;补益药宜早晚温服。眩晕发作时暂停服用中药汤剂。

6. **适宜技术** 眩晕发作时,可按揉风池、风府、百会、太阳等穴;或用耳穴贴压法,取内耳、肝、神门、额、枕、脾点等耳穴。伴有恶心呕吐者可按压内关、合谷等穴。

（四）健康教育

（1）生活起居有序,注意劳逸结合,切勿过劳或纵欲过度,不宜从事高空作业的工作。平素避免做头部旋转动作,外出时不宜乘坐高速车、船。

（2）保持心情舒畅、乐观,防止七情刺激。

（3）注意饮食调养,以清淡可口为宜,宜定时定量,忌食肥甘厚味,不可暴饮暴食。

（4）重视原发病的治疗,严格遵医嘱服药,不得擅自增减药量。眩晕伴有恶心呕吐、出冷汗、头痛、肢体发麻、语言不利、胸闷、胸痛、心悸、全身乏力等症状时,应及时就诊,以防并发症或中风、厥脱等危重症。

第八节 泄 泻

泄泻是以排便次数增多,粪便稀溏,甚至泻出如水样为主要临床表现的病证。古人将大便溏薄而势缓者称为泄,大便清稀如水而势急者称为泻,临床上统称为"泄泻"。

西医学中的急、慢性肠炎,肠易激综合征、过敏性结肠炎、胃肠功能紊乱,肠结核、肠道肿瘤等消化系统疾病,以泄泻为主要表现者,均可参考本病证辨证施护。

一、病因病机

泄泻的病因主要为感受外邪,饮食所伤,情志不调,禀赋不足,年老体弱及大病久病之后脏腑虚弱所致。其基本病机为脾虚湿盛,脾失健运,水湿不化,肠道清浊不分,传化失司。本病病位在肠,病变脏腑在脾胃,病理因素主要是湿。脾虚湿盛是导致泄泻发生的病机关键。急性暴泻以湿盛为主,因湿盛而致脾病,病属实证;慢性久泄则以脾虚为主,因脾虚而生湿浊,属虚证或虚实夹杂证。

二、辨证施护

（一）辨证要点

首先辨寒热虚实。凡病程短,泄泻次数较多,并有邪气实之证候,多属实证;凡病程长,泄泻次数较少,腹痛不甚,喜温喜按,神疲肢冷,多属虚证。粪便清稀或完谷不化,腹痛喜温者多属寒;粪便黄臭,肛门灼热多属热。其次辨轻重,泄泻而饮食如常,说明脾胃未败,多为轻证,预后良好;泻而不能食,形体消瘦,或暴泻无度,或久泻滑脱不禁,转为厥脱,津液耗伤,阴阳衰竭,均属重证。

（二）辨证分型

1. 寒湿内盛证

［证候表现］泻下清稀,甚至如水样,腹痛肠鸣,脘闷食少,兼有恶寒发热,鼻塞头痛,肢体酸痛,苔薄白或白腻,脉濡缓。

［护治法则］芳香化湿,解表散寒。

［代表方］藿香正气散。

2. 湿热中阻证

［证候表现］腹痛即泻,泻下急迫,或泻而不爽,粪色黄褐而臭,肛门灼热,可伴有烦热口渴,小便短赤,舌质红,苔黄腻,脉濡数或滑数。

［护治法则］清热利湿,分消止泻。

［代表方］葛根芩连汤。

3. 食滞胃肠证

［证候表现］腹痛肠鸣,泻下粪便臭如败卵,泻后痛减,脘腹胀满,嗳腐酸臭,不思饮食,舌苔垢浊或厚腻,脉滑。

［护治法则］消食导滞,和中止泻。

［代表方］保和丸。

4. 肝气乘脾证

［证候表现］平时心情抑郁,或急躁易怒,每因抑郁恼怒,或情绪紧张而发泄泻,伴有胸胁胀闷,嗳气食少,腹痛攻窜,肠鸣矢气;舌淡红,脉弦。

［护治法则］抑肝扶脾。

［代表方］痛泻要方。

5. 脾胃虚弱证

［证候表现］大便时溏时泻,反复发作。稍进油腻食物,则大便溏稀,次数增加,夹见水谷不化,伴食少纳呆,脘闷不舒,面色萎黄,肢倦乏力,舌质淡,苔白,脉细弱。

［护治法则］健脾益胃,化湿止泻。

［代表方］参苓白术散。

6. 肾阳亏虚证

［证候表现］晨起腹部作痛,肠鸣即泻,大便夹有不消化食物,脐腹作痛,形寒肢冷,腹部喜暖喜按,腰膝酸软,舌质淡,苔白,脉沉细。

［护治法则］温肾健脾,固涩止泻。

［代表方］四神丸。

（三）护理措施

1. 病情观察　注意观察泄泻的次数,粪便的色、质、量、气味,有腹痛等,根据泄泻的寒热虚实及排泄物的特征进行辨证;观察有无口渴、口唇干燥、皮肤弹性下降、尿量减少、神志淡漠等伤阴表现,若久泻者出现面色苍白、四肢冰冷、大汗淋漓等,为阳气外脱征象,若排泄物为柏油样或伴有新鲜血

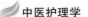

液,为胃肠道脉络损伤所致,应立即报告医师采取相应措施。

2. 起居护理　保持病室清洁,温、湿度适宜,起居有常,劳逸结合。及时更换清洗被污染的衣被。寒湿和虚弱者的病室宜温暖,注意腹部的保暖;湿热者的病室宜凉爽干燥;若为传染性腹泻,则应严格执行消化道隔离制度,以免引起交叉感染。泄泻后用温水清洗肛周,保持局部清洁干燥。

3. 饮食护理　饮食宜清淡、易消化、富含营养,多食粥、汤等炖煮食物,忌食生冷不易消化食物。寒湿内盛者应给予温中散寒、健脾利湿食物,如鲫鱼、生姜、红糖等;肠道湿热者宜食用具有清热利湿作用的食物,如藿香、车前子、豌豆等;食滞胃肠者适当控制饮食或限制饮食,食用健脾消食导滞的食物,如山楂、白萝卜、麦芽等,伴有呕吐者,不宜急于止吐,应让宿食全部吐出;肝气乘脾者宜食疏肝理气的食物,如陈皮、金橘饼等,忌食红薯、土豆等易产气食物;脾胃虚弱者饮食宜温热软烂,少油脂而易于消化,少食多餐;肾阳亏虚者宜多食温肾固摄食品,如胡桃、黑大豆、山药等。

4. 情志护理　对急性泄泻患者应多加劝慰,以稳定其情绪而不急躁;对慢性泄泻患者要鼓励其树立战胜疾病的信心。

5. 用药护理　中药汤剂应遵医嘱服用,以饭后温热服用为宜,服药后观察症状改善情况。出现阳气外脱症状应及时进行抢救,准确给药,以免延误时机。

6. 适宜技术　泄泻可采用耳穴压豆疗法,取脾、胃、大肠、小肠、交感等穴;寒湿内盛者可艾条灸足三里、中脘、天枢、关元等穴,以温中止泻,也可进行穴位按摩;肾阳亏虚可取肾俞、命门、关元等穴进行隔姜灸或隔附子灸;久泻者可进行中药敷贴,用五倍子和醋调成糊状敷脐。

（四）健康教育

（1）指导患者生活起居有节。顺应四时气候变化,防止外感风、寒、暑、湿之邪,加强体育锻炼,增强脾胃运化功能。

（2）指导患者加强饮食调养,定时定量,少食多餐。不可过食生冷,禁食不洁及腐败食物。

（3）指导患者调畅情志,避免思虑忧愁伤脾,保持心情舒畅,切忌烦躁郁怒。

（4）指导患者讲卫生,勤洗手,积极治疗相关疾病。

第九节　便　　秘

便秘是以大便排出困难,排便周期延长,或周期不长,但粪质干结,排出艰难,或粪质不硬,虽频有便意,但排便不畅为主要表现的病证。

西医学中的功能性便秘、肠易激综合征、肠炎恢复期之便秘、药物性便秘、内分泌及代谢性疾病所致的便秘,以及肌力减退所致的排便困难者,可参考本病证辨证施护。

一、病因病机

便秘主要是由饮食不节,情志失调,劳逸失当,年老体虚,病后体虚,感受外邪等所致。便秘病位主要在大肠,涉及脾、胃、肝、肾等多个脏腑,基本病机为大肠传导失常。便秘的病性可概括为虚、实两个方面。热秘、气秘、冷秘属实;气血阴阳亏虚所致者属虚。虚实之间常常相互兼夹或相互转化。若为单纯性便秘,其预后较佳;老年性便秘和产后便秘,多属虚证,则病程较长;若为疾病兼便秘者,则需观察病情的轻重而定。

知 识 链 接

"便秘"病名首见于《黄帝内经》,指出便秘与脾胃、小肠、肾有关。《素问·厥论》曰:"太阴之厥,则腹满膜胀,后不利。"《素问·举痛论》曰:"热气留于小肠,肠中痛,瘅热焦竭,则坚干不得出,故痛而闭不通矣。"东汉张仲景则称便秘为"脾约""闭""阴结""阳结",认为其病与寒、热、气滞有关,提出便秘寒、热、虚、实不同的发病机制,设立了承气汤的苦寒泻下、麻子仁丸的养阴润下、厚朴三物汤的理气通下、蜜制药挺"内谷道中"、猪胆汁和醋"以灌谷道内"等诸法,为后世医家认识和治疗本病确立了基本原则,有的方药至今仍广泛应用于临床。

二、辨证施护

（一）辨证要点

主要辨寒热虚实。例如,粪质干结,排出艰难,舌淡苔白滑,多属寒;粪质干燥坚硬,便下困难,肛门灼热,苔黄燥或垢腻,则属热;年高体弱,久病新产,粪质不干,欲便不出,便下无力,心悸气短,腰膝酸软,四肢不温,舌淡苔白,或大便干结,潮热盗汗,舌红无苔,脉细数,多属虚;年轻气盛,腹胀腹痛,嗳气频作,面赤口臭,苔厚,多属实。

（二）辨证分型

1. 实秘

（1）热秘

[证候表现] 大便干结,腹胀或痛,口干口臭,面红心烦,或有身热,小便短赤,舌红,苔黄燥,脉滑数。

[护治法则] 泻热导滞,润肠通便。

[代表方] 麻子仁丸。

（2）气秘

[证候表现] 大便干结,或不甚干结,欲便不得出,或便后不爽,胁腹痞满胀痛,纳差食少,嗳气频作,肠鸣矢气,舌苔薄腻,脉弦。

[护治法则] 顺气导滞,降逆通便。

[代表方] 六磨汤。

（3）冷秘

[临床表现] 大便艰涩,腹痛拘急,胀满拒按,胁下偏痛,手足不温,呃逆呕吐;舌苔白腻,脉弦紧。

[护治法则] 温里散寒,通便止痛。

[代表方] 温脾汤合半硫丸。

2. 虚秘

（1）气虚秘

［证候表现］大便并不干硬，虽有便意，但排出困难，但努挣用力后汗出气短，便后面色苍白，神疲乏力，肢倦懒言，舌淡胖，苔薄白，脉细弱。

［护治法则］补脾益肺，润肠通便。

［代表方］黄芪汤。

（2）血虚秘

［证候表现］大便干结，排出困难，面色无华，皮肤干燥，心悸气短，头晕目眩，失眠健忘，口唇色淡，舌淡苔少，脉细数。

［护治法则］养血滋阴，润燥通便。

［代表方］润肠丸。

（3）阴虚秘

［证候表现］大便干结，如羊屎状，形体消瘦，两颧红赤，心烦不寐，潮热盗汗，头晕耳鸣，腰膝酸软，舌红少苔，脉细数。

［护治法则］滋阴增液，润肠通便。

［代表方］增液汤。

（4）阳虚秘

［证候表现］大便艰涩，排出困难，小便清长，面色㿠白，四肢不温，腹中冷痛，腰膝酸冷，舌淡苔白，脉沉迟。

［护治法则］补肾温阳，润肠通便。

［代表方］济川煎。

（三）护理措施

1. 病情观察　注意观察患者排便的周期、次数，粪质的性状、颜色、气味，以及是否伴有腹胀、腹痛的情况，以辨别寒、热、虚、实的证候特点。

2. 起居护理　为卧床患者提供隐蔽舒适的排便环境。指导患者养成定时排便的习惯，鼓励患者每天进行适量的运动，避免久坐不动，也可进行顺时针摩腹或提肛运动，促进肠蠕动，改善便秘。

3. 饮食护理　宜进食清淡、易消化及具有润肠通便作用的食物，多饮水，避免辛辣刺激、煎炸之品，忌烟酒。热秘者，饮食宜清热凉润之品，如麦冬、鲜芦根等煎水代茶饮或蜂蜜水，以泄热润肠通便；气秘者，宜多食行气润肠通便之品，如柑橘、萝卜、佛手、木香、花生等；阳虚者，饮食宜选温阳润肠之品，如肉苁蓉、韭菜、羊肉、狗肉、核桃等，多喝热饮，忌食生冷瓜果；气虚者，宜食健脾益气之品，如山药、无花果、黄芪、党参等；血虚者，宜食养血润肠通便之品，如大枣、黑芝麻、枸杞子、当归等。

4. 情志护理　告知患者情志失调也是导致便秘的重要因素，指导患者采用调适情志的方法，保持心情舒畅，避免过度紧张、忧思。

5. 用药护理　严格遵医嘱使用通便泄泻的药物，不可随意滥用。用药后应注意观察排便的次数、量和粪质的特点。热秘者，中药汤剂宜饭前空腹或睡前凉服，大黄煎煮时应后下；虚证便秘者，中药汤剂宜空腹温服;气虚秘者,可多服用补气养阴的茶饮,如党参茶、黄精茶。

6.适宜技术　指导患者使用腹部顺揉法,患者平卧,双手抚按脐周,顺时针按摩,以调畅气机,健脾助运。实秘者,可按揉或推按中脘、天枢、足三里、大肠俞、曲池、支沟;虚秘者可轻揉足三里、中脘、胃俞、脾俞、大肠俞后,横擦八髎、命门和肾俞,以透热为度。耳穴贴压可选穴大肠、直肠、交感、皮质下、脾、三焦。阳虚秘者可用吴茱萸或肉苁蓉炒热后进行腹部热熨,以温补肾阳。便秘严重者可遵医嘱予以中药保留灌肠。

（四）健康教育

（1）指导患者生活起居有规律,加强身体锻炼,保持心情舒畅。定时排便,避免滥用泻药,保证充足的睡眠时间。

（2）指导患者养成良好的饮食习惯、多吃蔬菜、小米、粗粮等含纤维素多的食物,多食瓜果,多饮水,忌食辛辣之品,戒烟酒。

（3）教会患者及家属腹部按摩的方法,改善便秘。

第十节　消　　渴

消渴是肺、胃、肾三脏阴亏燥热灼伤津液,消灼水谷所引起的以多饮、多食、多尿,伴体重减轻、形体消瘦为主要临床表现的病证。临床表现简称"三多一少",根据"三多"症状的主次,有上、中、下三消之分。随着病情发展,可出现多种并发症,严重危及人体健康。

西医学的糖尿病、尿崩症等疾病,均有消渴特征,可参考本病证辨证护理。

一、病因病机

消渴的病因比较复杂,与平素胃热肾虚有一定的关系,先天禀赋不足、饮食不节、情志失调、年老、久病、劳欲过度等是导致胃热肾虚的主要根源。

消渴病变的部位与五脏皆有关,主要在肺、胃、肾,尤以肾为关键。三脏之中,虽可有所偏重,但往往又互相影响。消渴病的病机主要在于阴津亏损,燥热偏盛,而以阴虚为本,燥热为标,两者互为因果,阴愈虚则燥热愈盛,燥热愈盛则阴愈虚。

二、辨证施护

（一）辨证要点

1.辨病位　根据"三多"症状的轻重程度及肺燥、胃热、肾虚之别,把消渴分为上、中、下三消。上消以肺燥为主,多饮症状突出;中消以胃热为主,多食症状突出;下消以肾虚为主,多尿症状明显。但临床上单纯之上、中、下三消较少,往往相互并见。

2. 辨标本　本病以阴虚为本,燥热为标,两者互为因果。常因病程长短及病情轻重的不同,而阴虚和燥热之表现各有侧重。一般初病多以燥热为主,病程较长者则阴虚与燥热互见,日久则以阴虚为主,进而导致气阴两虚或阴损及阳,导致阴阳俱虚。

3. 辨本证与并发症　多饮、多食、多尿和消瘦为本症。易发生诸多并发症为本病的一大特点。一般以本症为主,并发症为次。多数患者先见本症,随病情的发展而出现并发症,但亦有少数患者与此相反。常见并发症有眼疾、痈疽、肺痨、胸痹、中风、水肿、肢体麻木等。

（二）辨证分型

1. 肺热津伤证

[证候表现] 烦渴多饮,口干咽燥,尿频量多,舌质红,苔薄黄,脉洪数。

[护治法则] 清热润肺,生津止渴。

[代表方] 消渴方。

2. 胃热炽盛证

[证候表现] 多食易饥,口渴多尿,形体消瘦,大便秘结,苔黄,脉滑有力。

[护治法则] 清胃泻火,养阴增液。

[代表方] 玉女煎。

3. 肾阴亏虚证

[证候表现] 尿频量多,浑如脂膏,或尿甜,头晕,耳鸣,腰膝酸软,视物模糊,口干唇燥,皮肤干燥瘙痒,舌红苔少,脉细弦数。

[护治法则] 滋阴补肾,润燥止渴。

[代表方] 六味地黄丸。

4. 阴阳两虚证

[证候表现] 小便频数,甚则饮一溲一,色浑如膏或小便清长,面容憔悴,耳轮干枯,腰膝酸软,四肢欠温,畏寒肢冷,消瘦显著,畏寒面浮,阳痿或月经不调,舌淡,苔白,脉沉细无力。

[护治法则] 温阳滋阴,补肾固摄。

[代表方] 金匮肾气丸。

（三）护理措施

1. 病情观察　注意观察患者饮水量、进食量及种类、尿量及体重等变化,并做好记录。观察患者有无低血糖反应,若出现心慌、头晕、汗出过多、面色苍白、饥饿、软弱无力、视力模糊等症状应立即进食高糖食物,如糖水、橙汁等。血糖高的患者若出现烦躁不安、呼吸深快、头痛呕吐、口有烂苹果气味应考虑酮症酸中毒,应及时报告医师进行处理。

2. 起居护理　病室应环境整洁、空气清新。衣着柔软宽松,寒暖有节。保持口腔、皮肤、足部、外阴的清洁卫生。每天检查双脚有无破损、裂口、溃疡、水疱、鸡眼等,避免继发感染引起糖尿病足。注意四肢末梢保暖,慎用热水袋,防止烫伤。

3. 饮食护理　根据患者自身情况制定按个性化饮食计划,定时定量进食,避免随意添加食物,主食提倡粗制米面和适量杂粮,多食新鲜蔬菜,忌食油腻、甜食、辛辣食物,禁烟酒。燥热伤肺者饮食以清淡为宜,多食具有清热养阴生津的食物,如苦瓜、菠菜、番茄、萝卜、黄鳝等。胃热炽盛者饮食宜用瘦肉、蛋类、猪肝、乳制品等高蛋白食物,以加强营养,补充消耗量。肾阴亏虚者宜选用地黄粥、枸杞粥、桑葚汁等滋肾养阴之食物。阴阳两虚者饮食宜补益脾肾、益气养阴食物,如猪胰、猪肾、黄芪、黑豆等。

4. 情志护理　体贴安慰患者,耐心开导,鼓励患者增强信心,消除各种思想顾虑,积极配合治疗,战胜疾病。

5. 用药护理　中药宜按时服用,汤剂宜温服,服药时间以饭后半小时为宜。使用口服降糖药物及胰岛素治疗时,注意给药时间、剂量要准确,指导按时进餐,并加强巡视。

6. 适宜技术　不宜针刺,慎用灸法,可做按摩。肾阴亏虚患者可按摩足少阴肾经、足厥阴肝经及任督二脉,取肾俞、关元、三阴交等穴。用红外线等理疗温度不宜过高,以防烫伤。消渴患者若出现肢体麻木,可选用糖痛外洗方进行手足部中药熏洗。

（四）健康教育

（1）指导患者及家属掌握与疾病相关的知识,提高自我管理的能力,有效控制血糖,防止或延缓并发症的发生。

（2）告知患者养成良好的行为习惯,合理饮食,戒烟限酒,保持良好心态,适当运动锻炼。

（3）指导患者掌握在居家血糖监测的方法,做好记录,为下次就诊提供参考。应让患者知道若出现头晕、头痛、出冷汗、软弱无力等症状,可能是低血糖的表现,应立即口服糖水以缓解症状。外出时要随身携带糖块,以便在出现低血糖时及时服用。若食欲不振、恶心、呕吐、烦躁等症状,应警惕发生糖尿病酮中毒之可能,须立即就医。

第十一节　痔

痔是直肠末端黏膜下和肛管皮肤下的直肠静脉丛发生扩大、曲张而形成的柔软的静脉团,并由此产生出血、栓塞或团块脱出的病症。根据发病部位,分为内痔、外痔和混合痔。

内痔指发生于肛门齿线以上,直肠末端黏膜下的痔内静脉丛扩大、曲张所形成的柔软静脉团。外痔指发生于肛门齿线以下,由痔外静脉丛扩大曲张或痔外静脉破裂或反复炎症纤维增生而成的疾病。混合痔是指内、外痔静脉丛曲张,相互沟通吻合,使内痔部分和外痔部分形成一整体者,兼有内痔、外痔的双重症状。

西医学中的各期内痔和各种炎性外痔,均可参考本病证辨证施护。

一、病因病机

内痔多因脏腑本虚,兼因久坐久立、负重远行,或长期便秘,或泻痢日久,或临厕久蹲,或饮食不节,过食辛辣刺激,导致脏腑功能失调,风湿燥热下迫大肠,瘀血浊气结滞不散,筋脉懈纵而成痔。日久气虚,中气下陷,不能摄纳则痔核脱出。外痔多因饮食不节,过食辛甘厚味,内蕴热毒,外伤风湿或破损染毒,导致气血运行不畅,经脉阻滞,湿热结聚肛门,日久成痔。

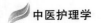

二、辨证施护

（一）辨证要点

1. 辨内外痔　生于肛门齿线以上，黏膜下的痔内静脉丛发生扩大和曲张所形成的静脉团为内痔；生于肛管齿线以下，痔外静脉丛扩大曲张或反复发炎而形成的为外痔。内痔的主要症状为便血，较大的内痔伴有脱垂；外痔的主要症状为坠胀、疼痛和异物感。

2. 辨虚实　内痔实证者下血鲜红，或便前便后，或量多量少，或如射如滴。湿热下注者，其血色污浊；虚证者，下血色淡而清，或晦而不鲜。内痔较大者伴有肛门脱垂。气虚者，痔核脱出不纳，肛门有下坠感。血虚者，痔核脱出，便血量多色淡。

（二）辨证分型

1. 内痔

（1）风伤肠络证

［证候表现］大便带血，呈滴血或喷射状，颜色鲜红，兼有肛门瘙痒，舌红苔薄黄，脉浮数。

［护治法则］清热解毒，凉血祛风。

［代表方］凉血地黄汤。

（2）湿热下注证

［证候表现］便血色鲜，量较多，肛内肿物外脱，可自行回纳，肛门灼热，舌红苔黄腻，脉弦滑或弦数。

［护治法则］清热利湿，凉血止血。

［代表方］脏连丸。

（3）气滞血瘀证

［证候表现］肛内肿物易脱出，甚或嵌顿，肛管紧缩，坠胀疼痛，甚则肛缘有水肿、血栓，舌红或暗红，苔白或黄，脉弦细涩。

［护治法则］清热利湿，活血化瘀。

［代表方］止痛如神汤。

（4）脾虚气陷证

［证候表现］肛门松弛有下坠感，痔核脱出需手法复位，便血色鲜或淡，面色无华，神疲乏力，少气懒言，食少便溏，舌淡胖边有齿痕，苔薄白，脉弱。

［护治法则］补中益气，升阳举陷。

［代表方］补中益气汤。

2. 外痔

（1）湿热下注证（静脉曲张性外痔）

［证候表现］排便后肛缘肿物隆起不缩小，坠胀感明显，甚则灼热疼痛或有滋水，伴有小便短赤，大便秘结，舌红，苔黄腻，脉滑数。

［护治法则］清热利湿，活血散瘀。

［代表方］萆薢化毒汤合活血散瘀汤。

（2）血热瘀结证（血栓性外痔）

［证候表现］肛缘肿物突起，疼痛剧烈难忍，肛门坠痛，可触及硬结节，色暗紫，伴口渴、便秘，烦热，舌质紫，苔薄黄，脉弦涩。

［护治法则］清热凉血，消肿止痛。

［代表方］凉血地黄汤。

（3）湿热蕴结证（炎性外痔）

［证候表现］肛缘肿物肿胀疼痛，咳嗽、行走、坐位均可加重疼痛，伴有尿赤便干，舌红，苔黄腻，脉滑数。

［护治法则］清热祛风利湿。

［代表方］止痛如神汤。

（三）护理措施

1. 病情观察　注意观察痔核的大小、有无脱出、表面是否糜烂或坏死。观察患者有无排便困难，有无肛门疼痛；大便出血时是否有大便表面带鲜血或是便后滴血、喷血，有无带黏液；便血发作的次数，是否伴有头晕、眼花、乏力等症状。了解患者排便后的情况，如有无肿块脱出；能否自行回纳；是否需用手推回。询问患者肛门皮肤有否瘙痒，有否肿块嵌顿史。

2. 起居护理　保持肛门清洁干燥，内裤宜柔软，避免刺激肛门。保持大便通畅，避免排便时用力过猛。对脾虚气陷、湿热下注者避免久蹲久坐，适时更换体位。内痔下血量多者或脾虚气陷证者，宜卧床休息。内痔脱出嵌顿疼痛剧烈，取健侧卧位。严重的内痔及手术后患者宜侧卧。外痔伴有感染或发生嵌顿，或突发血栓外痔者应卧床休息并报告医师处理。

3. 饮食护理　建立良好的饮食习惯，饮食要有规律，定时定量，不可偏食，切勿暴饮暴食。少食辛辣、香燥、海腥发物、刺激性食物及肥腻之品。多吃蔬菜、水果，多饮开水。饮食不宜过分精细，要食五谷杂粮，平时荤素配搭要合理。湿热下注者宜食用淡渗利湿兼以清热的食物，如薏苡仁、莲子、茯苓、赤小豆、绿豆、冬瓜等，可用鲜菊花、马齿苋、鱼腥草、蒲公英、金银花等煎汤代茶饮，或常食绿豆粥。

4. 情志护理　本病缠绵，经久不愈，痔核脱出、疼痛、便血易造成患者情绪紧张。应耐心解释告知疾病有关的知识，消除患者的紧张、恐惧心理。

5. 用药护理　中药汤剂一般温热服，清热泻火之汤剂宜凉服，观察服药后效果。润肠通便药宜睡前或晚餐后 1 小时服用。每日排便后可遵医嘱用金黄膏、马应龙痔疮膏、生肌玉红膏涂于患处。

6. 适宜技术　中药熏洗法适用于各期内痔及内痔脱出时，常用五倍子汤、苦参汤等，具有活血止痛、收敛消肿等作用。中药外敷法适用于各期内痔及手术后换药，具有消肿止痛、收敛止血、生肌收口等作用。常用药物有马应龙痔疮膏、黄连膏、消痔散、桃花散、生肌玉红膏等。

（四）健康教育

（1）指导患者养成良好的卫生习惯及预防便秘的方法，排便时不要分散注意力，以免蹲厕过久。注意肛门卫生，便后宜用清洁柔软的手纸揩擦，用温热水清洗肛门，可经常用热水或温盐水坐浴。多锻炼身体，增强抗病能力。避免久站或久坐。

（2）饮食要有规律，不暴饮暴食，种类多样化，粗细搭配合理，主副食搭配比例适宜。注意劳逸

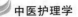

结合及起居调摄。

（3）指导患者进行提肛运动,以改善肛门局部血液循环,锻炼肛门括约肌,减少痔疮复发。

第十二节 乳 痈

乳痈是由热毒侵入乳房所引起的一种急性化脓性疾病,又称"吹乳""外吹乳痈"。本病多见于哺乳期妇女,尤以初产妇多见,好发于产后3～4周。

西医学中的急性化脓性乳腺炎,可参照本病证进行辨证施护。

一、病因病机

乳汁淤积是导致乳痈最常见的病因。因内有肝郁胃热,或挟风热毒邪侵袭,引起乳汁淤积,乳络闭阻,气血瘀滞,热盛肉腐而成脓。

二、辨证施护

（一）辨证要点

乳痈以实证为多,实证可见患乳肿胀、疼痛、皮肤焮红、脓汁稠厚,伴发热,口渴,便秘尿赤,舌红苔黄腻,脉洪数。虚证可见患乳成脓,收口时间较长,疮口脓水淋漓,脓汁清稀,常伴全身乏力,面色少华,或低热不退,饮食减少,舌淡苔薄,脉弱无力。

（二）辨证分型

1. 气滞热壅证

［证候表现］乳房肿胀疼痛,皮肤微红或不红,肿块或有或无,乳汁分泌不畅,伴有恶寒发热,头痛,胸闷不舒,舌红苔薄黄或黄腻,脉象弦数。

［护治法则］疏肝清热,通乳消肿。

［代表方］栝楼牛蒡汤。

2. 热毒炽盛证

［证候表现］肿块逐渐增大,皮色焮红,疼痛加重,硬块中央变软,按之有波动感,切开引流不畅,伴壮热不退,口渴喜饮,尿赤便秘,舌红苔黄腻,脉弦数。

［护治法则］清热解毒,托里透脓。

［代表方］透脓散加味。

3. 正虚邪恋证

［证候表现］破溃出脓后,寒热渐退、肿消痛减。肿块破溃后,疮口脓水不断,或乳汁从疮口溢出,久不愈合,形成乳漏,全身乏力,面色无华,或低热不退,饮食减少,舌淡,苔薄,脉弱无力。

［护治法则］益气合营托毒。

［代表方］托里透脓散加减。

（三）护理措施

1. 病情观察　注意观察乳汁分泌情况,观察患乳肿胀范围、局部皮肤温度、皮肤色泽,疼痛程度,有无肿块,全身有无恶寒发热,是否伴有胸闷头痛、恶心呕吐,以及同侧腋窝淋巴结肿大、压痛等情况。

2. 起居护理　病室宜安静整洁,温、湿度适宜。保持患侧乳房局部清洁,哺乳期妇女应暂停患侧乳房哺乳,定时抽吸乳汁,防止乳汁淤积,或用乳罩托起乳房,以减少疼痛。若乳房切开排脓,取半卧位或患侧卧位,以利脓液流出。

3. 饮食护理　饮食宜清淡、易消化,营养丰富。多食蔬菜水果、豆制品、瘦肉、鸡蛋等,忌食肥甘、辛辣刺激性食物和海腥发物。气滞热壅者可选用蒲公英薄荷饮,以理气清热、通乳消肿。热毒炽盛者宜食清热生津之品及清凉饮品,正虚邪恋者宜多进食高营养、易消化的食物,如黄芪粥、当归牛肉汤等。

4. 情志护理　乳痈患者多因患处疼痛不能正常哺乳而产生焦虑烦躁的情绪,应积极疏导,使其消除紧张,缓解焦虑,保持心情舒畅,积极配合治疗。

5. 用药护理　初起局部肿痛、乳汁不通、乳汁淤积明显者,可用金黄散、玉露散或双柏散湿敷。成脓期,脓肿小而浅者,可用针吸穿刺抽脓,并外敷金黄膏;脓肿形成后及时切开引流。

6. 适宜技术　乳痈初起,局部肿痛,乳汁淤积明显者可行乳房按摩。初期乳房肿痛者还可采用拔火罐法,取侧卧位,选与患处相对应的背部,以火罐拔之。初期可取乳根、中脘、天枢、气海、肝俞、脾俞等穴进行穴位按摩,配以摩法、揉法、按法、拿法等手法,促进淤积的乳汁排出以消散肿块。

（四）健康教育

（1）指导产妇合理哺乳,保持乳汁排出通畅,防止乳汁淤积。

（2）保持乳头清洁,可用温水清洗乳头。

第十三节　痛　　经

妇女正值经期或经行前后,出现周期性小腹疼痛,或痛引腰骶,甚则剧痛晕厥者,称为"痛经",亦称之"经行腹痛"。痛经时间长短不一,疼痛程度轻重不同,一般疼痛较重者,可造成患者坐卧不安,影响工作和学习,甚至出现昏厥状态。若仅感小腹或腰部轻微胀痛不适,为经期的正常生理现象,不作痛经而论。

西医学原发性痛经,子宫内膜异位症、子宫腺肌病及盆腔炎等引起的继发性痛经,可参考本病证辨证施护。

一、病因病机

本病的病位在子宫、冲任。其病机有虚实之分。实者为气血不通,瘀阻冲任、子宫、胞脉,经血流通受阻,不通则痛,其主要病因有寒凝、气滞、湿热等。虚者为冲任、胞宫、胞脉失煦或失于濡养,不荣则痛,其主要病因有寒凝血瘀、气滞血瘀、湿热蕴结、肾气亏损、气血虚弱。

二、辨证施护

（一）辨证要点

根据疼痛发生的时间、部位、性质及疼痛的程度,结合月经的特点及全身的症状,辨虚实、病位及寒热。一般痛经发于经前或经行之初,多属实;月经将净或经后始作痛者,多属虚。隐痛、坠痛、喜揉喜按属虚;绞痛,灼痛、刺痛、拒按属实。痛在少腹一侧或双侧多属气滞,病在肝;其痛在小腹正中常与子宫瘀滞有关;若痛及腰脊多属病在肾。灼痛得热反剧属热绞痛;冷痛得热减轻属寒;痛甚于胀,持续作痛属血瘀;胀甚于痛,时痛时止属气滞。

（二）辨证分型

1. 气滞血瘀证

［证候表现］经前或经期小腹胀痛拒按,经血量少,经行不畅,经色紫暗有块或有烂肉样物排出,块下痛减,伴有胸胁、乳房胀痛,胸闷不舒,舌质紫暗,舌下有瘀点,脉弦涩。

［护治法则］理气行滞,化瘀止痛。

［代表方］膈下逐瘀汤或痛经方。

2. 寒凝血瘀证

［证候表现］经前或经期小腹冷痛拒按,得热痛减,或月经周期延后,经量少,经色紫暗有块,伴有面色青白,畏寒肢冷,舌暗苔白,脉沉紧。

［护治法则］温经散寒,祛瘀止痛。

［代表方］温经汤。

3. 湿热瘀阻证

［证候表现］经前或经期小腹胀痛拒按,有灼痛感,痛连腰骶,平素小腹疼痛于经前加剧,经量多或经期长,经色暗红,质稠或夹有血块,带下量多,黄稠臭秽,或伴有经前低热起伏,小便黄赤,舌红,苔黄腻,脉滑数。

［护治法则］清热除湿,化瘀止痛。

［代表方］清热调血汤。

4. 气血虚弱证

［证候表现］经期或经后小腹隐痛喜按,或小腹空坠,月经量少,色淡质稀,伴面色无华,头晕心悸,神疲乏力,舌淡,苔薄,脉细弱。

［护治法则］益气养血,调经止痛。

［代表方］圣愈汤。

5. 肝肾亏虚证

［证候表现］经期或经后小腹绵绵作痛,喜揉喜按,月经量少,色淡质稀,伴腰膝酸软,头晕耳鸣,舌淡红,苔薄,脉沉细。

［护治法则］益肾养肝,养血止痛。

［代表方］调肝汤。

（三）护理措施

1. 病情观察　注意观察患者疼痛部位、程度与性质，若患者出现面色苍白、汗出、肢冷等虚脱症状时，应立即报告并协助医师及时处理，以免发生晕厥。

2. 起居护理　保持病室环境整洁、舒适，注意保暖，防止感受外邪。痛经时宜卧床休息，疼痛缓解后，可适当参加一些户外活动，如散步、做操、打太极拳等，以增强体质。经期保持会阴清洁，禁房事及不必要的妇科检查。湿热瘀阻者痛经时忌用热敷，寒凝血瘀者在经期、经后局部热敷或热熨，以温暖子宫，使气血调畅。

3. 饮食护理　经期饮食宜温热、富有营养，忌生冷、肥甘厚味或辛辣刺激之品。痛经剧烈时，给予半流质或流质饮食。气滞血瘀者宜多食理气活血之品，如玫瑰花、橘饼、山楂等；寒凝血瘀者以温性食品为主，如红糖、大枣、鸡蛋、韭菜等，忌食生冷、辛辣、酸涩食物，如冷饮、醋、蟹、虾、柿子等寒性食物，可服食生姜红糖汤、紫苏红糖汤、艾叶煎汤等；湿热瘀阻者可选用偏凉性食物，如苦瓜、丝瓜、冬瓜、大白菜、莲藕等，忌食辛辣助湿之品；气血亏虚者给予高营养、易消化饮食，可食山药、大枣、龙眼肉、乌鸡等；肝肾亏虚者可适当多进补益肝肾之品，如黑芝麻、核桃、甲鱼、黑鱼、猪肝等。

4. 情志护理　关心体贴患者，注意情志疏导，解除其顾虑和恼怒情绪，促进气血通畅。

5. 用药护理　遵医嘱按时服药，不可擅自服用止痛药，服药后注意观察小腹疼痛等症状的缓解情况。

6. 适宜技术　寒凝血瘀者可取气海、中极、归来、三阴交等穴进行艾灸，也可热敷或热熨腹部，如用食盐、葱白、生姜（切碎），烘热后装入布袋中，热敷小腹，注意避免烫伤。气滞血瘀者可取气海、中极、肝俞、三阴交、太冲等穴施灸。

（四）健康教育

（1）经期应注意个人卫生及腹部保暖。

（2）平时注意饮食调理，忌生冷、寒性、辛辣刺激之品。

（3）若为子宫内膜异位症或盆腔炎症等继发的痛经患者，应及时诊治原发病。

第十四节　产后缺乳

产后缺乳是指产妇在哺乳期内，乳汁甚少或全无。又称"乳汁不行"或"乳汁不足"。本病若是由于营养不良或手术创伤、七情所伤或高热导致乳汁骤减，经过治疗一般疗效较好，若乳房腺体组织发育不良，疗效多不理想。

西医学的产后缺乳、泌乳过少等可参考本病证辨证施护。

一、病因病机

本病发病机制为化源不足和瘀滞不行。常由气血虚弱、肝郁气滞和痰浊阻滞所致。

1. 气血虚弱　素体气血虚弱，复因产时失血耗气，或脾胃虚弱，气血生化不足，以致气血虚弱，冲任气血不足，无以化乳，则产后乳汁甚少，或全无。

2. 肝郁气滞　素性抑郁，或七情所伤，肝失条达，气血失畅，以致冲任经脉涩滞，阻碍乳汁运行，因而缺乳。

3. 痰浊阻滞　产妇素体肥胖或产后嗜食肥甘厚味，脾失健运，痰湿内盛，阻滞乳络，导致"乳汁不行"。

二、辨证施护

（一）辨证要点

根据乳房有无胀痛、乳汁的稀或稠，结合全身症状及舌脉辨其虚实。乳汁清稀，乳房柔软无胀感，多为虚证；乳汁浓稠，乳房胀硬，多为实证。

（二）辨证分型

1. 气血虚弱证

［证候表现］产后乳少，或逐渐减少甚或全无，乳汁清稀，乳房柔软无胀感，挤压乳汁点滴而出；面色少华，神疲乏力，气短懒言，头昏眼花，心悸怔忡，纳少便溏；舌质淡，舌苔薄白，脉细弱。

［护治法则］补气养血，佐以通乳。

［代表方］通乳丹。

2. 肝郁气滞证

［证候表现］产后乳汁涩少或不下，浓稠，乳房胀硬，或有积块，或突然情志所伤，乳汁骤减或不下；情志抑郁不乐，嗳气叹息，胸胁胀满，胃脘不舒，食欲不振；舌质正常，舌苔薄白，脉弦。

［护治法则］疏肝解郁，通络下乳。

［代表方］下乳涌泉散。

3. 痰浊阻滞证

［证候表现］产后乳汁稀少，或点滴皆无，乳汁不稠，乳房丰满，按之松软而无胀感；形体肥胖，胸闷泛恶，纳少便溏，大便黏滞不畅，或食多乳少；舌质淡胖，舌苔白腻，脉弦滑。

［护治法则］健脾化痰，通络下乳。

［代表方］漏芦散合苍附导痰丸。

（三）护理措施

1. 病情观察　观察乳汁的质、量，排出是否通畅及乳房情况，分析产后是否有无产后失血过多、恶露过多、情志不遂、脾胃素虚等情况。

2. 起居护理　保持病房环境安静整洁，产妇要有充分的休息和睡眠，适当活动，做到心情舒畅。做好孕期乳头护理，及时纠正孕期贫血，预防产后大出血。提倡早期哺乳、按需哺乳、坚持哺乳，指导产妇科学的哺乳方法。

3. **饮食护理** 饮食宜清淡,营养丰富,可多喝汤水,忌辛辣刺激、肥甘厚味、生冷之品。可用猪蹄黄芪归草汤。气血虚弱者宜多食鸡汤、鲫鱼汤等补益气血的汤汁;肝郁气滞者宜多食金橘、丝瓜、萝卜等疏肝理气之品;痰浊阻滞者宜多食山药、薏苡仁、茯苓、陈皮、萝卜等健脾化痰之品。

4. **情志护理** 多关心产妇,及时调整情绪,保持心情愉悦。

5. **用药护理** 理气方不宜久煎,饭后温服;补益气血方宜文火久煎,空腹温服。服药后注意观察乳汁和乳房的情况,以及有无不良反应。

6. **适宜技术** 针灸取脏中、少泽、乳根。气血虚弱证加脾俞、足三里、三阴交;肝郁气滞证加内关、太冲、期门;痰湿阻滞证加丰隆。实证用泻法,虚证用补法,或加灸法。虚实夹杂用平补平泻法。经穴推拿先用湿毛巾温拭乳房 5 分钟,再用拇指及食指指腹轻轻按揉,从乳房周围向乳头方向缓慢按摩,每次 5～10 分钟,每日 2～3 次。耳穴贴压选用胸、乳腺、内分泌,气血虚弱型加脾、胃;肝郁气滞型加肝、神门。

（四）健康教育

（1）重视产后饮食调理,加强营养,保证充分的休息和睡眠。

（2）适度进行活动,保持积极、乐观的心态,心情要舒畅。

第十五节 积 滞

积滞是小儿内伤乳食,停于中焦,积聚不化,气滞不行,所形成的一种脾胃病证,其主要临床特征是不思乳食、脘腹胀满、嗳腐吞酸、大便溏薄酸臭或秘结等。本病一年四季均可发生,尤以夏秋季节暑湿当令之时发病率较高。各年龄阶段均可发病,但以婴幼儿为多见。若积滞日久,迁延失治,容易转化为疳证。

西医学中消化不良可参考本节辨证施护。

一、病因病机

引起本病的主要原因为乳食不节,喂养不当,乳食内积不化;或脾胃虚弱,腐熟运化不及,乳食停滞不化。其病位在脾胃,基本病机为乳食停滞,积而不化,气滞不行。

二、辨证施护

（一）辨证要点

本病病位在脾胃,病属实证。但如患儿素体脾胃虚弱,则可出现虚实夹杂证,积滞内停,又有寒积或化热的病变,可依据病史、伴随症状,以及病程来辨别其虚、实、寒、热。一般面色萎黄或无华,腹痛喜按,大便溏泄、臭味不甚,四肢不温,舌质淡、苔白,脉虚弱,指纹色淡者,为寒证、虚证。面色发红,腹痛拒按,大便干结,气味臭秽,舌质红、苔黄,脉数,指纹色紫者,属热证、实证。积滞日久不愈渐成疳积,证候由实转虚,而表现为虚实寒热夹杂之候。

（二）辨证分型

1. 乳食内积证

[证候表现] 不思乳食,脘腹胀满,疼痛拒按,呕吐食物、乳片,大便臭秽,哭闹不宁,夜眠不安,舌质淡红,苔白腻,脉弦滑,食指指纹紫滞。

[护治法则] 消乳化食,和中导滞。

[代表方] 消乳丸或保和丸。

2. 食积化热证

[证候表现] 不思乳食,口干,脘腹胀满,腹部灼热,手足心热,心烦易怒,夜寐不安,小便黄,大便秘结臭秽,舌质红,苔黄腻,脉滑数,食指指纹紫。

[护治法则] 清热导滞,和中消积。

[代表方] 枳实导滞丸。

3. 脾虚夹积证

[证候表现] 面色萎黄,形体消瘦,神疲乏力,四肢倦怠,不思乳食,食则腹满饱胀,喜按,大便稀溏,夹有乳片或不消化食物残渣,有腥味,舌质淡,苔白腻,脉细滑,食指指纹淡滞。

[护治法则] 健运脾胃,消食化滞。

[代表方] 健脾丸。

（三）护理措施

1. 病情观察　注意病情变化,给予适当处理。主要观察小儿乳食的食量、次数的变化,食后脘腹胀满、疼痛情况,呕吐物的性状、味道,二便量、色、质、味的变化,形体消瘦状况,以及睡眠和情绪的变化情况。

2. 起居护理　生活规律,按时作息,保证充分的休息和睡眠,以利于脾胃功能的恢复。注意腹部保暖,避免受凉。脾虚便溏者,腹部给予热熨,以减轻腹部胀痛。注意口腔护理,若有呕吐,应及时清理呕吐物。

3. 饮食护理　宜食易于消化的流质、半流质或软食;少量多餐;忌食生冷、油腻、不易消化之品。乳食内积患儿应暂时控制饮食,积滞消除后,逐渐恢复正常饮食。呕吐患儿应暂停进食,并给生姜汁数滴加少许糖水饮服。

4. 情志护理　护理人员应有足够的耐心及细心,及时观察患儿的情绪变化,嘱家长安抚小儿烦躁的情绪,通过适当的娱乐活动,使其保持乐观的精神。

5. 用药护理　中药汤剂以温服为宜。因小儿喂食中药困难,故汤药宜浓煎,分次少量频服。丸药宜用温热水溶化后喂服。服药期间,密切观察患儿服药后的反应,如出现异常,及时处理。

6. 适宜技术　耳穴贴压取胃、大肠、神门、交感、脾等穴。乳食内积患儿可采用穴位按摩取中脘、足三里等穴。脾虚夹积患儿可热熨法,用酒糟入锅内炒热,分次装袋,交替放腹部热熨。

（四）健康教育

（1）指导患儿养成良好的饮食习惯,少食寒凉、肥甘厚味、煎炸之品,避免偏食或吃零食。哺乳期患儿提倡母乳喂养,定时定量。

（2）指导患儿家属掌握与积滞疾病相关的知识,早发现、早治疗,防止病情迁延失治,发展成疳证。

第十六节 小 儿 高 热

小儿高热,指以体温(腋温)高于39℃为主要临床特征的儿科常见急症,又称为"壮热"。临床上分外感与内伤两类,外感高热为邪毒内侵,正邪相争;内伤高热则为正气虚损,阴阳失调。尤其外感时行疾患,最为多见,往往肌肤灼热无汗,或壮热有汗不解。

西医学中的细菌、病毒引起的呼吸道、消化道、尿路及皮肤急性感染疾病,变态反应性疾病、血液病、结缔组织疾病,以及自主神经功能紊乱和代谢疾病所引起的高热,可参考本节辨证施护。

一、病因病机

小儿高热的病因复杂,多为外感邪毒、内伤疾病。六淫邪毒由口鼻、皮毛而入,侵袭于肺,束于肌表,郁于腠理,正邪交争,则发高热。外感暑湿或寒邪,从阳郁而化热,均可引起高热;若邪盛正实愈甚,交争愈剧烈,热势愈高。其病位因病因不同而各异,其主要病机是机体营卫气血失和,脏腑阴阳失调。

二、辨证施护

(一)辨证要点

高热是一个临床症状,可见于多种疾病中,应根据患儿临床表现特点综合分析进行辨证,辨别表、里、虚、实;注意有无兼夹证。

1. 辨热型 发热日久不退者,应考虑有湿热、痰、食等阴邪兼挟为患。热势起伏与身热不扬者,为湿热病。憎寒壮热者,为湿热之邪在募原,或血分毒热证。胸腹热甚者,为胃肠积热或停滞。发热夜甚者为湿热或食滞。身热肢冷者有三种情况,一为表邪郁闭,阳郁不伸;二为阳盛于内,格阴于外,属热厥证;三为湿胜阳微,湿热病多见。

2. 问汗出 全身大汗为胃热亢盛,迫汗外出,病机向外;手足微汗为肠热积滞,腑实不通,病机在里;睡中盗汗者多为木火升腾,内伤饮食,积滞生热,湿热作祟;头汗出,身无汗为湿遏热郁,气机不利;腹部及下肢无汗为食滞胃肠,气机不畅;汗出绵绵黏手,流而不畅为湿遏热郁,卫阳阻滞。

3. 辨喘满 咳喘和脘腹胀满为小儿高热多兼之证。咳喘有表气郁闭,肺气不宣引起者,有腑实上壅,肺气不降引起者。前者多兼鼻塞流涕,咳声不扬,无汗;后者多兼腹满便秘,咳时胸高、气急、鼻煽,喉中痰鸣,头额汗出。胀满乃脾胃气机不利。胀满按之硬而痛,多属热结、食滞;胀满按之软而不痛,多属湿阻、食滞、痰凝。

4. 观舌脉 小儿外感发热舌象,主要看其舌苔之厚薄润燥。苔薄者为病邪在表;苔厚者为病邪入里,或兼有形之痰滞;苔燥者,非邪热炽盛,即津液耗伤;苔滑腻者,为痰湿或湿热。小儿指纹主要以淡滞定虚实。纹粗滞表示病重,病位偏里,或挟有痰湿、食滞。纹细活多温热之邪为患,少有痰、滞、湿热。

5. 察二便 大便反应脾胃升降功能和寒热两方面。便秘并非都是热证,溏泻并非都是寒证。溏泻主要观察其排出物的气味,黏稠度及通畅与否。小便关系到湿热的出路。

（二）辨证分型

1. 外感风热证

[证候表现] 高热,微恶风,头身疼痛,鼻流浊涕,打喷嚏,咳嗽,口渴,咽红或喉核赤肿,舌苔薄黄,脉浮数,指纹浮紫。

[护治法则] 辛凉解表。

[代表方] 银翘散。

2. 里热炽盛证

[证候表现] 高热,头痛,面赤气粗,大汗出,烦渴,神昏谵语,斑疹透露,舌质红或绛,苔黄,脉洪大。

[护治法则] 清热凉血。

[代表方] 清瘟败毒饮。

3. 胃肠积热证

[证候表现] 日晡潮热,腹胀拒按,呕吐酸腐,大便秘结,小便短赤,烦躁不安,舌质红,苔黄燥,脉沉大。

[护治法则] 清热通腑。

[代表方] 大承气汤。

4. 邪郁少阳证

[证候表现] 寒热往来,胸胁苦满,心烦喜呕,不思饮食,口苦咽干,目眩,舌边红,苔薄白,脉弦数。

[护治法则] 和解少阳。

[代表方] 小柴胡汤。

（三）护理措施

1. 病情观察 注意观察神志、体温、呼吸、脉象、出汗、大小便、口渴、斑疹等情况的变化。对于体温＞38.5℃患儿,应将患儿部分皮肤暴露,头置冰袋或将冰袋以小毛巾包裹置于腋下、腘窝处冷敷,足部保暖,避免着凉。呼吸急促患儿应给予氧气吸入,氧流量1～2 L/min。如体温＞40℃,可给予温水擦身或乙醇擦浴。擦浴时沿大血管走向进行,避免腹部、脚心等位置。循环差的患儿选择温水擦浴。高热伴有畏寒者应禁用皮肤擦浴。每4小时测一次体温。保持大便通畅,观察排泄物性状,注意留取标本,并及时送检。密切观察神志情况,若出现面色苍白,冷汗,四肢厥冷,脉微,气促等厥脱危象,应立即报告医师,及时采取有效护理措施。

2. 起居护理 病室环境宜整洁,温湿度适宜。保持空气新鲜,通风良好,避免冷风直接吹。发热患儿应及时增减衣被。发热初起,体温处于上升阶段,怕冷,甚至打哆嗦,全身起鸡皮疙瘩,需要添加衣被。当进入高热期,小儿表现面红、唇赤、烦躁不安,则需要减少衣被,以帮助迅速散热。出汗后及时用柔软的毛巾擦干患儿身体,并更换清洁舒适的衣物。每天定时口腔护理,防止继发口腔炎,婴幼儿可用蘸有生理盐水的棉棒清洗口腔,年长患儿可用淡盐水漱口。

3. 饮食护理　宜清淡,易于消化,忌食肥甘辛辣之品,发热患儿,由于呼吸增快、出汗多、消耗大、水分丢失多。另外因发热,胃口不好,进食量少,结果造成体内水分不足,严重时会引起不同程度的脱水。注意多饮开水或清凉汁液,如梨汁、藕汁、萝卜汁,以生津止渴,助利小便以泻热,或进食米汤、面汤等。

4. 情志护理　患儿因发热、恐惧等不适,表现哭闹、易激惹或拒食;家长因患儿发热、自身知识缺乏而产生焦虑不安、抱怨、忧虑、急躁。护士应耐心解释,给予患儿鼓励和关爱,安抚其不稳定情绪,鼓励配合治疗。

5. 用药护理　遵医嘱使用退热药,准确记录使用退热药的时间。使用退热药 30 min 后需再次测量体温,及时记录,并评价治疗效果。外感发热,中药汤剂宜武火快煎,应热服,并服药后加盖衣被,以助发汗,托邪外出。对曾有过高热惊厥者,在使用退热药的同时,适当加镇静药,以防出现高热惊厥。

6. 适宜技术　选大椎、曲池、合谷等穴,用毫针刺法,强刺激,不留针;或取十宣或耳尖三棱针放血;或用生石膏、柴胡、大黄、金银花、芦根等煎汤取汁,行直肠保留灌肠;或在脊柱两侧膀胱经腧穴进行刮痧。

（四）健康教育

（1）教会家属掌握与小儿高热疾病相关的知识,能够及时应对小儿高热的突发情况,及时就医。

（2）保证患儿充足的睡眠,适当进行运动。合理喂养患儿,配合医护人员调理饮食。气候骤变时,注意防寒保暖,避免着凉,提高抗病能力。

（3）小儿高热,禁用冷敷法,以防止闭邪入里。对于痰多患儿,应鼓励其咳嗽排痰。

（4）高热患儿一定要遵医嘱用药,切勿自行乱用退热药物。

第十七节　干眼症

干眼症指以眼干燥感、异物感、疲劳感、不适感为特征的疾病。属于中医"白涩症"范畴。老年人干眼的患病率明显高于成年和少年,女性患病率明显高于男性,其中成年女性患病率随年龄增长而增加,60 岁以后增加明显。

一、病因病机

干眼症的发病与外感六淫、内伤七情久致脏腑功能紊乱、气血津液失调有关,如各种原因导致的肺、肝、脾、肾津伤液耗,不能正常发挥其生理功能,而影响气血津液的生成、输布,目失濡养发为本病。其主要病机是肝肾精血亏虚,不能上朐于目,双目失于濡养。肺之宣降失职,燥伤肺阴不能上荣于目,亦可发为本病。

二、辨证施护

（一）辨证要点

主要是辨虚实。虚者主要责之于肺、肝、肾阴虚，多因脏腑功能失调，气阴不足，虚火上炎所致，以眼干、夜盲、目珠无华、眼干灼热，兼阴虚见症为辨证要点；实者主要责之于燥热瘀血，多因肝经郁热，椒疮邪毒瘀滞所致，以素体肝有郁热，伴有椒疮病史，烦躁易怒，眼干少泪，灼热刺痛，黑睛生翳为辨证要点。亦可结合脏腑功能状态，综合辨证。

（二）证候分型

1. 邪热留恋证

[证候表现] 本证常见于暴风客热或天行赤眼治疗不彻底，或风、热、燥、湿等病邪伤目过久后，致白睛遗留少许赤丝细脉，迟迟不退，睑内亦轻度红赤，可有少量眼眵及畏光流泪、干湿不爽等，苔厚，脉浮。

[护治法则] 清热利肺。

[代表方] 桑白皮汤加减。

2. 脾胃湿热证

[证候表现] 眼内干涩隐痛，眼眦部常有白色泡沫状眼眵，白睛稍有赤脉，病程持久难愈，可伴有口黏或口臭，便秘不爽，尿赤而短；舌苔黄腻，脉濡数。

[护治法则] 清利湿热，通畅气机。

[代表方] 三仁汤加减。

3. 肺阴不足证

[证候表现] 目珠干燥无光泽，白睛微红，灼痒磨痛，眼眵干结微黄，口干鼻燥；舌质红少津，脉细数。

[护治法则] 滋阴润肺。

[代表方] 养阴清肺汤加减。

4. 肝肾阴虚证

[证候表现] 眼干涩畏光，双目频眨，视物欠佳，白睛隐隐淡红，久视则诸症加重。全身可兼见口干少津，腰膝酸软，头晕耳鸣，夜寐多梦，舌质红，苔薄，脉细数。

[护治法则] 补益肝肾，滋阴养血。

[代表方] 杞菊地黄丸加减。

（三）护理措施

1. 病情观察　注意观察泪及目眵量、色、质地变化，观察患眼干燥、刺痒，以及畏光变化。

2. 起居护理　病室环境宜整洁，温湿度适宜。增强体质，多进行室外活动，避免过久注视及减少视屏接触时间，保证睡眠充足，避免久居干燥、多风、强光的环境中，如烟尘环境、空调房间、烈日下等。

3. 饮食护理　饮食以清淡且富有营养的食物为主，忌食辛辣刺激性食物和肥甘油腻食物，禁烟酒、浓茶、咖啡。也可采用一些食疗方进行调理，肝肾阴虚者可食用枸杞粥、枸杞菊花茶等滋阴补肾；肺阴不足者可食用百合红枣粥滋阴润肺；脾胃湿热者可食用薏仁菊花粥清热健脾祛湿。

4. 情志护理　告知患者干眼症的相关知识,缓解患者因干眼症导致的不适而引起的焦虑紧张情绪,嘱患者避免过度劳累和用眼,保持心情愉快和舒畅,遵医嘱,定期复查,按时服药。

5. 用药护理　中药汤剂饭后温热用,服药后观察药效和不良反应。也可用决明子、菊花、山楂等煎汤代茶饮。

6. 适宜技术　选取睛明、风池、攒竹、丝竹空、太阳、球后、瞳子髎、四白、承泣、合谷、外关等穴可进行针灸,或经穴推拿,以点按、指揉手法为主。根据病性的寒热虚实及脏腑经络所主的不同,可增减相关穴位。根据不同的辨证分型,进行中药熏蒸眼部。可适当进行眼部按摩,如从眉梢起,将中指滑到头两侧柔软处的太阳穴,进行太阳穴按摩,亦可用食指轻柔按摩眼部正下方眼眶边缘的承泣穴。

（四）健康教育

（1）出现视疲劳、异物感、干涩感,甚至畏光,应该及时就诊。

（2）养成良好的生活习惯,合理安排时间,保证充足的睡眠,做到劳逸结合。避免长时间使用电脑、手机等电子产品;避免长期佩戴隐形眼镜。

（3）切忌滥用眼药水或长期使用某种眼药水,如有眼部不适,应及时就医,遵医嘱用药。

第十八节　肥　　胖

肥胖是由于过食、缺乏体力活动等多种原因导致体内膏脂堆积过多,使体重超过一定范围,或伴有头晕、乏力、神疲懒言、少动气短等症状的一种疾病。

西医学中的单纯性（体质性）肥胖症、继发性肥胖症、代谢综合征等,均可参考本节辨证施护。其他具有明确病因的继发性肥胖,应以治疗原发病为主。

一、病因病机

肥胖的病因多与年老体弱、过食肥甘、缺乏运动、情志所伤、先天禀赋等导致湿浊痰瘀内聚,留滞不行所致。本病病位主要在脾及肌肉,但与肾气虚衰密切相关,也与心、肺功能相关。本病有虚实标本的不同,本虚为脾肾气虚,或兼心肺气虚,标实为胃热、痰湿,虚实之间可互相转化,肥胖日久也容易生其他病证,常易合并消渴、头痛、眩晕、胸痹、中风、胆胀、痹证等。

二、辨证施护

（一）辨证要点

1. 辨标本　本病之标主要是膏脂堆积,可同时兼有水湿、痰湿壅滞。导致膏脂堆积的根本多在于胃热消灼、脾虚失运、脾肾阳气不足等,痰湿、气滞、瘀血久留,也是导致膏脂堆积不化的原因。

2. 辨虚实　本病辨证虽有虚、实不同,但由于实邪停滞是导致体重增加的根本原因,故总体上是实多而虚少。实主要在于胃热、痰湿、气滞、血瘀;虚主要是脾气亏虚,进而可出现脾肾阳气不足。虚实相兼者,需同时有虚实两类证候。

3. 辨脏腑病位　以脾、胃为主,波及五脏。身体重着,神疲乏力,腹大胀满,头沉胸闷,或有恶心、痰多者,病多在脾;腰膝酸软,动则气喘,嗜睡,下肢浮肿,形寒肢冷,夜尿频多,则为病久伤及肾;心悸气短、神疲自汗,少气懒言等,病在心、肺;伴胸胁胀闷、烦躁眩晕、大便秘结、口干口苦、脉弦等,则常病及肝、胆。

（二）辨证分型

1. 胃热火郁证

[证候表现]肥胖多食,消谷善饥,可伴有大便不爽或干结,尿黄,或口干、口苦,喜冷饮,舌质红,苔黄,脉平或数。

[护治法则]清胃泻火,佐以消导。

[代表方]白虎汤合小承气汤。

2. 痰湿内盛证

[证候表现]形体肥胖,肢体困重,脘痞胸满,可伴头晕,口干而不欲饮,大便少行,嗜食肥甘醇酒,喜卧懒动,舌质淡胖或大,苔白腻或白滑,脉滑。

[护治法则]利湿化痰,理气消脂。

[代表方]导痰汤合四苓散。

3. 气郁血瘀证

[证候表现]肥胖懒动,善太息,胸胁满闷,面晦唇暗,肢端色泽不鲜,或青紫,可伴有便干,不寐,男子性欲下降或阳痿,女性月经不调、量少或闭经,经血色暗或有瘀块,舌质暗或有瘀点、瘀斑,舌苔薄,脉滑或涩。

[护治法则]理气解郁,活血化瘀。

[代表方]血府逐瘀汤。

4. 脾虚不运证

[证候表现]形体臃肿,神疲乏力,身体困重,脘腹痞闷,或四肢轻度水肿,朝轻暮重,劳累后加重,饮食尚可或偏少,既往多有暴饮暴食史,小便不利,大便溏或便秘,舌质淡胖,边有齿印,苔薄白或白腻,脉濡细。

[护治法则]健脾益气,淡渗利湿。

[代表方]参苓白术散合防己黄芪汤。

5. 脾肾阳虚证

[证候表现]形体肥胖,易于疲乏,四肢不温或四肢厥冷,喜食热饮,小便清长,舌淡胖,舌苔薄白,脉沉细。

[护治法则]补益脾肾,温阳化气。

[代表方]真武汤合苓桂术甘汤。

（三）护理措施

1. 病情观察　肥胖者因代谢紊乱和多脏器功能障碍,产生气急、关节痛、水肿及肌肉酸痛等躯体症状,心血管病、糖尿病等相关疾病可增加,需密切注意观察患者血糖、血压、血脂等情况。

2.起居护理　改变不良生活方式,控制饮食,保证充足的睡眠,坚持运动锻炼,初期可适当进行有氧运动,如散步、慢跑、游泳、打球、打太极拳等,运动不可太过,做到劳逸结合,以防难以耐受,要在持之以恒,勿中途中断。减肥必须循序渐进,使体重逐渐减轻,接近正常体重,不宜骤减,以免损伤正气,降低体力。

3.饮食护理　养成良好的饮食习惯,严格控制饮食,宜清淡、低脂、低盐饮食,多食蔬菜、水果等富含纤维、维生素的食物,适当补充蛋白质;忌多食和暴饮暴食;忌肥甘醇酒厚味、辛香燥烈的高热量饮食;必要时有针对性地配合药膳疗法。

4.情志护理　多数肥胖患者存在自卑焦虑等不良情绪,应给予患者正向的鼓励,进行说理开导、节制郁怒或疏泄法等情志调护,使其积极配合治疗,并能持之以恒取得较好的治疗效果。

5.用药护理　中药汤剂宜温热服用。对使用药物辅助减肥的患者,指导患者正确服用,并观察和处理药物不良反应。

6.适宜技术　选用内分泌、脑、肺、口、胃、饥点等耳穴进行耳穴贴压。也可行循经点穴推拿减肥,循肺、肾、胃、脾经走行路线进行推拿,点中府、云门、提胃、升胃、府舍、腹结、气海、关元、中脘等穴,然后换俯卧位,推拿膀胱经,点脾俞、胃俞、肾俞等穴。

（四）健康教育

（1）肥胖者应正确认识自身疾病,重视自身体质健康,定期检查,预防并发症的发生。

（2）肥胖治疗的关键是控制饮食和增加体力活动。严格控制食物,宜清淡、低脂、低盐饮食,忌食肥甘厚味等高热量饮食,适当参加体育锻炼或体力劳动,制定活动计划,注意逐渐增加活动量,避免活动过度和过猛。

第十九节　疫　　病

疫病指外感疫疠邪气所引起的,具有强烈传染性,易引起大流行的一类急性发热性疾病的统称。由于感受的邪气不同,根据其疾病性质寒热之不同,可分为温疫、寒疫和杂疫三类。疫病虽种类多但其共同特征是均有急性发热过程,因此前人多将疫病称为温疫或瘟疫,属于温病的范畴。下文以温疫与寒疫为例,讲述疫病护理。

一、温疫

温热疫是由温热疫邪引起的急性外感热病。温热疫疠病邪是温邪中能引起强烈传染性和流行性疾病的病邪,主要导致人体卫气营血和三焦所属脏腑功能失调及实质损伤。疠气一般从口鼻而入,初起以里热外发为主要特征,症见但热不恶寒、头身痛、口干咽燥、便干、烦躁等。本病四季皆可见,但以春季为多。

现代医学中的甲型 HIN1 流感、流行性脑脊髓膜炎、人感染高致病性禽流感等多种急性传染性疾病、急性感染性疾病和其他发热性疾病,具有温热疫特点的疾病,均可参考本病进行辨证施护。

（一）病因病机

温热疫的病因为温热疫邪,多发生于气候骤变、战乱、饥饿、恶劣环境及卫生条件差等情况下,温热疫邪从口鼻而入,直行中道,流布三焦,散漫不收,受病于血分,或由饮食、情志等因素触发,或里热郁蒸自发,其发皆为火毒之候。初起即见里热炽盛之证,热浮越于表,出现凛凛恶寒,后但热不寒,头痛,口干咽燥等,邪热充斥三焦,各随其气导致多种变化,可见多脏腑同病,亦可内扰心神,出现神志异常、谵妄发狂等症状,后期温热疫邪伤及气阴,可出现气阴两虚。

（二）辨证施护

1. 辨证要点

（1）辨有无表邪：临床辨证首先应辨别有无表邪,温热疫的表证由怫郁于内的疫毒之邪,浮越于表而发。所以发病初期,临床表现多以但热不恶寒,烦躁,头身痛,口燥咽干,便秘等症状。

（2）辨兼夹病邪及主要病位：注意辨别兼夹病邪及主要病位,或邪热与糟粕搏结胃腑,或与痰热结于心下,或与瘀血蓄于下焦,或入心经扰神闭窍等。

（3）辨有无宿疾：注意通过询问病史了解素体有无旧患。

2. 辨证分型

（1）卫气同病证

［证候表现］发热,恶寒,无汗或少汗,头痛,项强,肢体酸痛,口渴唇焦,恶心呕吐,腹胀,便结,或精神不振、嗜睡,或烦躁不安,舌边尖红,苔微黄或黄燥,脉浮数或洪数。

［护治法则］透表清里。

［代表方］增损双解散加减。

（2）邪炽阳明证

［证候表现］壮热口渴,大汗出,舌苔黄燥,脉洪大而数。或身热烦渴,午后热甚,鼻如烟煤,腹满硬痛,通舌变黑起刺。

［护治法则］清热生津,或急下存阴。

［代表方］白虎汤。

（3）正气暴脱证

［证候表现］身热骤降,面色苍白,气短息微,大汗,四肢湿冷,心烦不安或神昏谵语,斑疹暗晦,或突然隐退,或见出血,舌质淡,脉微欲绝。

［护治法则］益气固脱,回阳救逆。

［代表方］生脉散或四逆汤加减。

（4）正衰邪恋证

［证候表现］低热,口不渴,默默不语,神识不清,或胁下刺痛,或肢体疼痛时作,脉数。

［护治法则］化痰祛瘀,活血通络。

［代表方］三甲散加减。

（5）疫斥三焦证

［证候表现］壮热,不恶寒反恶热,心烦,头目身痛,心腹疼痛,胸膈胀满,口燥咽干,口渴引饮,口

苦,鼻干,大便干,小便短赤,舌红苔黄,脉洪滑。

［护治法则］升清降浊,透泄里热。

［代表方］升降散加减。

(6)气血两燔证

［证候表现］身大热,两目昏瞀,头痛如劈,身痛如杖,骨节烦痛,或狂躁谵妄,口渴引饮,舌质红绛,苔焦或生芒刺,脉浮大而数,或沉细而数。

［护治法则］解毒清泻,凉血护阴。

［代表方］清瘟败毒饮加减。

3. 护理措施

(1)病情观察:由于本病起病急,变化快,病死率高,因此,应随时注意观察发热、喘憋、神志、汗出、痉厥、紫绀、乏力、二便、舌脉等情况。注意观察咳喘的特点。高热者,应每4小时测量体温,并及时记录,必要时遵医嘱给予退热药,观察患者用药不良反应。若患者出现体温骤降,面色苍白,气短息微,大汗淋漓,四肢湿冷,心烦不安或神昏谵语等症状,应立即通知医师,积极抢救。

(2)生活护理:保持病室空气新鲜,安静,温湿度适宜。高热者,嘱患者卧床休息,避免劳累,多饮水,出汗后应及时更换衣被,避免受凉。温疫流行期间,减少外出活动。呼吸困难者取半卧位,保持呼吸道通畅,遵医嘱予以吸氧,并协助翻身、叩背排痰。

(3)饮食护理:宜进食清淡、易消化的流质或半流质饮食。忌食生冷、油腻、辛辣、海鲜发物。发热患者以素食、流质饮食为主,鼓励多饮水;胸闷咳嗽患者以营养丰富、易于消化、清淡不生痰的食物为主,可食用新鲜水果蔬菜等,或用鲜芦根、贝母、梨等煎水饮用。

(4)情志护理:与患者多沟通,耐心倾听患者的倾诉,及时开导患者,消除其不良心理因素,使其情绪稳定,气机调畅,以积极的态度面对疾病并配合治疗。

(5)用药护理:服中药汤剂时,汤剂应浓煎。痰热闭肺者,汤药宜温服或凉服,少量多次频服。

(6)适宜技术:患者高热时,可针刺十宣放血;如出现胸闷喘憋,可针刺中府、肺俞、孔最。痰黏稠不易排出时,可推拿定喘、丰隆、肺俞等穴。

二、寒疫

寒疫是由感受风寒疫邪所引起的,具有强烈传染性并能引起流行的外感疾病。大多来势凶猛,病情严重,应采取迅速有效的预防和治疗措施,以控制其发展蔓延。寒疫四季皆可发病,但以气候寒热变化较骤的冬、春、秋季节多见。

(一)病因病机

寒疫的主要是感受风寒性质的疫邪所致,其发生与气候条件、地理环境、卫生条件、生态环境等因素相关。风寒疫邪多从皮毛侵袭人体,引起卫外功能失调而见恶寒重,发热轻;肺主皮毛司呼吸,风寒疫邪从皮毛侵入引起肺气失宣,出现咳嗽、气喘、鼻塞、声音嘶哑症状。风寒疫邪其性属寒,寒主收引,易引起经脉凝滞,气血运行失畅,出现头痛、背痛、关节凝重疼痛等症状。此外,邪中太阴、少阴,出现小腹拘紧疼痛、腰背引痛表现;邪入厥阴,出现囊缩茎痛等寒凝经脉、气血不通之证。风寒疫邪在卫表郁久可逐渐化热入里,出现里热证。风寒疫邪伤人,可随着病情的发展而发生演变,

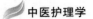

或寒邪伤阳或从阳化热。

（二）辨证施护

1. 辨证要点

（1）辨感邪之轻重：寒疫初始以邪犯太阳出现恶寒发热、无汗不渴、头身疼痛、苔薄白、脉弦紧为特点。因感邪轻重不同而出现邪犯三阳，恶寒、壮热、身体酸痛、口渴、舌红苔黄、脉浮洪有力。寒中三阴，则恶寒战栗、四肢厥冷、指甲口唇青、舌淡苔白、脉沉微。

（2）辨里证之病性：本病病程中易见表里同病，出现表寒里热、寒热错杂之证。表证多为寒证，里证又分实热、实寒或湿热、寒湿之证。实热证多见口渴、口苦、舌红苔黄、脉洪有力；实寒证则见四肢厥冷、指甲口唇青、舌淡苔白、脉沉；湿热证则见目胀、口苦、胸腹痞满、苔黄腻；寒湿证则见头重昏蒙、身重酸痛、呕逆恶心、饮食不进、舌苔白腻、滑脉濡缓。

（3）辨邪之病位：病位见太阳、三阳（太阳、阳明、少阳）、三阴（太阴、少阴、厥阴）、中焦（脾胃）、三焦（上焦、中焦、下焦）。如邪犯太阳，可见恶寒发热、无汗、头身疼痛、项强肢拘。邪犯三阳、可见恶寒壮热、无汗、身体酸痛、目疼鼻干、口渴、胁痛、耳聋、舌红苔黄、脉浮洪有力。寒中三阴，可见呕吐不渴、腹痛腹泻、四肢厥冷、蜷卧欲寐、干呕、吐涎沫。寒湿犯表，困遏中焦，可见恶心呕吐、肠鸣泄泻、舌淡红苔白滑腻、脉濡缓。表寒里热，邪郁三焦，可见口苦、咽喉不利、胸膈痞闷、口糜、气秽、大小便涩滞不通、舌红苔黄、脉弦滑数。

2. 辨证分型

（1）邪犯太阳证

［证候表现］恶寒发热，无汗不渴，头身疼痛，项强肢拘，胸闷不饥，头目昏蒙。舌质色暗，苔薄白，或淡灰薄腻，脉弦紧。

［护治法则］疏风散寒解毒。

［代表方］荆防败毒散。

（2）邪陷阳郁证

［证候表现］恶寒而发热逐渐加重，周身酸痛，四肢厥冷，胸闷，烦热，咽喉不利，唾脓血，头目昏蒙，胃脘痞满，或呕吐，腹泻不止。舌稍红，苔黄白相兼，脉象沉细，或浮而不任重按，或两尺独弱。

［护治法则］发越郁阳，清肺温脾。

［代表方］麻黄升麻汤。

（3）邪犯三阳证

［证候表现］憎寒壮热，无汗，身体酸痛，目疼鼻干，口渴，胁痛，两侧头痛，耳聋，胸中脘腹痞塞不通，口秽，头目昏蒙，舌红苔黄，脉浮洪有力。

［护治法则］清透三阳，表里双解。

［代表方］柴葛解肌汤。

（4）寒中三阴，真阳衰微证

［证候表现］恶寒战栗，呕吐不渴，腹痛腹泻，或四肢厥冷，蜷卧欲寐，或干呕，吐涎沫，指甲口唇青，舌淡苔白，脉沉微，甚或无脉。

［护治法则］回阳救逆，益气生脉。

［代表方］回阳急救汤。

（5）寒湿犯表，困遏中焦证

［证候表现］恶寒发热，头重昏蒙胀痛，身重酸痛，胸膈痞满，脘腹疼痛，恶心呕吐，肠鸣泄泻，或手足厥冷，舌淡红，苔白滑腻，脉濡缓。

［护治法则］散寒除湿，除秽解毒。

［代表方］藿香正气散。

（6）寒中脏腑证

［证候表现］恶寒发热，头目昏痛，手足冷、麻木，肩背拘急，肢体怠惰，心腹痞闷，呕逆恶心，饮食不进，腹胁胀痛，心腹撮痛，舌苔白腻而滑，脉弦紧。

［护治法则］温中解表，祛寒除湿。

［代表方］五积散。

（7）寒毒蒙窍证

［证候表现］突然昏倒，不省人事，牙关紧闭，烦躁不宁，冷汗自出，寒栗时作，身如被杖，头痛、腰重背强；周身厥冷，唇青面黑，或咽喉不利，心下胀满结硬脐腹筑痛，舌淡紫或青紫，苔白或灰滑，六脉沉迟或微细欲绝。

［护治法则］温经散寒，芳香开窍，避秽化浊。

［代表方］苏合香丸。

（8）表寒里热，邪郁三焦证

［证候表现］恶寒发热，头身疼痛，腰脊强痛，耳鸣鼻塞，口苦，咽喉不利，头目昏眩，胸膈痞闷，口糜气秽，大小便涩滞不通，舌稍红苔黄尖白，脉弦滑数。

［护治法则］解表通里，清泻三焦。

［代表方］防风通圣散。

（9）寒疫束表，内蕴湿热证

［证候表现］壮热烦躁，无汗，头身痛，目胀，心烦，口苦，渴不多饮，喉痹咽痛，耳聋，或见斑疹疮疡，或见腮脸肿痛，胸腹痞满，呕吐，不思饮食，舌质暗，苔白腻或黄腻者，脉沉紧或浮弦。

［护治法则］外散表寒，内清湿热。

［代表方］增损双解散。

3. 护理措施

（1）病情观察：应密切观察生命体征、咳嗽、气喘、口渴、神色、大便、小便、舌脉等情况。高热患者应遵医嘱予以物理降温，必要时予以解热镇痛药物治疗。便秘患者应遵医嘱予以缓泻通便措施，如肛塞开塞露，或口服乳果糖等。若突然面色苍白、冷汗、四肢厥冷、表情淡漠、气促、脉微，则为厥脱的危象，应立即报告医师，并采取急救措施。

（2）生活起居护理：保持病室整洁，温湿度适宜。嘱患者卧床休息，保持充足的睡眠，避免劳累而耗伤正气。注意保暖，避免再次感受风寒。保持口腔清洁，尤其注意饭后及时漱口。出汗后及时用干毛巾擦干，及时更换衣裤及被褥。

（3）饮食护理：饮食宜清淡、营养充足、易于消化。忌食肥甘厚味、辛辣刺激等食物。风寒束表者，宜食辛温发散食物，以利驱邪外出，可选适量生姜、葱白、芫荽煎汤，兑入红糖热服，使微汗出；风寒闭肺者，可用苏叶和生姜煎汁当茶饮，以散寒止咳。

（4）情志护理：使患者保持心情舒畅和乐观的态度，心情好，则气血调畅，以增正气，祛邪外达。对伴有心烦、焦虑、情绪低沉的患者，应引导患者克服不良情绪，保持乐观的态度。

（5）用药护理：服用汤药一般以温热为宜，饭后服用，密切观察用药后的反应。高热患者服药困难时，可将药液浓煎，或用鼻饲给药法灌服，鼻饲法应在空腹时给药，以利发挥药效。服用辛温解表药物，可辅以热粥以助发汗，注意勿发汗太过，汗出过多易伤阴津，如出汗不止可扑滑石粉以止汗；服用辛凉解表药物，注意勿过寒凉，以免寒凉伤胃。服药后应嘱患者不要汗出当风，以免再遭邪侵。

（6）适宜技术：高热不退者可选合谷、曲池、少商、风池、大椎等穴进行穴位按摩，也可用三棱针点刺十宣放血退热，或在脊柱两侧膀胱经行刮痧护理。痰液黏稠者，选择定喘、丰隆、肺俞等穴进行穴位按摩。头痛者，可按摩印堂、太阳、头维、鱼腰、百会等穴及前额部；咽喉肿痛者，用金银花、麦冬、甘草煎汤代茶；鼻塞、流涕者，可热敷鼻、额部，按摩迎香。

4. 健康教育

（1）要指导患者及其家属掌握防疫知识，树立治未病思想，提高自我防护能力，既病做到五早，即早发现、早诊断、早隔离、早疗护、早预防。也可根据自身身体状况进行疫苗接种，降低感染风险。

（2）培固正气，强身健体，病前应多锻炼身体增强体质，病后做好起居调护，保证作息规律，保证充足睡眠，劳逸结合，适当运动，可选择八段锦、五禽戏、太极拳等中医养生功法。

（3）在疫情期间，遵守国家关于防疫的法律、法规，做好防疫措施，搞好环境和个人卫生。外出佩戴口罩，勤洗手。定期进行室内环境消毒，开窗通风。

（4）中医特色预防方法：① 熏蒸预防法，即用药物燃烧烟熏，或将药物煮沸蒸熏。此法一般适用于以呼吸道为传播途径的瘟疫的预防。例如，用艾叶烟熏剂在室内燃烧烟熏，对预防水痘、流感等有显著效果。② 中药香囊预防法，指将芳香性中草药装入特制布袋中，悬挂于门户、帐前，或随身佩戴，戴于头顶、系在手臂、挂于胸前，以预防疫病，此法简、便、廉、验，气味芳香容易被人们接受。例如，用香佩疗法预防儿童手足口病，采用藿香、肉桂、山柰、苍术等药物粉碎细末，制成香囊袋剂，挂胸前佩戴，具有芳香辟秽解毒之功效。

复习思考题

1. 不同证型的感冒病证应如何进行辨证施护？

2. 哮证的健康指导要点有哪些？

3. 心悸的病情观察要点有哪些？

4. 不寐的健康指导要点有哪些？

5. 不同证型的中风如何辨证施护？

6. 头痛的护理要点有哪些？

7. 眩晕的辨证分型和治护原则是什么？

8. 便秘的辨证施护措施有哪些？

9. 肥胖病证的中医适宜技术有哪些？

主要参考文献

陈佩仪.中医护理学基础[M].北京：人民卫生出版社,2012.

卫生健康委.卫生健康委关于印发《全国护理事业发展规划（2021—2025 年）》的通知.www.gov.cn./gongbao/content/2022/content_5705846.htm[2023－12－30]

国务院.国务院关于印发中医药发展战略规划纲要（2016—2030 年）的通知.www.gov.cn/gongbao/content/2016/content_5054716.htm[2023－12－30]

孙立艳,李艳梅.中医学基础[M].第 2 版.南京：江苏凤凰科学技术出版社,2018.

孙秋华,刘建军.中医护理学基础[M].第 2 版.北京：人民卫生出版社,2022.

孙秋华,孟繁洁.中医护理学[M].北京：人民卫生出版社,2012.

孙秋华.中医护理学[M].第 4 版.北京：人民卫生出版社,2017.

孙秋华.中医护理学[M].第 5 版.北京：人民卫生出版社,2022.

徐桂华,胡慧.中医护理学基础[M].第 4 版.北京：中国中医药出版社,2021.

于睿,姚新.中医养生与食疗[M].第 2 版.北京：人民卫生出版社,2017.

张广宇.中医内科学[M].济南：山东科学技术出版社,2020.

张素秋,周姣媚,陈丽丽.中医护理学科发展现状调研分析与思考[J].中国护理管理,2015,15(6)：642－645.

张雅丽.实用中医护理[M].上海：上海科学技术出版社,2015.